全国第三、第五、第六批老中医药专家
马大正中医妇科书系

◎《妇科用药400品历验心得》

◎《中医妇产科发展史》

◎《实用中医妇科药物通览》

◎《中医妇产科辞典》

◎《马大正中医妇科药对》

◎《马大正经方医案》

◎《马大正时方医案》

◎《妇科治疗圆机活法集》

◎《中医临床师徒对话录——马大正妇科传薪》

◎《马大正医论、医话文集》

◎《妇科〈金匮〉方发挥》

◎《妇科〈伤寒〉方发挥》

◎《中医妇科水血学说》

中医妇科水血学说

马大正 著

此书承国家中医药管理局马大正全国名老中医药专家传承工作室资金支持

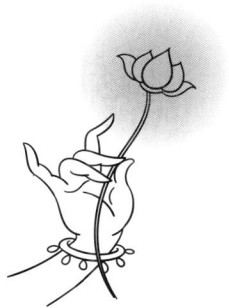

全国百佳图书出版单位

中国中医药出版社

·北 京·

图书在版编目（CIP）数据

中医妇科水血学说 / 马大正著 . —北京：中国中医药出版社，2021.11

ISBN 978-7-5132-7244-5

Ⅰ . ①中… Ⅱ . ①马… Ⅲ . ①中医妇科学 – 研究 Ⅳ . ① R271.1

中国版本图书馆 CIP 数据核字 (2021) 第 205944 号

中国中医药出版社出版

北京经济技术开发区科创十三街 31 号院二区 8 号楼

邮政编码　100176

传真　010-64405721

廊坊市祥丰印刷有限公司印刷

各地新华书店经销

开本 787×1092　1/16　印张 10.25　彩插 0.5　字数 249 千字

2021 年 11 月第 1 版　2021 年 11 月第 1 次印刷

书号　ISBN 978-7-5132-7244-5

定价　78.00 元

网址　www.cptcm.com

服 务 热 线　010-64405510

购 书 热 线　010-89535836

维 权 打 假　010-64405753

微信服务号　zgzyycbs

微商城网址　https：//kdt.im/LldUGr

官 方 微 博　http：//e.weibo.com/cptcm

天猫旗舰店网址　https：//zgzyycbs.tmall.com

如有印装质量问题请与本社出版部联系（010-64405510）

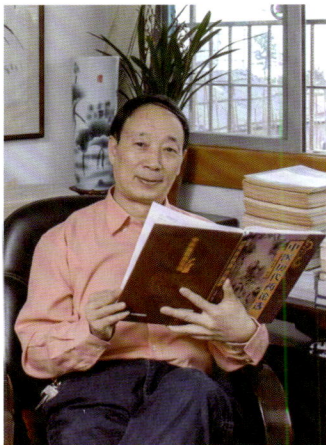

马大正，中医妇科主任医师，专业技术二级岗位，上海中医药大学硕士研究生导师。享受国务院政府特殊津贴专家，获原卫生部、人事部，国家中医药管理局第三、第五、第六批全国老中医药专家学术经验继承工作指导老师称号，浙江省国医名师，中华中医药学会第二批全国中医妇科名师，浙江省中医药学会优秀科技工作者。担任中华中医药学会科学技术奖评审专家、中医国际科技促进会科技项目专家评议委员、国家中医药管理局"十一五"重点专科学术带头人和不孕不育协作组专家，曾任中华中医药学会妇科分会常务委员、浙江省中医药学会妇科分会副主任委员，温州市中医学会妇科分会主任委员，是我国医读文化的首倡者。国家中医药管理局批准成立马大正全国名老中医药专家传承工作室。

已经出版的著作有《中国妇产科发展史》《中医妇科临床药物手册》《妇产科疾病中医治疗全书》《疑难病症中西医结合攻略·子宫肌瘤》《全国老中医药专家马大正妇科医论医案集》《妇科证治经方心裁——206首仲景方剂新用广验集》《妇科用药400品历验心得》《中医妇产科辞典》《中医1300问·妇人篇》，计560万字。7部著作分别收藏于中国国家图书馆，香港大学图书馆，香港中文大学图书馆，香港浸会大学图书馆，澳门科技大学图书馆，台湾大学图书馆，英国剑桥大学李约瑟研究室，美国的国会图书馆、国家医学图书馆、耶鲁大学、哈佛大学、普林斯顿大学、约翰·霍普金斯大学图书馆、俄勒冈州东方医药学院、弗吉尼亚大学、加州大学、南加州大学，德国基尔大学图书馆，加拿大麦吉尔大学人文与社会科学图书馆，日本的北里研究所附属东洋医学研究所，顺天堂大学医史学研究室，新加坡国家图书馆等。担任"十一五""十二五"国家重点图书出版规划，原卫生部、教育部、科技部立项的《中医古籍珍本集成》妇科卷的主编。发表医学文章112篇。获中华中医药学会学术著作二等奖2次、三等奖1次等。

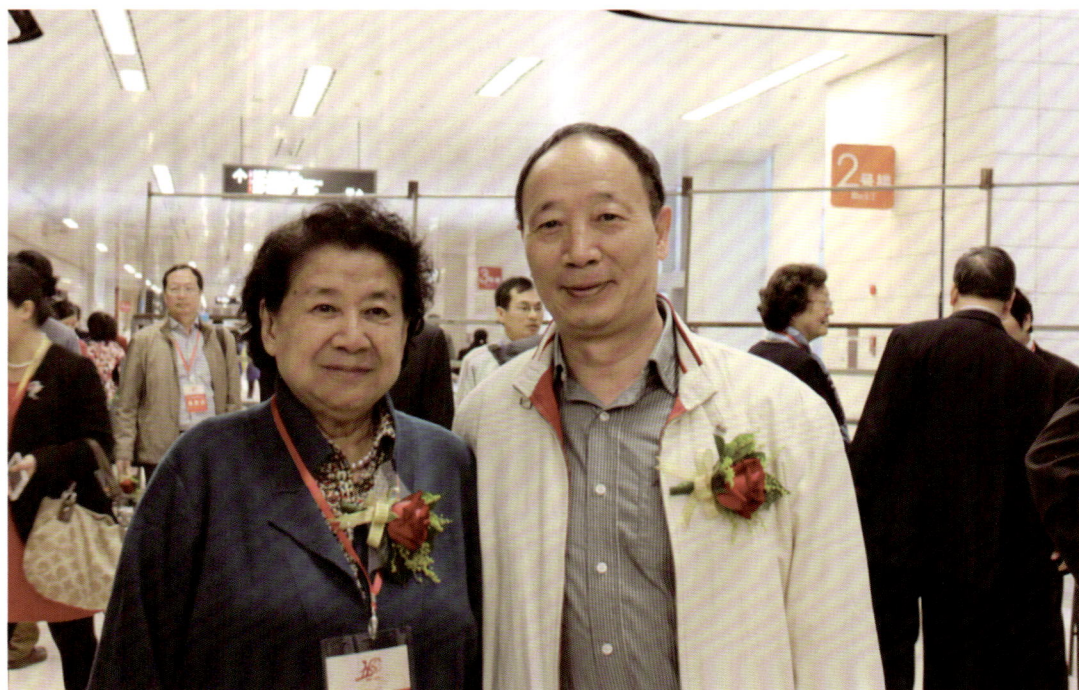

2014年11月8日马大正在参加广州中医药大学第一附属医院建院50周年纪念大会
暨学术研讨会上与刘敏如国医大师（左）合影

·496· 　中华中医药杂志(原中国医药学报)2017年2月 第32卷第2期 CJTCMP，February 2017，Vo．32，No.2

·论著·

中医妇科水血学说及其发挥

（浙江中医药大学附属温州中医院妇科，温州 325000）

摘要： 文章通过古代文献的复习整理，提出中医妇科领域水血学说的源头与涵义，在水血学说的涵义下依次介绍水血同源、水血代谢、水血转化、水血致病、水血互治，并在水血致病与水血互治下依次介绍与水血相关的月经病、带下病、妊娠病、产育病、其他病及其治疗。由此得出古代中医妇科领域已经形成一门独立的水血学说。最后通过笔者的医案，对中医妇科领域的水血学说作进一步发挥。

关键词： 中医妇科；水血学说；月经病；带下病；妊娠病

Significance and development of water-blood theory in the TCM gynecology

MA Da-zheng

(Department of Gynecology, Wenzhou Hospital of Traditional Chinese Medicine Affiliated to
Zhejiang Chinese Medical University, Wenzhou 325000, China)

Abstract: To propose the origin and the meaning of the theory of water-blood in the field of gynecology of TCM by reviewing ancient literatures. The water and blood sharing the same origin, the metabolism of water-blood, the transformation of water-blood, the diseases caused by water-blood and the mutual treatment between water and blood were introduced success vely under the meaning of the theory of water-blood. Meanwhile, the diseases related to water-blood including menopathy, leucorrhea diseases, gestational diseases, puerperalism and others and the treatment of these diseases were introduced in the last two parts. It come out that the independent theory of water-blood in the field of gynecology of TCM had been formed in ancient times. At last, the theory of water-blood in the field of gynecology of TCM was developed further by the author's medical records.

Key words: TCM gynecology; Water-blood theory; Menopathy; Leucorrhea disases; Gestational disease

在中医妇科领域自古至今并没有形成一个"水血学说"。当今一些篇幅有限的散在的相关文章，也仅点到"水血理论"而已。其实，古代中医妇科领域水血学说的资料，散见于历代妇产科医籍之中，尚待挖掘整理。本文通过对历代妇产科水血理论文献的整理，提出妇科领域的水血学说。

妇科领域水血学说之源头

汉代张仲景的《金匮要略·水气病脉证并治第十四》称："问曰：病有血分、水分，何也？师曰：经水前断，后病水，名曰血分，此病难治；先病水，后经水断，名曰水分，此病易治。何以故？去水，其经自下"[1]150。其言，表面上停留在谈论月经与水肿两种疾病之间的先后发病关系，以及预后与治法，实质是提出中医一个鲜为人重视与研究的水血学说的开端。

妇科领域水血学说之涵义

所谓的水，来自饮食，如《素问·经脉别论》所云："饮入于胃，游溢精气，上输于脾；脾气散精，上归于肺；通调水道，下输膀胱；水精四布，五经并行，合于四时五脏阴阳，揆度以为常也"[2]69。水是以汗、涕、泪、唾、涎、溲、乳、带、胞衣水等形式出现的透明液体；所谓的血，是指由饮食精微所化生而循行于脉管中的血液。妇科领域的水血学说，是专门研究妇女体内水、血的生成、代谢、转换、致病和治疗的一门学说。

1. 水血同源　血是由饮食精微化生而来，故战国《灵枢·决气》有"中焦受气取汁，变化而赤，是谓血"。《灵枢·营卫生会》有"中焦亦并胃中，出上焦之后，此所受气者，泌糟粕，蒸津液，化其精微，上注

通讯作者：马大正，浙江省温州市锦绣路1024号浙江中医药大学附属温州中医院，邮编：325000，电话：0577-88078289
E-mail：mdz1949@163.com

2017年2月在《中华中医药杂志》发表《中医妇科水血学说及其发挥》论文

刘序

　　马大正教授寄来他的《中医妇科水血学说》初稿邀我为之作序。我认识马大正教授多年，他是一位对中医药学自信、自强，埋头发掘整理大量中医药著作和撰写多部专著的中医传承人，我一直视他为学术上的忘年挚友，邀我为本书作序，我能先学受益，故而应诺。在我读完本书初稿后深受感动和教益，也觉有愧，他在挖掘、整理古医籍中，结合数十年的医教研实际工作，空前提出了中医的水血学说，具有继承、发扬的现实意义，是我等不及的。这对今天中医界忽视中医理论发展的倾向起到了拨正作用。本书出版的第一层意义在此。

　　全书正本清源、发掘研究水在人体的重要作用，特别是水与血在人体的生理病理的作用，如水血的转化，水血不调引起的病理变化等，早在《内经》中便有描述，对人体水液不调引起的疾病在今后的治疗学研究中亦具有指导意义。再如，增液、补阴、利水、排毒等治疗；以"妇女属阴以血为本"的中医理论为基础，对妇科水与血的学术理论进行了创造性的探讨，同时以水血学说观点指导妇科临床取得了真实的效果，并借鉴现代水血的理论与数据予以论证，也可说是对本学说成立的支撑，这种方式将启发同仁领略研究方法。这是本书所具的第二层意义。

　　水血学说的首次提出提示了尚有与之有关的理论有待深入研究与发展，如中医学指的水、津、血、精、液皆属阴液，它们有相同的又有相异的生理病理及临床特点，其中水的研究是既往忽略的内容。本书首先研究了水与血学说，应视为一个引导性的研究，意义深刻，由此引出水与津、水与精、水与液，甚至水与气等一系列的中医有关水的未完性课题，在理论研究的基础上进一步指导临床研究。谁能说中医理论研究不重要，提不出课题？我读完本书初稿最深层的领会是启迪了我们尚有许多理论研究课题、临床研究课题有待发掘、发展、创新。这是本书具有出版价值的深刻意义。

　　马教授提出"中医妇科血水学说"并以学者的态度加上了"研究"二字，是对建立学说的严谨态度，事实上本书拥有了大量相关资料和作者本人的学术见解，对血水学说进行了充分论证，已经形成了中医血水学说的构架和内容，并留有余地继续研究。从发展角度来看，我认为该书具有先行出版的意义，特此推荐。

八十七岁中医人　刘敏如

2020年1月19日凌晨2时于北京

基础理论的创新，是科学技术发展的根本。基础理论的创新，包括提出新的学说。

何为学说？《辞海》（1979年版）解释："学术上自成系统的主张、理论。"

其实，医学中的学说，一定不仅是学术上自成系统的主张和理论，还应该是在临床上可以得到验证、应用，并值得推广的主张和理论。

历经千年的中医学，已经产生了诸多学说，譬如阴阳学说、五行学说、五运六气学说、脏腑学说、经络学说、气血学说、六经学说、卫气营血学说、三焦学说、痰瘀学说、阳有余阴不足学说等。在中医妇科领域，也已经总结出多种学说，如冲任学说、天癸学说、气有余血不足学说、纯阳学说、肝为先天学说、肾–天癸–冲任–子宫生殖轴学说等。

学说是被人们发现，而不是被人们创造出来的，就像人们发现黑洞学说一样。

中医学说产生于漫长的医疗实践，没有长期的医疗实践，便难以获得新的临床启示；没有通过长期反复的医疗实践验证，便不可能将新的临床启示总结成新的医疗规律；没有一番缜密的探索与推理，便不可能将新的医疗规律上升为新的理论，提出一门新的学说。

中医妇科水血学说，滥觞于汉代张仲景《金匮要略·水气病脉证并治》中的"病有血分、水分，何也……经水前断，后病水，名曰血分，此病难治；先病水，后经水断，名曰水分，此病易治。何以故？去水，其经自下"和《金匮要略·妇人杂病脉证并治》中的"妇人少腹满，如敦状，小便微难而不渴，生后者，此为水与血俱结在血室也"。

我提出中医妇科水血学说，基于漫长的理论研究与长期的临床实践，于2017年在《中华中医杂志》第2期发表了1.1万字的"中医妇科水血学说及其发挥"论文，初步奠定了这门崭新学说的框架，再经过5年的努力，七易其稿，终于完成这部20多万字的《中医妇科水血学说》。

中医妇科的水血学说只是从妇科层面切入，解开人体生理、病理的一个奥秘，并运用于临床实践。其实，这门学说适用于中医的任何一科，因为，人体对水血的依赖，以及水、血在人体内代谢过程中出现的病理是一致的，治疗的法则也是相通的。如果我们将这门学说推广、运用，将给传统的中医学带来改观，造福于人类。

在《中医妇科水血学说》即将出版之际，感谢88岁高龄的刘敏如国医大师不辞辛劳，为该书写序，并提出宝贵意见。

此书权作抛砖引玉之举，望大家不吝指正。

马大正

2021年4月5日

目 录

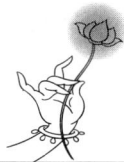

理论篇

一、中医妇科水血学说之肇始

每一门学说的发现，都有一个可以追溯的源头。1991年我编写了《中国妇产科发展史》，因此，对于当时可以阅读到的我国历代妇产科著作，都做过一番仔细的审阅。2017年，我对该书做了改写，阅读了更加丰富的妇产科著作，发现最早提出中医妇科水血学说的观点，是汉代张仲景的《金匮要略·水气病脉证并治》，文中称："少阳脉卑，少阴脉细，男子则小便不利，妇人则经水不通，经为血，血不利则为水，名曰血分。""问曰：病有血分、水分，何也？师曰：经水前断，后病水，名曰血分，此病难治；先病水，后经水断，名曰水分，此病易治。何以故？去水，其经自下。"

这两条原文若作今译，便是少阳脉微弱，为三焦疏调无力，决渎无权；少阴脉细，为肾气虚弱，主水乏力。男子出现这类脉象，就会小便不利；妇女出现这类脉象，就会经水不通。月经为血，血流动不利就成为水，故（经水不利引起的水肿）称为血分。问道：患病有在血分，有在水分，如何区分？老师回答说：经水先闭，后患水肿，称为血分，此病难以治愈；先患水肿，以后闭经，称为水分，此病容易治愈。什么原因呢？水肿消退了，月经就自然来潮。这是最早从疾病的病因、病理、治疗、疗效四方面阐述中医妇科水血学说观点的文字。

《素问·标本病传论》中称"病有标本"，可见当时已经具备了治病必求其本的观点。对于因水肿引起的闭经——水分，治水自然是一种治本的方法；反之，对于因经闭引起的水肿——血分，治血自然应该也是一种治本的方法。虽然张仲景仅提出"去水，其经自下"，而没有提出相应的"行血，其水自消"的主张，但这应该是一种隐而不言的笔法，或许就不提血分的治疗，那是"此病难治"的缘故。

为何张仲景提出的"水分"与"血分"，在治疗效果上两者有易难之分？"水分"病"去水，其经自下"，而"血分"病则"此病难治"呢？原因在于"水分"的病位相对较浅，"去水"方法众多，疗效较好，相对容易获效，而"血分"的病位相对较深，治疗方法不多，疗效难以肯定，行血就比较困难。

由于以上条文均收录在《金匮要略·水气病脉证并治》篇中，论及的疾病仅有互为因果两种——经闭与水肿，通篇也没有关于男人类似疾病的论述，可见像这类互为因果的疾病在仲景看来，当时也只发生于妇女。由于该条文并不归入妇人三篇（妇人妊娠病脉证并治、妇人产后病脉证并治、妇人杂病脉证并治）中，因此，后人往往将其视为仲景对内科中女性水肿疾病的一个论述，而并未将其归类为妇科专病来特意看待。其实就连张仲景本人也万万没有想到，他提出的这一临床现象，竟为日后妇产科一门新的学说——中医妇科水血学说，开启了一扇待人叩响的探索之门。

二、中医妇科水血学说之含义及其意义

中医妇科水血学说，是专门研究妇女体内水和血的生成、代谢、转化、致病、治疗及预防的一门学说。

中医妇科水血学说与以往中医妇科的任何一门学说都不相同，也是任何其他学说所不可替代的。运用该学说可以阐释水血致病的发生机理，并成为预防、治疗水血疾病的理论依据。

三、生理状态下的水与血

水与血作为一种生理状态下的物质存在于人体之内，发挥着一系列的生理作用。当水、血的生理状态遭到干扰，水与血的生理作用遭到破坏时，便产生了一系列疾病，这些疾病都与水血直接相关。在讨论此节内容的时候，首先需要了解水血同源、水血代谢、水血转化和水血作用。

（一）水血同源

人体内的水是从饮食精微中化生而来的，但已经不同于自然界的水；人体内的血也是由饮食精微化生而来的，但已经不同于人体内的津液。所以，《灵枢·营卫生会》有"中焦亦并胃中，出上焦之后，此所受气者，泌糟粕，蒸津液，化其精微，上注于肺脉，乃化而为血"，《灵枢·邪客》中亦有"营气者，泌其津液，注之于脉，化以为血"之说。这里的津液，即为进入人体，经过化生的水谷精微；津液由肺脉上输于心，经过心的赤化而成为血。明代王肯堂《证治准绳·女科》的话比较直白，浅显易懂："谷入于胃，脉道乃行，水入于经，其血乃成。"人体内的水与血都来源于饮食水谷，这就是水血同源。水是饮食的重要组成部分，水构成了津液，津液又是血的前身，是构成血的主要成分。水血同源者，血中有水，水血共存，如形如影，两者不可截然分开。

在中医妇科领域，对同一个物质，同时使用水、血的不同命名，也反映了水与血的同源性。月经本属于血，故通常称为"经血""月血""血经""血信""血脉""血海"；月经还有水样流动的性状，故又有"经水""经汁""汛""潮水""癸"（癸者，水也）的称谓。在古人眼中，月经既称血，又称水，两者大致是相同的。此外，人们对胞衣称为"血衣"或"水衣"，将胞浆水称为"浆血"或"浆水"，将产后的恶露称为"生血""产血"或"淋露"等，也都基于古人对水血同源的认知。

人们很早就认识了人体水血同源的道理，并将其贯彻于临床治疗之中。在《灵枢·营卫生会》中就提出"夺血者无汗，夺汗者无血"的治疗原则——严重失血的患者不应该再发汗，出汗严重的患者不应该再使其出血。因为汗是由水组成的，失血者也伤及水，同样失水者也伤及血。

清代邹澍《本经疏证》称："盖气血皆源于脾，以是知血与水同源而异派。"清代唐容川《血证论》卷四"经血篇"说："总而论之，血气二者，原不相离，血中有气，气即是水。"以上诸论都说明人体之中水、血已经浑然一体，不可截然分开。

（二）水血代谢

在生理情况下，人体内水、血均来源于饮食的摄取而得以源源不断地生成与补充。

人体在濡养五脏六腑、四肢百骸的过程中，在五脏六腑和四肢百骸的生理活动过程中，消耗了水与血，这些水血的消耗隐而不可见，属于隐性消耗。人体内的水、血还以汗、涕、泪、唾、涎、溲、月经、白带、胞衣水、恶露、乳汁等形式分泌或排出体外，这种水、血的损耗是显而易见的，属于显性消耗。

饮食水谷对人体水、血的持续化生、补充，与人体对水、血的不断消耗、排泌，在生理状态下维持相对的动态平衡。如果人体对水谷的摄入、吸收、转化过量，或者体内的水血消耗、排泌不足，则寻致正平衡；如果人体对水谷的摄入、吸收、转化不足，或者体内的水血消耗、排泌过多，则导致负平衡。一旦体内水血的动态平衡被打破，就会形成水病、血病，或者水血同病。

1. 水代谢

一提到"水"，人们首先想到的是自然界存在的水。水是维系生命存在非常重要的物质，在人体组成的成分中，水的含量最高，占体重的50%~67%。《灵枢·平人绝谷》对人体停止饮食后，能够继续维持生命的时间进行了最早的研究，得出的结论是"平人不食饮七日而死者，水谷精气津液皆尽故也"。在两千多年之后的今天，西医学研究认为，人断水只能生存3天，而断粮却还可以存活7天。这一常识明白无误地告诉我们，水与食物相比，对于生命的存活更加宝贵，更加重要。

《灵枢·五味》称："胃者，五脏六腑之海也，水谷皆入于胃，五脏六腑，皆禀气于胃。"饮水进口之后，首先入于胃，所以，《素问·五脏别论》云："胃者水谷之海，六腑之大源也。"水进入人体之后是如何分布到全身和排出体外的呢？

《素问·上古天真论》称："肾者主水。"《灵枢·本输》又称："肾合膀胱，膀胱者，津液之府也。"肾是人体主管水的脏器，肾与膀胱关系密切，膀胱是津液贮藏的地方。正如唐容川在《中西汇通医经精义》上卷"脏腑之官篇"中所说："凡人饮食之水，无不入于膀胱。"《素问·经脉别论》又称："饮入于胃，游溢精气，上输于脾，脾气散精，上归于肺，通调水道，下输膀胱，水精四布，五经并行。"从此条文可知，饮水进口，先入于胃，胃将流动的水液精气输送于脾，经过脾气的升举，上归于肺，肺朝百脉，通调水道，将水下输到膀胱。

这里的"水道"指的是什么？《素问·灵兰秘典论》称："三焦者，决渎之官，水道出焉。"可见，所谓的水道，指的是三焦密如蛛网一般水液通行的道路。

膀胱中的水又是如何做到"水精四布，五经并行"的呢？

《素问·灵兰秘典论》称："膀胱者，州都之官，津液藏焉，气化则能出矣。"唐容川在《中西汇通医经精义》中将"州都"二字改作"洲渚"，每个字都添加了三点水。"洲渚"又是什么意思呢？是指水中可以居住的地方，大的称洲，小的称渚。至于"官"

字，是指在政府担任职务的人。"膀胱者，州都之官"，翻译成今文，即膀胱是这个洲渚上治水的官。对于"津液藏焉，气化则能出矣"，既往大多数人将其解释为"津液贮藏于膀胱之中，通过膀胱的气化，变为尿液而排出体外"。这是一种狭隘的见解。唐容川在《中西汇通医经精义》上卷"脏腑之官"篇中批驳道："人但知膀胱主溺，而不知水入膀胱，化气上行则为津液，其所剩余质，乃下出而为溺。经文所谓气化而能出者，谓出津液，非出溺也。"其实，"津"与"液"之间仍有区别，还应该进一步辨析。《灵枢·五癃津液别》称："津液各走其道，故三焦出气，以温肌肉，充皮肤，为其津，其流而不行者为液。"可见，经过气化之后的水，其中可以温肌肉、充皮肤，肉眼视而不可见的为津；经过气化之后的水，其中流动而不行散于肌体，肉眼可见的为液，譬如汗、涕、泪、唾、涎、溲、乳、带、胞衣水便是。此外，津液还包括身体腔隙中停留的液体。由此可见，膀胱是一个能够分清泌浊的器官，可以将水液气化成津与液，分布到全身，同时又将残余的水液排出体外，成为尿液。因此，唐容川之"经文所谓气化而能出者，谓出津液，非出溺"，亦欠细辨。

进入膀胱的水又是如何得到气化的呢？唐容川在《中西汇通医经精义》上卷"脏腑之官"篇中说："凡人吸入之天阳，合心火，下至胞中，则蒸动膀胱之水，化而为气，与西法以火煎水取气无异。夫此膀胱之水，既化为气，则透出膀胱，入于胞中，上循脐旁气冲，上膈入肺，而还出于口鼻，上出之气，著漆石则为露珠，在口舌脏腑之中则为津液，且气之出口鼻，其显然者也，又外出于皮毛，以熏肤润肌而为汗，所谓气化则津液能出者此也。"如果再进一步分析：心属火，在上；肾属水，在下。肾有二性，为水火之脏，肾合膀胱。心火需下降，肾水需上升，通过心火的下降，肾火的蒸腾，可以使膀胱中的水得以气化，做到水火既济。正如唐容川所说："火交于水，即化为气……与西法以火煎水取气无异。"

水在膀胱中气化之后变为津与液，又是如何"水精四布，五经并行"，敷布到全身的呢？ 除了《灵枢·五癃津液别》"水谷皆入于口，其味有五，各注其海。津液各走其道，故三焦出气，以温肌肉，充皮肤，为其津，其流而不行者为液"之外，津液还通过三焦的敷布，输送到全身。《灵枢·本输》称："三焦者，中渎之腑也，水道出焉，属膀胱，是孤之腑也，是六腑之所与合者。"这里的"渎"是指水沟、小渠，亦泛指河川。全句的意思是，三焦是体内沟渠网布的腑，诸水道出自三焦，归属于膀胱。它与其他腑不同，是没有脏与之配对的单独的腑，但涵盖了所有的腑在内。《灵枢·营卫生会》中称"上焦如雾，中焦如沤，下焦如渎"，描述了三焦的功能。"上焦如雾"的实质，就是《灵枢·决气》所云的"上焦开发，宣五谷味，熏肤、充身、泽毛，若雾露之溉，是谓气"。"中焦如沤"的"沤"字，意为长时间浸泡。全句指中焦（脾胃）如同长时间浸渍食物的地方，可以使食物腐熟。"下焦如渎"的"渎"，意为水沟、小渠，亦泛指河川。全句指下焦如同沟渠一样，排泄污物。当然，水除了变为尿液排出身体之外，还可以以"五液"的形式排泄，即《素问·宣明五气》所谓的"心为汗，肺为涕，肝为泪，脾为涎，肾为唾"。《素问·五脏别论》称："魄门亦为五脏使，水谷不得久藏。"大便也是一种水液排出体外的方式。《素问·解精微论》说："是以悲哀则泣下，泣下水所由生，水宗者，积水也。"其认为悲哀就会哭泣，哭泣产生的眼泪是由水形成的，水来源于体内积聚的水液。举一而反三，五液之中的其余四液如汗、涕、涎、唾，无一不是来源于体内积聚的水。此外，乳、带、胞衣水，则是女子特有的水排泄方式。《灵枢·五癃津液别》还说："水谷入于口，输于肠胃，其液别为五：天寒衣薄，则为溺与气；天热衣厚则为汗；悲哀气并则为泣；中热胃缓则为唾。"这说明人体对于水液的排泄可以根据内外因素的变异而产生调节。

在中医妇科领域，女性在初潮至绝经期间（除去经期），每天都可能出现少许的白带，每一个月经周期的排卵期和经前期，白带的量会增多，这些均属生理性带下；两性交合时会产生较多的分泌液；分娩时会有大量的胞衣水随着胎儿的娩出而排出体外，为800~1000mL；分娩之后哺乳期间会产生大量的乳汁以喂养婴儿，新产妇乳汁的分泌量每天在500~700mL。这些是女性特有的可见的水损耗形式。此外，水的损耗还存在一种不可见的形式，便是妊娠之后对胎儿发育的滋养，因为在胎儿的身上有比成人更多比例的水分，同时还有胎水的增加。

水除在上述经络、脏腑之间的传输之外，还存在自身的渗透和吸收。《灵枢·五味》称："咸入于胃，其气上走中焦，注于脉，则血气走之，血与咸相得，则凝，凝则胃中汁注之，注之则胃中竭，竭则咽路焦，故舌本干而善渴。"《灵枢·血络论》中则谓："新饮而液渗于络，而未合和于血也，故血出而汁别焉；其不新饮者，身中有水，久则为肿。"翻译成现代文是，刚刚喝过水，水液会渗入络脉，如尚未与血混合，针刺出的血是清稀的；如不是刚刚喝过水，（针刺出的血也是清稀的）则是身体内有积水，日久就会形成水肿。以上两段话提到的"注"与"渗"近似于西医学水的渗透现象。水液经过一系列的传输和渗透之后，进入经脉，与血相合，被送达全身。《灵枢·百病始生》云："血脉凝涩则寒气上入于肠胃，入于肠胃则䐜胀，䐜胀则肠外之汁沫迫聚不得散，日以成积。"这里的"肠外之汁沫迫聚"就是一种渗透现象，"得散"则是一种吸收现象。

2.血代谢

提到所谓的"血"，人们自然就会想到脉管里面流动的血液。

《素问·五音五味》称："今妇人之生，有余于气，不足于血，以其数脱血也。"说明女性的一生常常处于阴血损耗而相对不足，因而阳气相对有余的状态。正常的经、孕、产、乳过程，是一种阴血损耗相对较多，但仍然可以通过自身自然调节、补充的生理过程，因而并不会对妇女的健康造成过大的伤害。如果经量过多、经期过长、崩中漏下、胎孕过频、胎漏不绝、频频堕胎、产后血崩、恶露不绝、哺乳时间过长、漏乳严重，则很容易使女性阴血严重耗损，导致失血的病理状态，陷入阴血不足的境地。正因为如此，宋徽宗赵佶敕撰的《圣济总录》卷一百五十一中提出"妇人纯阴，以血为本，以气为用"的论点；《陈素庵妇科补解》（宋代陈素庵撰，明代陈文昭补解）中，用"男子以气为主，女子以血为主"立论；宋代陈自明在《妇人大全良方》中径直提出："大率治病，先论其所主。男子调其气，女子调其血。"明代李时珍《本草纲目》卷五十二也提出："女子，阴类也，以血为主。"在气与血两者之间，他们都特别重视妇女的血，可谓不谋而合。

《素问·脉要精微论》称："夫脉者，血之府也。"《灵枢·经水》称："经脉者，受血而营之。"认为脉管是贮藏和运行血液的地方。《灵枢·经脉》称："谷入于胃，脉道以通，血气乃行。"认为经脉通利，气血才能流行。明代李时珍《本草纲目》有"气者血之帅也"之谓，认为气是血液运行的动力；气存于血液之中，血可以载气，气的化生以血为物质基础，所以又有"血为气母"之谓，即清代唐容川《血证论》所说的"运血者即是气，守气者即是血"。

《灵枢·痈疽》称："中焦出气如露，上注溪谷，而渗孙脉，津液和调，变化而赤为血。血和则孙脉先满溢，乃注于络脉，皆盈，乃注于经脉，阴阳已张，因息乃行。"认为胃中生成的精微如同露水一样，流注于肌肉大小汇合之处，再渗入细小的孙络，与津液调和之后，生成红色的血。血行和顺，细小的孙脉首先被血充盈，再注入略粗的络脉，络脉被血充盈之后，再输入经脉。人体阴阳经脉的气血充足，便随着呼吸而运行于全身。《灵枢·血络论》云："新饮而液渗于络，而未合和于血也，故血出而汁别焉。"虽然脉管看起来环状密闭，但是饮入的液体仍然可以渗透进入，参与血液的运行。《灵枢·痈疽》称："夫血脉营卫，周流不休。"《灵枢·动输》又称："营卫之行也，上下相贯，如环之无端。"认为血液在一个环状密闭的脉管系统之内不停循环流动。

《素问·八正神明论》说："血气者，人之神，不可不谨养。"《灵枢·本脏》称："人之血气精神者，所以奉生而周于性命者也。"认为气与血是人之神的物质基础，是终其一生奉养生命的东西，不可不谨慎。《素问·至真要大论》就有"气血正平，长有天命"之说。虽然《内经》中常常气血并提，如"气血皆从""气血未乱""气血以并""气血留居""血多气少""血少气多""气血皆少""气血盛""气血虚""气血衰""气血皆脱"等，认为两者存在相互依存、相互滋长、相互运行、相互罹患的关系，但血对于女性具有特殊的重要性也开始受到关注。

血的生成又是怎样的过程呢？《灵枢·决气》中称："中焦受气取汁，变化而赤，是谓血。"《灵枢·营卫生会》中更有详明的记载："中焦亦并胃中，出上焦之后，此所受气者，泌糟粕，蒸津液，化其精微，上注于肺脉，乃化而为血。"《内经》中的文字时常具有跳跃的现象，即在叙述相同一件事情的过程中，不同的语句常常有所侧重，也常常有所简略。综合以上两条条文的内容，可以得出如下结论：中焦包括胃（食物在胃中经过腐熟消化），分辨出津液与糟粕，其中的津液上输到肺脉，变化成红色，这就成了血液。至于究竟如何出上焦、如何上注于肺脉，又如何使中焦泌出的津液化为红色，则语焉不详。

《素问·厥论》云："脾主为胃行其津液者也。"《素问·奇病论》也云："夫五味入口，藏于胃，脾为之行其精气。"可见，胃中的津液之所以"出上焦""上注于肺脉"，皆因脾气能够升运使然，正如清代唐容川《中西汇通医经精义》上卷所云："食气入胃，浊气归心，淫精于脉，脉气流经，饮入于胃，游溢精气，上输于脾，脾气散精，上归于肺，通调水道，下输膀胱，水精四布，五经并行。"此外，《素问·宣明五气》有"心主脉"，《素问·阴阳应象大论》有"心生血，血生脾……在地为火，在体为脉，在脏为心，在色为赤"，《灵枢·顺气一日分为四时》中亦有"心为牡脏，其色赤"。从这些论述中我们可以获得津液化赤为血的答案，就是说，中焦产生的津液经脾的运化，首先输送至肺，由于"肺朝百脉"，又将津液输送于脉，心主脉，心在五行之中属火，对应的颜色为赤，津液经过心的气化作用，最终变为红色的血液，这就是所谓的"心生血"。所以，清代张志聪在《侣山堂类辨》中说："是血乃中焦之汁，流溢于中以为精，奉心化赤而为血。"唐容川《中西汇通医经精义》上卷亦称："肾阴之水津循冲任入于胃，合饮食所化之汁，上腾于肺部，以入于心，此汁得心火之化，遂变为赤色是为血。"

《灵枢·营卫生会》称："壮者之气血盛……老者之气血衰。"《素问·四时刺逆从论》说："夏者经满气溢，入孙络受血，皮肤充实……冬者，盖藏血气在中。"《素问·八正神明论》说："是故天温日明，则人血淖液而卫气浮，故血易泻，气易行；天寒日阴，则人血凝泣而卫气沉。"说明生理情况下人的气血变化与年龄、季节、气温的变化相关。

血除了在濡养五脏六腑、四肢百骸、促使身体生长发育的过程中和日常的一切生命活动中都要被消耗外，女性的经、孕、产也都是耗血的过程。虽然乳汁肉眼看来为白色，并非属血，但乳汁是由血转化而来的，正如隋代巢元方《诸病源候论》卷三十七所说："手太阳为小肠之经也，手少阴为心之经也。心为脏，主于里；小肠为腑，主于表。此二经之血，在于妇人，上为乳汁，下为月水，冲任之所统也。"因此，哺乳期间乳汁的流失，仍然属于阴血的消耗。

妇女行经时产生的经血、分娩时出现的浆血，以及产后排泄的恶露，都属于可见的失血形式，而妊娠之后血对胎儿发育的滋养，则属于不可见的耗血形式。

宋代齐仲甫《女科百问》卷上称："妇人月经通流，流则水血消化。"这里的消化，就是消耗的意思。虽然所言者仅涉及月经，而其余未曾提及者无不如此。

（三）水血转化

全血中，水的含量占了78%~82%，水是组成全血的主要成分。血中有水，水血同源，在生理状况下水血之间是可以相互交换转化的。虽然古代妇科文献中少有这方面的直接表述，但是从其他侧面还是可以反映水血通过交换而转化情况的。

《灵枢·痈疽》说："余闻肠胃受谷，上焦出气，以温分肉，而养骨节，通腠理。中焦出气如露，上注溪谷，而渗孙脉，津液和调，变化而赤为血。"指出中焦的精微生成雾露状进入低洼的溪谷，再渗入细小的孙脉，成为津液之后，变赤为血。

《灵枢·血络论》称："新饮而液渗于络，而未合和于血也，故血出而汁别焉；其不新饮者，身中有水，久则为肿。"这也说明饮入的水可以渗透进入络脉与血混成一体。

隋代巢元方《诸病源候论》卷三十七称："利血，经水亦断，所以尔者，津液减耗故也。须利止，津液生，其经自下。"认为泻下血液，经水便会中断，其中原因是出血的同时津液受到损伤，必须止住泻血，津液生长恢复，月经自然来潮。从中可以发现津血相互滋生影响的现象，其实质就是一种水血之间的转化。

明代万密斋《广嗣纪要》卷二进一步阐明："女子之血谓之七损，上为乳汁，下为月经，交合浸淫之水与夫漏浊、崩中、带下之物，皆身中之血也。"认为女子血的消耗有七种不同的途径，除了传统见到赤色的血液外流之外，乳汁、交合时的分泌液、白带都属于身体内的血所化生。这也是一种特殊的水血转化形式。

隋代巢元方《诸病源候论》卷四十一中称："有娠之人，经水所以断者，壅之以养胎，而蓄之为乳汁。"认为妊娠之后经水所以中断，是血液壅储养胎，蓄积为乳。说明妊娠时人体的经血经过上下不同的途径，用来养育胎儿，蓄积乳汁，以哺育婴儿，其实质就是妊娠和产后哺乳期间的水血转化。

金代李杲《脾胃论》卷上说："水入于经，其血乃成，谷入于胃，脉道乃行。"

清代孟葑《仁寿镜》卷三称："乳汁乃气血所化，气血盛者，乳汁必多。"又说："乳少者，血虚胃弱之故。因产时去血过多，或产前有病，或贫苦之家，或仆婢下人，产后失于调养，血脉枯槁，又或年逾四十，血气渐衰，乳汁均能稀少。"这些均指明乳汁来源于气血，乳汁的多少关乎气血的盛衰及水血之间的转化。

（四）水血作用

人体内的水、血，是通过发挥作用而体现其存在的。金代李杲《脾胃论》卷上说："人受气于水谷以养神，水谷尽而神去，故云安谷则昌，绝谷则亡。水去则营散，谷消则卫亡，营散卫亡，神无所依。"从水谷到津血到营卫，攸关人体生命。

《素问·宣明五气》称："五脏化液：心为汗，肺为涕，肝为泪，脾为涎，肾为唾。是谓五液。"《素问·五脏生成》称："人卧血归于肝，肝受血而能视，足受血而能步，掌受血而能握，指受血而能摄。"以上便是水与血在正常人体所体现的部分生理现象。

《陈素庵妇科补解》卷一说："女子二七而天癸至，月水之生，洵非一朝一夕，盖积五千余日，而后血始充满，满则溢，其来有常，所谓以时下也。夫五千余日之内，襁褓乳食者数年，孩提抱哺者又数年，所受水谷之精气，以聚为阴血者无几。必至二七，然后肾脏内所受五脏六腑之精蓄极而通，积满而溢。"清代唐容川《血证论》卷四"崩带"篇称："天癸者，谓先天肾中之动气化生癸水。"天癸为水，调节胞宫，使阴血成为经血。

清代沈又彭《沈氏女科辑要》卷上说："带下，女子生而即有，津津常润，本非病也……惟干燥则病甚。盖营津枯涸，即是虚劳。"生理性的白带，是维持女性阴道潮湿润滑和保持卫生所必须的。失去这种生理性白带，阴道就会变得干燥，性交困难，且容易感染，这就是绝经之后或者虚劳之病。"营津枯涸"，这里的营即是血，津即是水。可见水、血在维持生理性白带中具有重要意义。清代唐容川《血证论》卷四称："脾经土气冲和，则带脉宁洁，而胞中之水清和，是以行经三日后即有胞水。"这里所谓的胞水，是指从胞宫中所出之水，即经间期生理性增多的白带。

清代唐容川《血证论》卷四称："经云：女子二七而天癸至，任脉通，太冲脉盛，月事以时下，故能有子。天癸者，谓先天肾中之动气化生癸水。至者，谓至于胞中也。水为阳气所化，阳倡而阴必随之。血者阴也，冲任主之，故应癸水，而即输血于胞中。血之应水而下，是谓以阴从阳，有如妻之从夫。"在癸水与阴血的作用之下，女子得以妊娠。可见水血调和对于妊娠的重要性。

隋代巢元方《诸病源候论》卷四十一称："任娠之人，经血壅闭，以养于胎……胞脏水血俱多，故令易产。"清代萧埙《女科经纶》卷五云："俗谓之胞浆，养胎之液也，水下则胞裂而产。"明代万全《万氏妇人科》卷二："产育之时，气以行之，血以濡之，然后子宫滑溜，生理顺易。盖子犹鱼也，胞浆水也，水行鱼行，水止鱼止。"清代吴悔庵编《秘传内府经验女科》卷四载："儿身未转，坐草太早，努力太过，以致胞衣破而血水干，产路涩则儿难下。"以上文字均说明，胞浆、经血为水为血，可以养胎，同时也可以滑润产道，以利分娩。清代唐容川《血证论》卷四称："妇人胎中有血衣以裹儿，血衣之下又有水衣以衬垫之。将产则胎水先破，水衣先下，然后血衣破而儿生。儿生之后，血衣乃下。世谓水衣垫胎，水衣即（既）行，则其胎颠坠，是以儿出，此乃着迹之论，未得其所以然也。夫胎产之事，乃关气化，岂犹什物之衬垫悬坠所可拟者？吾为指出其理曰：天地之大，总是以阳统阴，人身之生总是以气统血。气乃肾中水化之阳，故气着于物还复为水，吾是以有气即是水之论。妇人怀子垫胎之水衣即气也，胎乃气载举之，气即是水，故水垫其胎，实则气载其血也。将产之时，水衣先行，气下行故水下行，水行实则气行也。气既下行，则其胎血自随之而下。血之从气又如妻之从夫，岂有气行而血不行者哉？故胎之未生，气载之；胎之将产，气运之。知此，则知护胎者必调气，催生者必行气。而治一切血证皆宜治气，均可于此悟出。"又说："孕妇胎中，止有水血二者而已，水即是气，故生产时，水衣先至，后下血衣，行经时亦先下浆水，后下鲜血。水者气之所化，气属阳，血属阴，水先乎血，是为阳先乎阴也。故行经也，必天癸之水至于胞中，而后冲任之血应之，亦至胞中，于是月事乃下。其受胎也，亦必天癸先交，而冲血后聚，故不曰男女媾血，而曰男女媾精。精者，水与血混合之名也。既成胎后，肾中之阳气，则化水以养胎，胃中之水谷，则取汁化血，从冲任两脉下注胞中以养胎。胎中水足则血不燥，胎中血足，制气不亢，水血调和，则胎孕无病。所以有病者，皆水与血不和之故。胎病多端，吾且斩断葛藤，但就水血二者立法，可以通一毕万矣。"杨志一撰的《妇科经验良方》称："乳汁之来源，由于水谷之精微所化。"隋代巢元方《诸病源候论》卷四十二云："任娠经血不通，上为乳汁，兼以养胎。"虽然乳汁来源于水谷精微，最终还是由妊娠之后经血闭阻，化为乳汁而成。

附：胞宫为水血之腑、乳房为水血之地

汉代许慎《说文解字》称："胞，儿生裹也。"认为"胞"是指胞衣。将"胞"字转化为胞宫，初见于《内经》："冲脉任脉，皆起于胞中。"胞宫仅生于女子，书中称其为"女子胞"，还说："脑、髓、骨、脉、胆、女子胞，此六者，地气之所生也，皆藏于阴而象于地，故藏而不泻，名曰奇恒之腑。"脏与腑以藏而不泻或泻而不藏的功能区分，称胞宫为腑者，因为它按月排泄经血；称其为脏者，因为妊娠期间胎儿藏于胞内长达十月之久。

《素问·上古天真论》称女子"二七而天癸至，任脉通，太冲脉盛，月事以时下，故有子……七七，任脉虚，太冲脉衰少，天癸竭，地道不通，故形坏而无子也。"这段文字描述了女子从出生到衰老的过程，月经与生育能力的变化无疑是一张晴雨表，贯穿始终。

《内经》有"胞脉者，属心而终于胞中""胞络者，系于肾""冲脉、任脉，皆起于胞中"之论，清代沈金鳌的《杂病源流犀烛·奇经八脉门》指出："其阳者，起胞中，从少阴之后，行太阳夹脊之中道上巅，历百会、都庭，以统宗诸阳，其名曰督。"描述了经络与胞宫的联系情况。

非孕期月经按期来潮，是诸经脉输送有余之阴血至胞宫，产生周期性满溢的结果。经血来自胞宫，故抱宫有"血室""血脏""血海"等称谓。西医学临床数据表明：妇女月经周期为28±7天；经期5~7天，一次经量30~180mL。妊娠期间胞衣之内充满羊水，

又称为"产水""胞水""胞浆"等。西医学临床数据表明：孕16周羊水可达200mL，多为500~1500mL。胞宫既充满了血，也充满了水，所以，无论中医学或是西医学都可将胞宫视为水血之腑。

清代唐容川《血证论》称："水为血之倡，气行则水行，水行则血行。"根据仲景水分、血分的观点构建而成的水血学说，重新认识胞宫为水血之腑，为临床治疗胞宫疾病带来新的思路：某些疾病加用利水的方法，常常收到更好的疗效。

乳房被视为女性四大第二性征之首，足见乳房是一个极其重要的器官。在古代，由于乳房仅作为哺乳器官，而非生育器官，没有像胞宫一样受到人们重视。《内经》中乳房只是人体的一个器官或部位，虽然晋代葛洪提及乳头、南北朝姚僧垣提及乳孔（即乳腺导管的开口）、清代闫纯玺称乳晕为乳顶黑晕、张璐称乳腺叶为乳囊、高秉钧记载"妇人乳头有数孔，一孔又有一络，络于乳房"，但这些仅是对乳房结构的描述，没有涉及它的功能。

隋代巢元方《诸病源候论》认为乳房与手太阳小肠经、手少阴心经、足阳明胃经关联，元代朱震亨提出"乳房阳明所经，乳头厥阴所属"，这些也仅是对乳房经络分属的描述。

《诸病源候论》说："手太阳小肠脉也，手少阴心脉也，是二经为表里，上为乳汁，下为月水。有娠之人，经水所以断者，壅之以养胎，而蓄之为乳汁。"认为手小肠经、手心经是两条互为表里的经脉，气血通过这两条经脉，上行生成乳汁，下行形成经血。孕妇经血所以闭止，是气血集中以养胎儿，蓄积以生乳汁。气血进入乳房是可以转化为乳汁的。西医学认为正常情况下，每个新产妇产生的乳汁每天为500~700mL。从灌注乳房的经血转化为乳汁的角度来看，称乳房为水血之地，也十分符合。

认识乳房为水血之地，根据水血学说，对某些乳房疾病的治疗也发生相应的改变。

四、病理状态下的水与血

（一）水病

《荀子·王制》中有一句至理名言："水则载舟，水则覆舟。"水对于人体具有极其重要的作用，生命离不开水。然而水太过则为病，水不及亦为病。

1.水病称谓

水所导致的疾病，《内经》称为"水病"，《金匮要略·水气病脉证并治》则称为"水气病"。

2.水病病因

引发人体发生水病无非两种因素：一是进出人体水量的异常；二是体内水的运行异常。（以下没有注明出处的引文出自《黄帝内经》《伤寒论》《金匮要略》）

（1）进出人体水量的异常：不外乎进水过多（如"渴暴多饮""伤饮"）和排水过少（如"不得小便"），或者进水过少（如"饮食不下""渴欲得饮而不能饮"）和排泄的水过多（如"汗大泄""善溺""大泄"）。当人体进水过多而排泄过少，或进水过少而排泄过多时，即可产生疾病。

①进水过多：如果进入人体的水液过多，以致人体无法及时排出过多的水液，水液

积聚在体内，便导致水病。如"溢饮者，渴暴多饮，而易入肌皮肠胃之外也""夫病患饮水多，必暴喘满"，这是生活中饮水过多导致的水病；《伤寒论》所谓"发汗后，饮水多必喘，以水灌之亦喘"，这是发病过程中饮水过多导致的水病；而"黄汗之为病，身体肿……以汗出入水中浴，水从汗孔入得之"，则是水液从肌肤入侵人体导致的水病。

②排水过少：应该出汗而未能出汗，或者出汗不足，如"饮水流行，归于四肢，当汗出而不汗出，身体疼重，谓之溢饮"；应该排尿而不能排尿或者排尿量少，如"趺阳脉当伏，今反数，本自有热，消谷，小便数。今反不利，此欲作水"。

③进水过少：在大汗、大吐、大泻、多尿之后，必须补充足够的水分，如果得不到及时适量的补充，或者无法补充，便会产生疾病，如"泄利前后，饮食不入"。

④排水过多：大汗、大吐、大泻、多尿，必定会耗伤人体的津液，导致疾病的发生，如"津脱者，腠理开，汗大泄""吐后，渴欲得水而贪饮者""肺消者饮一溲二，死不治"。《内经》中有五夺，其中"大汗出""大泄之后"就属于失水。

（2）水液运化异常：体内的水液是以津液的状态运行于全身的，一旦水液不能运行，便会停滞为害，导致水病。这种停留于体内的水，通常被称为"饮""水饮""水闭""聚水"或"水停"。

3.水病相关脏腑

《素问·水热穴论》称："肾者，至阴也；至阴者，盛水也。肺者，太阴也。少阴者，冬脉也。故其本在肾，其末在肺，皆积水也。"认为肺、肾两脏都是引起积聚水液为病的主要脏器。《灵枢·五癃津液别》称："阴阳气道不通，四海闭塞，三焦不泻，津液不化，水谷并行肠胃之中，别于回肠，留于下焦，不得渗膀胱，则下焦胀，水溢则为水胀，此津液五别之逆顺也。"认为水胀的病机在于"三焦不泻"。《金匮要略·水气病脉证并治》称："寸口脉沉而迟，沉则为水，迟则为寒，寒水相搏，趺阳脉伏，水谷不化，脾气衰则鹜溏，胃气衰则身肿。"这段文字确立了脾胃在水湿运化中的绝对重要地位。

4.水病症状（出处同"水病病因"）

（1）水太过产生的症状与病名（中医学的许多病名常常以症状来命名）

①症状：不欲饮水、欲饮水、小便不利、目肿、阴湿、身重、身痛、骨节疼痛、肌肉瞤动、背冷、腹胀、肠鸣、吐涎、呕水、短气、烦躁、肌肤甲错、面色黧黑、鼻头微黑、消瘦、颈脉搏动。

②病名：闭经、癃闭、水肿、腹水、阴肿、腰痛、痞症、胁痛、腹痛、结胸、腹泻、咳嗽、哮喘、惊悸、眩晕、疟疾、癥瘕。

（2）水不足产生的症状：躁烦谵语、大渴、尿黄、尿短、便硬、短气、四肢无力、面无血色、耳鸣、关节不利、下肢拘挛。

5.水病治疗（出处同"水病病因"）

（1）因水积滞诱发水病的治疗原则：水郁折之，折之即调节制约。

（2）依据排出的水液性状辨别治疗：诸转反戾，水液混浊，皆属于热；诸病水液，澄彻清冷，皆属于寒。

（3）依据发病部位辨别治疗：诸有水者，腰以下肿，当利小便；腰以上肿，当发汗乃愈。

（4）根据具体水病区别治疗：利小便、微出汗、以吐得汗、针刺、铍针放水。

（5）对于水不足的治疗：如泻火益气生津的白虎加人参汤、养阴利水的猪苓汤等，或者"少少与饮""多饮暖水"。

西医学研究证实，水的含量占人体的50%~67%，血液中的水含量占78%~82%，血浆中水占91%~92%，红细胞中水占65%~68%，血液本身就是一个水与血细胞相互融合的共同体，其中的水占绝大部分。人体每天所需的水量约为2500mL，称为正常需水量，主要来自饮水、食物水、代谢水（新陈代谢所产生的水，也称内生水）。正常人每日排出水量2000~2500mL，其中皮肤蒸发约500mL，呼吸时失水约400mL，大便含水约100mL。肾脏有较强的调节排水的能力，为将每日代谢所产生的大约600mmol的溶质（废物）完全溶解排出，至少需要500mL尿；为了不使肾脏长期处于超负荷的状态，每日尿量应维持在1000~1500mL。人体通过上述途径来调节体内的水分，达到水平衡。当人体处于水正平衡的病理状态时，可以通过治疗，增加水的排出量，重新达到水平衡，其中运用最多的是利尿法，其次是下法，再次是汗法。金代医者张从正是运用汗、吐、下法的大家，他的治疗方法是治疗水病的重要法宝，尤其是吐法。

（二）血病

1.血病称谓

血所导致的疾病，《内经》称为"血病"，《金匮要略·胸痹心痛短气病脉证治》则称为"血疾"，《伤寒论》称为"血证"。

2.血病病因（出处同"水病病因"）

"血气不和""血道不通"；"寒则泣不能流"；咸食（"咸走血，血病无多食咸"）；热邪（"热之所过，血为之凝滞"）；外伤（"有所堕坠，恶血留内"）；瘀血；失血（"大夺血"及"新产及大血"）；情志郁结（"离绝菀结，忧恐喜怒，五脏空虚，血气离守"）；积劳（"五劳：久视伤血"）；饮食过多，起居不节，用力过度（"卒然多食饮，则肠满，起居不节，用力过度，则络脉伤，阳络伤则血外溢，血外溢则衄血，阴络伤则血内溢，血内溢则后血"）。

清代唐容川《血证论》说："凡系离经之血，与荣养周身之血，已睽绝而不合。"血液一旦离开了脉管，便成为离经之血，与原来用来营养全身的血已经完全不同，成为瘀血。

瘀血的不同名称：血实、血凝、留血、恶血、血泣、血结、著血、蚵、干血、蓄血。

3.血病产生的症状与病名（出处同"水病病因"）

（1）症状：怒或恐、发狂、健忘、出汗、温病、鼻血、面骭、肌肤甲错、舌青紫、口歪、口唇疱疹、颈肿、腹胀、胸闷、胸中冷、身痛、厥冷、渴不欲饮、夜晚发热。

（2）病名：晕厥、咳血、唾血、衄血、呕血、吐血、便血、尿血、闭经、胎漏、胞阻、产后腹痛、带下、失寐、眩晕、喘息、喉痹、腹痛、胁肋痛、痹症、痈疡、腹水、石瘕、肠覃、积聚、热入血室、蓄血证。

4.血病治疗总则（出处同"水病病因"）

"虚者补之，血而实者泻之""其宛陈血不结者，则而予之""盛而血者疾诛之，盛者泻之，虚者饮药以补之"。血实、血瘀使用泻或消除的方法，血虚者使用服药补养的方法。

在战国时期，《内经》记载的刺血疗法十分盛行，是当时治疗血瘀引起血病的主要手段：①依据有余不足的刺血疗法，如"守人之血气有余不足可补泻也"。②依据络脉特殊脉络外形的刺血疗法，如"审候见之在孙络盛坚而血者，皆取之"。③依据季节的刺血疗法，如"故春刺散俞，及与分理，血出而止……夏刺络俞，见血而止"。④因人而异刺法，如"刺布衣者""适肥瘦"。⑤病在脏腑刺血疗法，如"肝病者""心病者""脾病者""肺病者""肾病者"都有不同的针血方法。⑥病在经络刺血疗法，如"络刺者，刺小络之血脉也"。⑦病在皮肤刺血疗法，如"病在皮肤无常处者，取以镵针于病所……毛刺者，刺浮痹皮肤也"。

除了刺血疗法之外，战国时期治疗血病还有按摩疗法（"按之则血气散，故安之痛止"）、熨法、灸法（"熨而通之""宜灸之"）。

汉代已经产生了许多活血、止血及补血的方药（从略）。

（三）水血同病

水血同病的介绍及治疗首见于《灵枢·百病始生》："卒然外中于寒，若内伤于忧怒，则气上逆，气上逆则六俞不通，温气不行，凝血蕴里而不散，津液涩渗，著而不去，而积皆成矣。"说明内因、外因导致凝血不散，津液涩渗，停留不行，先血病，后水病，水血同病，最终形成癥积。

《金匮要略·水气病脉证并治》称："妇人则经水不通，经为血，血不利则为水，名曰血分。"认为经水不通的血病，可以导致水肿，叫作血分。《金匮要略·妇人杂病脉证并治》云："妇人少腹满如敦状，小便微难而不渴，生后者，此为水与血俱结在血室也，大黄甘遂汤主之。"此外还有一张活血利水药物组成的方剂，出自《金匮要略·消渴小便不利淋病脉证并治》："小便不利，蒲灰散主之……蒲灰散：蒲灰（七分），滑石（三分），上二味，杵为散，饮服半寸匕，日三服。"条文虽然没有罗列疾病的症状，但以方测症，当属水血同病无疑。

水血同病的症状应该是水病、血病的症状兼而有之。

水血同病的治疗，也应该是水血同治。

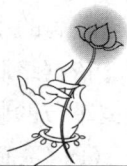

临床篇

一、水血所致妇科疾病与治疗

《素问·汤液醪醴论》中有关于治疗水肿的著名论述："其有不从毫毛而生，五脏阳以竭也，津液充郭，其魄独居，孤精于内，气耗于外，形不可与衣相保，此四极急而动中，是气拒于内，而形施于外，治之奈何……平治于权衡，去宛陈莝，微动四极，温衣缪刺其处，以复其形；开鬼门，洁净府，精以时服，五阳已布，疏涤五脏。故精自生，形自盛，骨肉相保，巨气乃平。"文中用"津液充郭""形不可与衣相保"来描述水肿之后的状态。"郭"者，物体的外框或外壳；"保"者，维持原状。就是说水肿可以使人的整个身体都肿满，甚至连原来合适的衣裤都无法再穿。水肿的治疗原则是"去宛陈莝""缪刺其处""开鬼门，洁净府"。其中难以理解的是"去宛陈莝"。"宛"，通菀。菀者，古同"蕴"，即郁结、积滞。除此之外，《内经》中出现"宛陈"两字的还有《灵枢·九针十二原》中的"宛陈则除之"，《灵枢·小针解》中的"宛陈则除之者，去血脉也"和《灵枢·阴阳二十五人》中的"导而行之，其宛陈血不结者"，从中可以得出"宛陈"作为一个词组，就是郁结陈旧的意思，"宛陈"在人体就是一种应该去除的陈旧东西——瘀血。"莝"者，《说文》称斩刍，即铡碎的草。在文中作动词，可作剔除解。郭霭春在《黄帝内经素问校注语译》中注称："此句当作'去菀莝陈'。《说文》：'莝，斩刍也。'去、莝相对为文，宛、陈亦相对为文。宛与菀通……去宛，谓去血之瘀结；莝陈，谓消水之蓄积。"前文公允，而称"莝陈，谓消水之蓄积"，我不苟同。其实，"去菀莝陈"就是去除郁结陈腐的瘀血，而"开鬼门，洁净府"，才是发汗、利小便，消除积水的方法。《素问·汤液醪醴论》是提出水血同治治疗水肿的最早文字记载，而《灵枢·水胀》称："肤胀鼓胀可刺邪……先泻其胀之血络，后调其经，刺去其血络也。"这是水病治血的文字记载。

汉代张仲景的《金匮要略·水气病脉证并治》称："经水前断，后病水，名曰血分，此病难治；先病水，后经水断，名曰水分，此病易治。何以故？去水，其经自下。"明代武之望《济阴纲目》卷七称："经水断而后肿，名曰血分，乃瘀血化水……若先浮肿后经水不通，此水化为血。"清代唐容川在《血证论》中对于水血致病有一系列论述，他说："夫水火气血，固是对子，然亦互相维系，故水病则累血，血病则累气。"又说："失血家往往水肿，瘀血化水，亦发水肿，是血病而兼水也。""失血家，其血既病，则

14

亦累及于水。""故病血者，未尝不病水；病水者，亦未尝不病血也。""血积既久，亦能化为痰水。"《血证论》卷六称："气即水也，血中有气即有水，故肌肉中有汗，口鼻中有津，胞中有水，是水与血，原并行不悖。失血家，其血既病，则亦累及于水。"《血证论》卷一称："总之，气与水本属一家，治气即是治水，治水即是治气。"其指出了水血共生的意义，以及对于临床治疗的指导。

《血证论》卷四称："气下陷则水随而泻，水为血之倡，气行则水行，水行则血行……水升则血升矣。"这也开辟了临床运用治气来疗水、治水来疗血的崭新方法。

《血证论》卷一称："人之一身，不外阴阳，而阴阳二字，即是水火，水火二字，即是气血。水即化气，火即化血。何以言水即化气哉？气着于物，复还为水，是明验也。盖人身之气，生于脐下丹田气海之中，脐下者，肾与膀胱、水所归宿之地也。此水不自化为气，又赖鼻间吸入天阳，从肺管引心火，下入于脐之下，蒸其水使化为气。如《易》之坎卦，一阳生于水中，而为生气之根。气既生，则随太阳经脉为布护于外，是为卫气。上交于肺，是为呼吸。五脏六腑，息以相吹，止此一气而已。然气生于水，即能化水；水化于气，亦能病气，气之所至，水亦无不至焉。故太阳之气达于皮毛则为汗，气夹水阴而行于外者也。太阳之气，上输于肺，膀胱、肾中之水阴，即随气升腾，而为津液。是气载水阴而行于上者也。气化于下，则水道通而为溺，是气行水亦行也。设水停不化，外则太阳之气不达，而汗不得出；内则津液不生，痰饮交动，此病水而即病气矣。又有肺之制节不行，气不得降，因而癃闭滑数，以及肾中阳气，不能镇水，为饮为泻，不一而足，此病气即病水矣。总之，气与水本属一家，治气即是治水，治水即是治气……总见水行则气行，水止则气止，能知此者，乃可与言调气矣。

"何以言火即化血哉？血色，火赤之色也；火者，心之所主，化生血液，以濡周身。火为阳，而生血之阴，即赖阴血以养火，故火不上炎，而血液下注，内藏于肝，寄居血海，由冲、任、带三脉行达周身，以温养肢体。男子则血之转输，无从觇验；女子则血之转输，月事时下。血下注于血海之中，心火随之下济，故血盛而火不亢烈。是以男子无病，而女子受胎也。如或血虚，则肝失所藏，木旺而愈动火；心失所养，火旺而益伤血，是血病即火病矣……则知治火即是治血。血与火原一家，知此乃可与言调血矣。

"夫水火气血，固是对子，然亦相互维系，故水病则累血，血病则累气。气分之水阴不足，则阳气乘阴而干血；阴分之血液不足，则津液不下而病气。故汗出过多则伤血，下后亡津液则伤血，热结膀胱则下血，是水病而累血也。吐血咳血，必兼痰饮。血虚则精竭水结，痰凝不散。失血家往往水肿，瘀血化水，亦发水肿，是血病而兼水也……而况运血者即是气，守气者即是血。气为阳，气盛即为火盛；血为阴，血虚即是水虚。一而二，二而一者也。人必深明此理，而后治血理气，调阴和阳，可以左右逢源。又曰：血生于心火，而下藏于肝；气生于肾水，而上主于肺。其间运上下者，脾也。水火二脏，皆系先天。人之初胎，以先天生后天；人之既育，以后天生先天。故水火两脏，全赖于脾。食气入胃，脾经化汁，上奉心火，心火得之，变化而赤，是之谓血。故治血者，必治脾为主……可知治血者，必以脾为主，乃为有要。至于治气，亦宜以脾为主。气虽生于肾中，然食气入胃，脾经化水，下输于肾，肾之阳气，乃从水中蒸腾而上，清气升而津液四布，浊气降而水道下行。水道下行者，犹地有江河，以流其恶也。津液上升者，犹土膏脉动，而雨露升也。故治气者，必治脾为主。"

正因为人体存在水血互病的现象，所以，《灵枢·营卫生会》提出治疗警戒："夺血者无汗，夺汗者无血。"这一警戒又成为失血或失汗治疗必须遵守的铁则。后来，汉代张仲景在《伤寒论》中也有"衄家，不可发汗""亡血家，不可发汗""诸亡血虚家，不可与瓜蒂散"的主张，均是遵循水血同源、水血互病的原则进行治疗的。

日本长尾善治通过研究认为："瘀血的形成不单血循环的障碍，同时也有水代谢障碍。因此，讨论瘀血时，决不能忽视水的动态，血与水之间具有微妙关系。"西医学的研究也证实了瘀血与水代谢之间的密不可分的联系。

（一）与水血相关的月经病

1.历代医论选析

早在晋代王叔和的《脉经》卷九中记载："师曰：有一妇人来诊，言经水少，不如前者，何也？师曰：曾更下利，若汗出、小便利者可。何以故？师曰：亡其津液，故令经水少。设经下反多于前者，当所苦困。当言恐大便难，身无复汗也。"如做简约翻译：一位经量减少、不如以前的妇女来诊，分析原因，是腹泻引起。如果患者汗出、小便增多（说明身体损耗的津液已经恢复），病就痊愈了（指经量恢复正常）。因为耗伤津液，而令经水变少。假设腹泻，经量反多于以前（津血更加耗伤），理所应当觉得困苦。应该担忧她大便难解，不能再发她的汗。这是一则因水病而致血病，血病又致水病的早期临证记述，并提出了治疗禁忌。书中还载："有一妇人，年六十所，经水常自下，设久得病利，少腹坚满者为难治。"这是描述60岁左右妇女经水常来不止，又长期腹泻，少腹又硬又胀满（血与水都已耗伤，其本已虚，少腹又硬又胀满，则属病实，本虚病实），故难医治，揭示严重水血同病的不良结局。

隋代巢元方《诸病源候论》卷三十七称："利血，经水亦断，所以尔者，津液减耗故也。须利止，津液生，其经自下。"此论述秉承了王叔和的理论。巢元方还说："人以水谷之精，化为血气津液，津液行于腠理。若劳伤损动，阳气外虚，腠理开，血气衰弱，故津液泄越，令多汗也。其虚汗不止，则变短气，柴瘦而羸瘠也。亦令血脉减损，经水痞涩，甚者闭断不通也。"其认为汗津过泄，血脉减损，导致经闭。

明代汪石山《医学原理》卷十二提出了治疗原则："如因久发盗汗而致经闭者，宜滋阴养血，以四物加黄柏、知母之类。"阴盛血足，经水自潮。

清代唐容川《血证论》称："阴血的积蓄，经脉的通调，才形成月经的来潮。化气取汁，变赤为血，随冲任两脉以下合癸水，是谓戊与癸合，男女皆然。男子主气，故血从水化而为精；女子主血，故血从水化而为经。血是男子之精，水中有血；女子之经，血中有水，故行经前后，俱有水浆可验。夫此水乃肾中冲阳之气所生，气亢则水竭，而血不濡，热证于是乎生矣；气寒则水冷，而血不运，寒证于是乎生矣。故凡调血，先须调水，调水即是调气。气生于肾而主于肺，血生于胃而藏于肝。以血海为肝之部分。肺金司气之制节，又为水之上源，调血调水，人当知所从事矣。故或调气中之水以滋血，或调血中之气而利水，是女子调经之法，即凡为血证之治法，学者宜鉴观之。"唐容川之论可为妇科调经之龟鉴。清代沈金鳌《妇科玉尺》卷一说："经后被惊，血气妄行，上逆则从口鼻出，逆于身则水血相搏，变为水肿。"

宋代陈自明在《妇人大全良方》中说："治经脉不利，即为水。水流走四肢，悉皆肿满，名曰血分。其候与水相类，医作水治之，非也。宜此方（《养生必用》）。人参、当归、大黄（湿纸裹，三斗米下蒸，米熟去纸，切，焙），桂心、瞿麦穗、赤芍药、白茯苓（各半两），葶苈（炒，别研一分）。上为末，炼蜜丸如梧桐子大。空心，米饮下十五丸至二三十丸。"这里的《养生必用》一书，即宋代初虞世撰的《古今录验养生必用方》。初虞世对血分病均提出了具体的治疗方药，在有案可稽的前提下，他应该是使用方药治疗血分病的第一人。

宋代王贶在《全生指迷方》卷四称："葶苈丸：治先因小便不利，后身面浮肿，致经血不行，此水乘于血，名曰水分。甜葶苈（炒）、续随子（去皮，研）各半两，干笋一两。上为细末，熟枣肉和丸，如梧桐子大。煎扁竹汤下七粒。如大便利者，减葶苈、续随子一分，加白术半两，食后服。"其中的扁竹，就是利水通淋的萹蓄。《全生指迷方》卷三称："若身体及髀股胻皆肿，环脐而痛不可动，动之为水，亦名伏梁，椒仁丸主之。椒仁丸：五灵脂、吴茱萸（炒）、延胡索（炒）各半两，芫花（醋浸一宿，炒）一分，椒仁、甘遂（炒）、续随子（去皮，研）、郁李仁（去皮，研）、牵牛（炒熟）各半两，砒（研）一钱，石膏（火煅过）一分（研），附子（炮，去皮脐）、木香各半两，胆矾（研）一钱。上为细末，白面糊为丸，豌豆大。橘皮汤下一粒，早晨、日午、临卧服。如妇人血分，则去木香，加斑蝥、芫青各三十枚，去头足翅，炒当归半两。"王贶使用方药治疗水分、血分病，其方剂为后人援用。

宋代陈素庵的《陈素庵妇科补解》卷一称："血分症，气壅经络，血不运行，瘀血流入四肢，悉化为水，发为浮肿，误作水治，殊失病机，当用辛温解散之药，以调其经，佐以行水消肿，经通则胀自已。良方椒仁丸，药味太猛，恐非虚人所宜。是方桃、椒二味为君，一以通经，一以利水。甘遂、芫花、苓皮、桑皮、米仁皆佐椒仁以行水消肿，黑丑、红花、香附皆佐桃仁以破滞血、散结气，四物以和血调经，虚人服之亦无损也。水分者，土虚不制水，水溢四肢，发为肿满，以致经水断绝，小便不通，当作水肿治，不可误用通经峻厉之药。宜以渗水利湿之剂，先消其肿，水去则经仍至。是方以二术、二苓壮土制水，泽泻、车前、瞿麦、葶苈以行水消肿，水去则四肢皮肤、经络、肠胃之间，悉皆通利，经血仍循故道，而复至矣。若误用通经药，则水无由泄，更加溢饮浮涎，停积交搏，反有膨胀喘急之病，渐至不救。凡治病当顾名思义，病名'血分'，是病在血也，不治血而治水，则误矣；病名'水分'，是病在水也，不治水而治血，则逆矣。况血可化为水，水不能化为血。水分一症，当与水肿、水鼓参求主治，不当从调经门中类推也。"论中称"况血可化为水，水不能化为血"，其言未凿。前言见诸血分而水肿，后语应认定血由饮食而化。

金代张子和在《儒门事亲》卷二中称："男子少精，女子不月，皆由使内太过，故隐蔽委屈之事，各不能为也。惟深知涌泻之法者，能治之。"故对胞脉闭者，常常主张先宜茶调散涌吐痰水以排除水液，宣畅气机，通降心气。心气既降，续用玉烛散或通经散以活血化瘀，开胞脉之滞。涌泻之法，先除痰水，续催月经，先水后血，水血两治，层次分明，月经自行。张氏治法可谓另辟蹊径，别具一格。

明代陶本学《孕育玄机》卷上称："月水不行，发生肿满，是瘀血渗入脾经，活血健脾，行气消肿。日久不行，腹胁有块作痛，是为血结癥瘕，调经止痛，块能渐消。"提出经闭水肿活血健脾、行气消肿的治疗原则，其中包含脾主水与气行则水行、水行则血行的深意。除此之外，书中还有治疗水分疾病、功具利水的木通饮和行气利水的茯苓导水汤；治疗血分疾病、功具益气活血利水的人参汤；在《金匮要略》肾气汤的基础上加味，治疗肾气虚的血分或者气分疾病的方剂。

清代郑玉坛《彤园妇人科》卷一称："血分浮肿，乃因经血壅滞不行，流入四体，故令浮肿，皮如熟李，或通身青肿，小便秘结。此不必治肿，但调其经，经通自消矣。加味调经散：当归、酒芍、红花、丹皮、琥珀、桂心、酒炒牛膝、去油没药各二钱，北细辛一钱。晒研极细，另兑麝香末五分筛匀，酒下一钱，日三服。"郑氏的贡献，是对血分浮肿症状入木三分的具体描绘，使得临床诊断有据可循。

清代的《叶氏女科证治》卷一称："经来遍身浮肿，此乃脾土不能克化，水变为肿。宜服木香调胃汤。木香、陈皮、车前子、甘草、三棱、莪术、红豆、大腹皮、砂仁、苍术、木通、山楂、萆薢、姜皮。水煎，空心服。"经来遍身浮肿，虽不同于水分或血分，但其中的机理有相似之处，故治疗用药，仍然是合利水、活血、行气于一炉。

清代何应豫《妇科备考》卷二云："经来大小便俱出，此名蹉缠。因吃热物过多，积久而成。宜用分利五苓散化其热毒，调其阴阳即愈。分利五苓散：猪苓、泽泻、白术（土炒）、赤茯苓各一钱，阿胶（蛤粉炒）、川芎、当归各八分，水煎，空心服。"分利五苓散具有温阳利水、养血活血的功效，也是水血同治的方剂。

清代丁泽周《丁甘仁医案》卷五记载："经闭黄疸，药用陈广皮、赤猪苓、杜红花、制苍术、大腹皮、桃仁泥、制川朴、泽泻、延胡索、茵陈、苏木、青宁丸。"其也从化瘀利湿行气着手。

民国时期的朱振声在《妇女病续集》中说："当有经水，阴户内发燥而干醲，由肝火偏炽，下吸肾液，肝肾之阴两亏也，用生地、女贞、阿胶并以生芝麻油涂阴户内。"行经之际阴道应该湿润，今阴道反而干燥，必定因血去水涸。治疗之法，水血两养，除服用滋阴养血药物之外，还可局部涂油以濡润。

张仲景《伤寒论》称："太阳病不解，热结膀胱，其人如狂，血自下，下者愈。其外不解者，尚未可攻，当先解其外；外解已，但少腹急结者，乃可攻之，宜桃核承气汤。"膀胱为州都之官，主水，"太阳病不解，热结膀胱"者，当先水病；"其人如狂，血自下，下者愈"者，为蓄血轻证，系血病。水病有热，血下热泄，此亦水病、血病之间互相影响之一端。桃核承气汤经常用于治疗妇人经行狂躁，亦以热结于膀胱，水血互病立论。

2.历代医案选评

（1）闭经案

一妇月事不行，寒热往来，口干，颊赤，喜饮，旦暮闻咳一二声。诸医皆云经血不行，宜虻虫、水蛭、干漆、硇砂、芫青、红娘子、没药、血竭之类，惟戴人不然，曰：古方中虽有此法，奈病人服之必脐发痛，饮食不进。乃命止药，饮食稍进。《内经》曰：

二阳之病发心脾。心受之则血不流，故女子不月。既心受积热，宜抑火升水，流湿润燥，开胃进食。乃涌出痰一二升，下泄水五六行。湿水上下皆去，血气自行沸流，月事不为水湿所隔，自依期而至矣。亦不用虻虫、水蛭之类有毒之药。如用之，则月经纵来，小溲反闭，他证生矣。（《儒门事亲》）

按语：此案虽愈，但治疗与临床表现难符。对照"传统医学对人体水、血认识的溯源·水病的症状和疾病"内容之后发现，患者的许多症状符合水病的临床表现。涌痰泄下，可以去水，水去，其经自行。子和卓识，令人感佩。

（2）闭经寒热案

一妇，年三十四岁，经水不行，寒热往来，面色萎黄，唇焦颊赤，时咳三两声。向者所服之药黑神散、乌金丸、四物汤、烧肝散、鳖甲散、建中汤、宁肺散，针艾百千，病转剧。家人意倦，不欲求治。戴人悯之。先涌痰五六升。午前涌毕，午后食进，余证悉除。后三日，复轻涌之，又去痰一二升，食益进。不数日，又下通经散，泻讫一二升。后数日，去死皮数重，小者如麸片，大者如苇膜。不一月，经水行，神气大康矣。（《儒门事亲》）

按语：涌吐、泻下治疗水血之患者，其吐泻所排出的水液必须要达一定的量，否则无法获得去水疗疾的效果。

（3）闭经癥瘕案

果菌刘子平妻，腹中有块如瓢，十八年矣。经水断绝，诸法无措。戴人令一月之内，涌四次，下六次，所去痰一二桶。其中不化之物，有如葵菜者，烂鱼肠之状，涌时以木如意揎之，觉病积如刮，渐渐而平。及积之既尽，块痕反洼如臼，略无少损，至是而面有童色，经水既行。若当年少，可以有子。（《儒门事亲》）

按语：张子和为汗、吐、下治法之宗师，占尽去水之玄机。闭经用涌吐之法，亦血病治水之范例也。他擅用汗、吐、下三法治疗诸多疾病，当开腠泄汗、涌吐胃液、泻下秽水足以达到除水疗疾时，此三法就成为最迅捷治疗痰饮积聚所致疾病的法宝。在他的一则医案中有"先涌痰五六升""后三日，复轻涌之，又去痰一二升"，不数日"泻讫一二升"者，以当时的一升约等于670mL计算，吐出液有4000~5300mL，泻下液有700~1300mL。如张子和所说"湿水上下皆去，血气自行沸流"。至于吐法，除了张子和的医案中能够见到呕吐大量液体外，现今医者通常很难达到如此的效果，故使用此法者寥寥。从某一个角度可以说，张子和是一位懂得从治水入手，治疗水病或水血同病的圣手。

（4）闭经咳嗽潮热案

一妇人年二十余岁，病经闭不行，寒热往来，咳嗽潮热。庸医禁切，无物可食。一日当暑出门，忽见卖凉粉者，以冰水和饮，大为一食，顿觉神清骨健，数月经水自下。（《儒门事亲》）

按语：经闭咳嗽潮热者，系阴损肺热之象，治颇棘手。宋代《东京梦华录》中记载的凉粉是用绿豆做成的，后人有用凉粉草来做。亦未知子和时期做凉粉者为何物？绿豆清热解暑，凉粉草清热消暑利湿。之所以称为凉粉者，均与其能清热解暑相关。该案正值暑季，故有鬻凉粉者，阴虚热煎，故大食凉粉之后，暑热消翳，竟然不云而雨。

（5）血分案

一妇人月经不调，晡热内热，饮食少思，肌体消瘦，小便频数，服济阴丸，月经不行，四肢浮肿，小便不通。余曰：此血分也。朝用椒仁丸，夕用归脾汤，渐愈，乃以人参丸代椒仁丸两月余，将愈，专用归脾汤，五十余剂而痊。（《女科撮要》）

按语：椒仁丸组成见"与水血相关的月经病论述"。血分之病，朝用椒仁丸，夕用归脾汤，别出心裁。

（6）水分案

一妇月经不调，小便短少，或用清热分利之剂，小便不利，三月余身面浮肿，月经不通。余曰：此水分也。遂朝用葶苈丸，夕用归脾汤，渐愈，乃用人参丸间服而愈。已上二症，作脾虚水气，用分利等药而殁者多矣，惜哉！（《女科撮要》）

按语：葶苈丸组成见"与水血相关的月经病论述"。水分之病，朝用葶苈丸，夕用归脾汤，亦别出一格。

（7）闭经痨怯案

辨治杨季登女奇证奇验：杨季登二女，俱及笄将字，长女病经闭年余，发热食少，肌削多汗，而成痨怯。医见汗多，误为虚也。投以参术，其血愈锢。余诊时见汗出如蒸笼气水，谓曰：此症可疗处，全在有汗。盖经血内闭，止有从皮毛间透出一路，以汗亦血也。设无汗而血不流，则皮毛干槁而死矣。宜用极苦之药，以敛其血入内，而下通于冲脉，则热退经行，而汗自止，非补药所能效也。于是以龙荟丸日进三次，月余忽觉经血略至，汗热稍轻，始减前丸，只日进一次。又一月，经血大至，淋漓五日，而诸病全瘳矣。（《喻嘉言医学全书》）

按语：此案以汗血同源立论，又以下经血而止汗水为治。龙荟丸为古代名方，药有龙胆草、芦荟、当归、黑山栀、广木香、黄连、黄芩、麝香，功能泻火通便，古代用治实热致经闭者多。

（8）痰滞经闭案

张养之侄女，患汛愆，而饮食渐减。于某予通经药，服之尤恶谷。请孟英诊之，脉缓滑，曰：此痰气凝滞，经隧不宣，病由安坐不劳，法以豁痰流气，勿投血药，经自流通。于某闻而笑曰：其人从不吐痰，血有病而妄治其气，胀病可立待也。及服孟英药，果渐吐痰，而病遂愈。养之大为折服。（《回春录新诠》）

按语：经愆而治痰，实与血病治水理无二致。此案妙在无痰处识痰耳。

（9）阳明热结经闭案

陆（三二）经闭数月，胸满腹胀，寒热消渴，大便燥结。脉微涩，两寸脉独大。此皆胃、大肠之腑热，渐侵于心脾之脏，即《内经》所谓二阳之病发心脾，不得隐曲，女子不月是也。盖消渴者，胃、大肠之热也；胸满者，心病上焦不利也；腹胀者，脾病中焦胀满也。脏腑俱病，故寒热也。考戴人治经闭逾年者，每责于心受积热为主，所有抑火升水、渗温润燥等方，不过谓胃以示其推陈致新而已。鲜生地一两，炒桃仁三钱，郁李仁一钱五分，制大黄三钱，杜牛膝三钱，老姜渣五分，浮桂心四分，麦紫管一两煎汤代水五帖。（《扫叶庄医案 也是山人医案》）

按语：文中"渗温润燥"当为"渗湿润燥"之误。经闭责之水涸，水涸源自胃热。滋水清胃通经，水血同理，方为正治。

（10）瘀湿经闭案

韩女　室女经闭四月，肝失疏泄，宿瘀内阻，水谷之湿逗留，太阴、阳明、厥阴三经为病，始而少腹作痛，继则脘胀纳少，目黄溲赤，肌肤亦黄，大便色黑。现为黄疸，久则恐成血臌，急拟运脾逐湿、祛瘀通经。陈广皮一钱，赤苓、猪苓各三钱，杜红花八分，制苍术一钱，大腹皮二钱，桃仁泥（包）一钱五分，制川朴一钱，福泽泻一钱五分，延胡索一钱，西茵陈二钱五分，苏木一钱五分，青宁丸吞服，二钱五分。（《丁甘仁医案》）

按语：室女经闭，肝气失疏者，当疏调肝气；宿瘀内阻者，当活血化瘀；水湿滞留者，当通利水湿。

3.现代医案选

（1）崩漏水肿案

曹某，女，18岁。1982年5月6日诊。

16岁初潮，周期无定，或旬余一至，或并月一潮。自初潮以来，暴崩1次，漏下5次，用西医激素周期疗法，能暂时控制，停药又发，思想负担日趋严重。刻下经量多、有块，用纸5刀，色暗，2周未净；少腹胀硬而痛，上及于脘，咳呛气逆。B超未见子宫附件器质性病变。近1年来，两下肢时常浮肿，纳谷不振，大便溏硬不调。现察其苔薄、舌有紫色，脉弦涩。责之瘀血阻于冲任，积水淫于肌肤，拟予化瘀血、利积水。令当归10g，上肉桂3g（后下），大川芎10g，川牛膝6g，车前子12g，杜红花10g，泽兰叶10g，泽泻10g，生蒲黄12g（包煎），煅花蕊石20g（先煎），三七末5g（分2次冲服）。服上药3剂，漏下即止，两下肢浮肿明显减轻，唯仍感少腹胀闷，纳谷不振。再予上方加制香附、生山楂、焦山楂、猪苓等出入调治20余剂，并嘱平时服当归芍药散，如法治疗3个月，随访1年，周期、经量正常，浮肿亦消失。[王兵，柳成刚，姜德有.吴惟康运用化瘀利水法治验举隅.河南中医，2012，32（10）：1394-1395.]

按语：久崩多瘀，血耗脾虚，水泛浮肿。先为血病，终归为水血同病。

（2）血崩（功能性子宫出血）案

高某，女，31岁。1957年7月26日初诊。

病史：月经15岁初潮，30~35天一次，每次3~6天，经前与经期腹腰疼痛，血量时多时少，血色深红或紫黑，时有瘀块。生育3次，有胃脘痛病。7月25日因持重挫闪，经期未至而忽然大下。现出血不止，色紫黑有块，腰酸，腹痛拒按，面色微黄，形容枯瘦，舌淡红无苔，脉沉涩。病属血崩。因瘀血阻滞，血不循经，导致崩中不止。辨证要点为经血大下，色紫黑有块，腹痛拒按，舌质暗红有瘀斑或正常，脉沉涩或沉而有力。治以和血化瘀利水。处方：加味生化汤。当归15g，川芎10g，桃仁7.5g，红花7.5g，丹参15g，黑姜5g，通草15g，琥珀2g（研细冲服），1剂，水煎服。

7月27日二诊：出血大减，腰痛止，腹痛减轻，脉沉涩。继投加味生化汤1剂。

三诊：尚有微量出血，无瘀块，继续投原方2剂而愈。随访月经按期，痛经亦失。[王兵，柳成刚，姜德有.吴惟康运用化瘀利水法治验举隅.河南中医，2012，32（10）：

1394-1395.]

（3）经漏案

王（三十）经漏半月一至，大便必两日始通。此属肝肾内衰，八脉无气拥护。经旨有胞络移热于膀胱之论。议三才汤参入益肝阴，养心液。人参四分（另煎冲），原熟地四钱，柏子霜二钱，拣麦冬二钱，小清胶二钱，淡天冬二钱，云茯神二钱，制女贞一钱五分［王兵，柳成刚，姜德有.吴惟康运用化瘀利水法治验举隅.河南中医，2012，32（10）：1394-1395.]

按语：经漏便疏，血病伤阴，养阴增液可愈。

（4）经期溲血案

血室不利，经少溲血，色紫成块，腹时痛，当与通达气机。木防己四钱，台乌药钱半，柴胡一钱，吴萸二钱，木香钱半，小青皮二钱，白芍二钱，泽泻二钱，海金沙三钱（包），桃仁泥四钱。（《曹颖甫先生医案》）

按语：经期溲血、色紫成块，腹痛，是血分之病累及水分，属水血同病，治宜利水行气活血。

（5）经行浮肿案

刘某，女，38岁。1996年6月20日初诊。

患者每逢经期则下肢浮肿3年余，近半年来经期浮肿加重，伴身重乏力，不思饮食，不能坚持上班。曾经妇科、泌尿科等检查，未见器质性病变。肿时服西药利尿药肿虽退而乏力更甚。也曾服中药但用药时症状减轻，至下次经来则复肿如初。此次来诊适值经前2~3天，面肢浮肿，两小腿肿甚、按之凹陷，手足发冷。曾用五苓散、《傅青主女科》健固汤等。查舌质暗，体略胖，苔腻，脉濡数。思前用方药健脾利水似已对证，因何症状反复？再细问经期见症：小腹坠胀，经来量少、色紫且质稠有块，伴排尿前股内抽憋，尿后余沥感。反复揣度，始悟此系湿热蕴结下焦，日久血分壅瘀，影响气化所致，当用清利行瘀调经。结合水肿、经行不畅、四末发冷及舌脉所见，忆及《金匮要略》"厥而皮水者，蒲灰散主之"，药用：蒲黄12g（包煎），泽兰12g，益母草30g，防己12g，车前子20g（包煎），赤芍15g。3剂，每日1剂，水煎服。

6月24日二诊：服药中经血来潮，血色暗红，量较前次多。小腹坠胀、股内抽憋减轻，小便量多，肿势减轻，苔腻稍退。为防行瘀太过，原方去赤芍，泽兰、益母草减量，续服4剂。

6月30日三诊：药后经尽肿退，尿后余沥消失，手足转温，仍乏力厌食，舌暗苔薄，脉濡缓。湿去瘀行而脾虚之象已著，给予归芍六君子汤调理。连续观察两个周期，仅在经期下肢轻度浮肿、乏力，余症未复发。用健脾益气利水调理巩固3个月经周期而水肿未再复发。［李成河.蒲灰散治验2则.山西中医，1997，13（6）：28.]

按语：经行不畅属于血病，水肿属于水病。水血同病，当以水血之剂治之。蒲灰散组成见"与中医妇科水血学说相关的主要方剂·与杂病相关的方剂"第3方。

（6）经期过长浮肿案

刘某，女，38岁。月经不调3年，2~3个月一潮，每次来时延续20天，目前月经已行半个月未止，经色黑而有血块，腹胀溲少，颜面及双下肢浮肿，舌暗红，苔薄白，脉沉涩。辨证为血瘀水停，冲任失调。治当活血利水以调冲任。方药如下：桃仁、红花、川芎各10g，当归、枳壳各12g，赤芍18g，焦术、云苓各20g，泽泻15g，大腹皮、益母草各30g。日1剂，水煎服。服药6剂复诊，小便增多，浮肿消退，月经终止，嘱再服6剂以巩固疗效。随诊1年，病告痊愈。[李守武.活血利水法在临床中的应用.陕西中医，2002，23（8）：755.]

按语：经期过长而发生水肿，貌似失血过多之虚证，舍症从舌脉，辨为血瘀水停，水血同治，足见诊者辨识之功。

（7）闭经腹胀案

郭某，农妇，年三一许，曾生产四胎，断乳一年，月经不行，食减体瘦，腹大日增，延治于余。察其面黑斑满布，舌色紫暗，少腹肿满，状如孕子。闻其声言彻而吸远。问其证无妊娠反应，惟少腹沉胀，时有隐痛，大便尚可，小便微难，口燥不渴。询及其夫，言旅外两载未归。按其脉沉而涩。据因分析为思郁交加，致伤肝脾，肝伤则疏泄失职，导致气滞血瘀；脾伤则运化失常，造成水湿内蓄。水血互结，故成斯疾。据证分析少腹肿满，口渴而小便不利者，为水蓄；不渴而小便自利者，为血瘀。今月经不行，少腹肿满，小便微难而不渴，为既有水蓄而又血瘀也。血瘀于下，则新血无以上荣，故面呈黑斑而舌色紫暗。脉沉为水，脉涩为瘀，《金匮要略·妇人杂病脉证并治》指出："妇人少腹满如敦状，小便微难而不渴，生后者，此为水与血俱结在血室也。"验证证经，断为水血互结无疑。则立逐水破瘀之法，选用《金匮》之方，以大黄甘遂汤加桃仁、䗪虫。服药须臾，药效桴鼓，下水血如注，病家惊措，奔告求出复诊。症见神疲气怯，形瘦目闭，腹满稍平，汗出肢冷，舌暗淡，脉微细，为邪去正虚所致，故暂与独参汤以扶正却邪，益气顾虚，并嘱待证情好转，水血稍停，余药仍须继服。病家虑其药猛，表情犹豫。余申：攻邪不尽，后患无穷。闻者明义，即照嘱继进余药，但药性较前缓和。两帖尽，少腹基本平陷，水血亦渐停止，则更与金匮肾气丸以温养下焦。药进6剂，少腹柔软如平人，二便自调，就寝安卧，惟食纳欠佳，少气懒言，舌淡脉弱，则改用六君子汤加黄芪、当归补益脾胃而助气血以善其后，服药10余剂，余症悉除，全告康复。[熊魁梧.水血互结验案.湖北中医杂志，1984（1）：32.]

按语：经闭腹胀，断为血瘀水蓄，水血互结。大黄甘遂汤原文虽然属于产后，只要存在水血互结病机，且腹满如敦者，即可使用。大黄甘遂汤组成见"与中医妇科水血学说相关的主要方剂·与产及产后病相关的方剂"第1方。

（8）月经后期案

相某，女，38岁，干部。1982年2月20日诊。

自诉：1973年做绝育手术后，初则月经延缓、量少，近3年来月经2~3个月一次，小腹逐渐膨大硬满，有时疼痛，月经来时胀满疼痛尤甚，伴有烦躁不宁。近来上腹及胃脘也感胀闷，背沉连及颈项酸痛不舒，饮食大减，有时恶心，头晕心慌，口干不欲饮，自汗出，手心热，白带多，眼睑有时浮肿，小便正常，大便有热感，屡经中西医治疗罔效。检查：体质中等，精神正常，小腹明显膨隆胀大、如敦状、按之硬，舌质暗，苔薄白，右脉弦细，左脉沉细而结。此证系水与血结于血室，因日久不愈，邪结益甚，冲、任、督、带和足之三阴三阳经脉均受累。考虑水血为患，上干脾胃，不宜急攻，处以当归芍药散加减。

2月25日二诊：服药后饮食增加，恶心已除，背沉颈酸大减，头已不晕，上腹已不胀，但小腹胀大硬满如故。病已下趋，当攻其结，处以大黄甘遂汤：大黄10g，甘遂3g，阿胶9g，水煎于晨空腹顿服，3剂。

3月1日三诊：服药后第一天大便2次，第二和第三天大便各1次，均为黄色糊状粪便，自觉精神好，气力增加。此乃病重药轻，未能攻破结聚，仍遵原方加味：大黄9g，甘遂4g，阿胶9g，桃仁9g，䗪虫9g，牛膝18g，香附15g，枳壳9g，水煎于晨空腹顿服3剂。

3月5日四诊：服药1剂后，泻下2次黄色稀便，服二三剂后，每日大便1次，为黑色糊状粪便，小腹明显松软，但仍胀大，食欲较前稍差。此乃药中病所，邪有开启之机，本欲续攻，但患者饮食欠佳，恐药峻伤胃，改服第一方当归芍药散加减5剂。

3月10日五诊：自诉服药2剂，感到火气上冲，咽喉灼热，口出热气，继服2剂，小腹疼痛难忍，9日晚月经来潮，量极少。此为血结被破，邪气夹虚热上冲，当乘胜攻之，拟抵当汤加味：水蛭9g，虻虫4g，桃仁9g，大黄9g，红花9g，香附15g，水煎顿服3剂。

3月12日六诊：服1剂后，小腹剧痛，夜12时月经畅流，腹痛随之减轻，次日经量增多，排出紫黑血块如花生米大者数枚，泻下黑色大便2次，全身顿感轻松舒适，咽喉火气随之而除，吸气反有凉感。目前经量已不多，仍有黑便，小腹膨胀已消，按之松软，食欲增加，精神好，停药观察。

4月23日追访：患者于4月10日月经按时来潮，历时3天，量中等，经期稍有腹痛，小腹已恢复正常，舌质正，苔薄白，两手脉和缓，病已告愈。［安淑芳.刘善锁老中医的经方治验.光明中医，2015，30（12）：2659.］

按语：绝育手术引起胞脉损伤，小腹胀满疼痛，口干不欲饮，舌质暗，左脉沉细而结，为血瘀之象；上腹、胃脘胀闷，系胃气阻滞；带多、睑肿是水湿滞留。病在下焦血室，诊断为水血同病，故选用活血利水的当归芍药散或大黄甘遂汤治疗。

（9）倒经案

甲子年春，有一妇女经诊断子宫内膜异位症就诊于余，谓经期口鼻出血3次，服数药罔效，并诉4个月前，因情志不遂而致经行不畅，下次月经来潮时口鼻出血，并伴有恶心欲吐，心烦易怒，不欲饮食，口渴欲冷饮，头晕眼花，小便黄赤，大便干燥，下肢冰凉，尤以膝关节以下为甚。经后诸症自止，如此反复3次。这次就诊时正值经期，除犯有上述症状外，尚有面目红赤，嗳气频作，口气秽臭。舌质红，苔黄腻，脉弦数。患者病起于情志不遂，致肝之疏泄失职，气机郁滞，久则化火，火炎气逆，血随气行而致吐血鼻衄。病机主要为肝郁气逆，病位重在于肝。治以疏肝清热，降逆止血。方用龙胆泻肝汤加味。龙胆草12g，栀子15g，黄芩10g，柴胡6g，车前子6g（包），生地黄15g，泽泻6g，木通6g，当归6g，怀牛膝15g，大黄12g（后下），茜草6g，甘草6g，水煎服。上方连服3剂，诸症消失。嘱其照上方在每次来经时连服3帖，至今未再发。［陈树章.以顺为则治倒经.山西中医，1986（2）：12.］

按语：该案实际是以清肝利水活血为治疗原则。清肝经之火，以杜炎上之火；利水活血，以引经血下行。

3.现代临床研究

（1）经行浮肿临床报道

药物组成：当归12g，牛膝12g，赤芍9g，通草6g，川楝子9g，瓜蒌9g，皂刺6g，青皮9g，甘草6g，王不留行12g，枳实9g，茯苓15g，泽泻9g，薏苡仁24g，猪苓9g，厚朴9g。每日1剂，水煎取汁300mL，早晚分服。对照组：螺内酯25mg，每日2次口服；维生素$B_6$10mg、维生素$B_1$10mg，每日3次口服。两组均于月经前7天开始服用，行经后停服，连用3个月经周期。治疗结果：治疗组50例，显效26例，有效21例，无效3例，总有效率为94%；对照组50例，显效2例，有效29例，无效19例，总有效率62%。两组总有效率比较差异有统计学意义（χ^2检验，$P<0.01$）。[方利红.百灵调肝汤合小分清饮治疗经行浮肿疗效观察.中国中医药科技，2014，21（6）：672.]

按语：浮肿本身属于水病，但浮肿有规律地发生在经行期间，便属于水血同病。所以，处方用药亦是水血同治之方。

（2）闭经泌乳综合征临床报道

车前子20g，伍以炒麦芽、白芍、乌梅、炒枳壳、红花、益母草、川牛膝、生地黄、甘草等组成车前麦芽汤治疗闭经泌乳综合征31例，痊愈者25例，总有效率93.6%。（《现代中药药理与临床》）

按语：经当下泻者不泻，乳非上行时反溢，水血忤乱，故有经闭乳逆之征。既为水血同病，亦当水血同治——活血以行经，利水以通下。

4.个人临证验案及体会

（1）痛经案

案1：张某，33岁。2009年12月11日初诊。

痛经较剧10多年，伴恶心呕吐，畏寒，腰肢酸痛，疲乏无力，每次依靠止痛药或静脉点滴止痛。月经周期规则，经量少、夹血块，大便1~3天一行。末次月经11月18日来潮。B超检查：子宫内膜厚度16mm。生育史：2-0-4-2，两侧输卵管结扎。妇科检查：外阴无殊，阴道通畅；宫颈轻度炎症，宫体后位、正常大小、活动、质中、压痛；两侧附件压痛。舌淡红，苔薄白，脉细。治法：清热利水活血。处方：平地木30g，金钱草30g，木通10g，珠儿参20g，徐长卿30g，血竭5g，益母草30g，延胡索10g，7剂。

2009年12月22日二诊：月经12月19日来潮，无痛经，经量中等。患者喜出望外。

按语：方中平地木、金钱草、木通、益母草是具有活血和利水双重功效的药物，其余则属活血化瘀类药物。

案2：叶某，16岁，未婚。2005年6月14日初诊。

自12岁初潮至今痛经4年未愈。平时月经26天一潮，经期5天，经色暗、有血块，行经第1~2天下腹持续性疼痛难忍，下腹喜温，痛经时常难以坚持上课。曾服中药治疗，症状仅为改善。胃纳欠佳，平时每日早起腹泻。末次月经5月21日来潮。舌质淡，苔薄白，脉细。中医诊断：痛经（寒湿瘀阻）。治法：温经散寒，利水活血。处方：当归四逆汤加味。当归9g，炒白芍10g，桂枝6g，通草5g，细辛5g，炙甘草6g，大枣6个，延胡索10g，川楝子10g，蒲黄10g，五灵脂10g，九香虫10g，益母草20g，7剂。

2005年7月11日二诊：末次月经6月16日来潮，痛经较前明显减轻，今小腹隐痛，仍有腹泻。舌淡红，苔薄白，脉细。治法：温经健脾，散寒止痛。处方：当归四逆汤合赤丸、理中汤。当归9g，桂枝6g，白芍10g，细辛5g，通草5g，茯苓10g，制川乌5g，党参15g，白术10g，干姜3g，炙甘草6g，半夏10g，5剂。

2005年7月16日三诊：月经7月13日来潮，痛经消失，大便改善、成形，纳欠。舌淡红，苔薄白，脉细。

按语：当归四逆汤是《伤寒论》治疗"手足厥寒，脉细欲绝者"的方剂，药物组成为当归三两，桂枝（去皮）三两，芍药三两，细辛三两，甘草（炙）二两，通草二两，大枣（擘）二十五枚。历代对该方的方解均是温经散寒，养血通脉。然而，我则从温经散寒、活血利水的角度认识该方，因为方中当归既养血又活血，通草既利水又通脉。经过加味之后，方中既活血又利水的药物还有蒲黄与益母草。案中寒证与瘀证明显，而水停之证表现为水走胃肠的纳欠和每日腹泻，舌质淡。全方温经以活血散寒，行水活血以通瘀止痛。

案3：陈某，30岁。2012年12月13日初诊。

痛经伴经期吐泻2个月。平素月经尚规则，13岁初潮，月经周期30天，经期5~6天，末次月经12月5日来潮，经量中等、经色红，经期第1天腹冷痛较剧，夹血块；腹泻2次，呕吐4~5次，呕吐物为胃内容物，经期第2天病情缓解，经前、经期乳胀较剧，胃纳尚可，大便偏溏，夜寐可。生育史：1-0-1-1。妇科检查：外阴无殊，阴道通畅，见大量豆渣样白色分泌物；宫颈轻度柱状上皮细胞外移，子宫前位、活动，质地中等，正常大小，无压痛；右侧附件压痛，左侧附件无压痛。三合诊：右侧宫骶韧带触及痛性结节。舌淡红，苔薄白，脉细。中医诊断：痛经（瘀血阻滞），经行吐泻（水湿干胃）。西医诊断：子宫内膜异位症，右侧附件炎。治法：活血化瘀，软坚散结。处方：消癥汤。三棱10g，莪术10g，半枝莲15g，白花蛇舌草15g，皂角刺12g，石见穿20g，牡蛎30g，海藻20g，荔枝核12g，橘核12g，制乳香4g，制没药4g，7剂。

2012年12月21日二诊：无不适，舌脉如上。消癥汤，7剂。

2012年12月31日三诊：经期将近，舌脉如上。治法：温经止痛，活血利水。处方：赤丸合当归四逆汤加味。茯苓10g，淡附片10g，半夏10g，细辛5g，当归12g，桂枝9g，白芍10g，炙甘草6g，通草6g，大枣5个，延胡索10g，威灵仙10g，益母草30g，丁香2g，7剂。

2013年1月8日四诊：月经于2013年1月3日来潮，至1月7日干净，无痛经，经行吐泻消失。

按语

①对于单纯瘀血阻滞的痛经，在活血化瘀方剂中加用活血利水的药物，根据水行则血行的原理，行水可推波助澜，血行流畅，达到消除痛经的目的。

②痛经大多属实，且以瘀血居多，瘀血起因以寒湿常见。月经为水血之物，水行则血行。血得寒则凝，其凝滞也，非但血凝，其水先滞。要使血流通，必使水先行，故温经散寒、利水活血，是治疗寒湿瘀阻痛经的必用方法。

③子宫内膜异位症往往出现严重痛经。患者腹部冷痛，系寒凝血瘀所致；痛经伴吐

泻，是脾胃阳虚，水湿干胃所致。治疗分为非经期与经期两部分。非经期针对子宫内膜异位症，用活血化瘀、软坚散结的消癥汤；经期以温经止痛、活血利水的赤丸合当归四逆汤加味。

（2）月经后期案

案1：蔡某，20岁，未婚。

停经两个多月，B超检查示子宫内膜厚度8mm，乳房疼痛3天，大便秘结。舌淡红，苔薄白，脉细。治法：活血利水，疏肝调经。处方：大戟6g，溪黄草30g，刺蒺藜20g，路路通15g，益母草30g，延胡索10g，丹参15g。水煎内服。进药2剂，月经来潮。

按语：大戟具有泻下逐饮的功能；溪黄草具有清热解毒、利湿退黄、散瘀消肿的功能。

案2：包某，25岁。2006年7月1日初诊。

末次月经4月25日转，1周净，至今78天未潮，平素月经经常延后，经量正常，经色鲜红、夹有血块，伴下腹隐痛，经前乳房胀痛，带下不多，纳可，二便正常。今日尿妊娠试验阴性。B超检查：子宫内膜厚度8mm。生育史：0-0-1-0。妇科检查：外阴无殊，阴道通畅；宫颈轻度柱状上皮外移，宫体后位、偏小、活动、质地中等，无压痛，两侧附件无压痛。舌淡红，苔薄白，脉细。治法：活血利水，调气行经。处方：赤小豆当归散加味。赤小豆45g，当归30g，川牛膝30g，丹参30g，益母草30g，路路通20g，5剂。

2006年7月8日二诊：月经7月4~7日来潮，经量中等，伴痛经。今无不适，舌脉如上。治法：活血利水，补益肝肾。方剂：当归芍药散加味。当归9g，川芎6g，炒白芍10g，白术10g，茯苓10g，泽泻10g，菟丝子15g，枸杞子12g，何首乌12g，巴戟天12g，桑椹15g，香附6g，7剂。

按语：《医林纂要·药性》称赤小豆"清热解毒……散血，消肿，通乳，下胎"，为利水活血之品。

（3）闭经案

案1：任某，26岁。2006年3月27日初诊。

末次月经11月25日，至今停经4个多月未潮。月经史：15岁初潮，月经周期2~7个月不等，经量中等，经色鲜红，伴小腹隐痛，6~7天净，经前无不适，婚后未避孕4年未孕，纳差，二便正常。性激素测定：雌二醇245pmol/L，睾酮3.7nmol/L，泌乳素125.7nIU/mL，孕酮1.7nmol/L，促黄体生成素18.38mIU/mL，促卵泡生成素5.57mIU/mL，促黄体生成素/促卵泡生成素>3。B超检测：子宫三径之和10.6cm，子宫内膜厚度7mm。妇科检查：外阴无殊，阴道通畅，宫颈轻度糜烂，宫体前位、略小、活动、质地中等、压痛，右侧附件压痛，左侧附件轻压痛。舌淡红，苔薄白，脉细。西医诊断：①原发不孕；②子宫偏小；③多囊卵巢综合征；④盆腔炎症性疾病后遗症。治法：温阳利水，活血行经。处方：真武汤加味。淡附片6g，茯苓10g，炒白芍10g，白术10g，生姜5片，丹参15g，川牛膝30g，益母草30g，5剂。

2006年4月1日二诊：经未转，舌脉如上。中药守上方，丹参加至30g，另加山楂15g，鸡内金6g，7剂。

2006年4月8日三诊：月经4月1日来潮，经量正常，无血块，无痛经，今天将净，纳可，舌脉如上。

按语：《本草纲目》引李东垣称附子可"治经闭"。真武汤是温阳利水之方，是我用来治疗寒凝闭经或者子宫发育不良闭经的一张常用方剂。

案2：陈某，28岁。2008年3月14日初诊。

2006年异位妊娠手术之后，继发不孕已经2年，月经周期延长，2~6个月一潮，5~6天净，带下不多，纳便正常。现停经半年未转。B超检查：子宫内膜厚度6mm，两侧卵巢呈多囊性改变。身高1.57cm，体重70kg。妇科检查：外阴无殊，阴道通畅，宫颈光滑，子体后位、大小正常、质地中等、活动、轻压痛，两侧附件无压痛。舌淡红，苔薄白，脉细。拟诊：多囊卵巢综合征？治法：化痰通下，燥湿活血。处方：小半夏加茯苓汤合礞石滚痰丸加味。半夏12g，茯苓12g，生姜6片，礞石15g，制大黄10g，炒黄芩10g，沉香4g，荷叶15g，苍术10g，丹参15g，益母草12g，7剂。

2008年3月24日二诊：月经未潮。性激素测定：雌二醇123pmol/L，孕酮1nmol/L，泌乳素252.85mIU/L。舌脉如上。中药守上方加川牛膝30g，7剂。

2008年4月15日三诊：月经3月27日来潮，10天净，舌脉如上。中药守3月14日方去益母草，7剂。

按语：经过测算，患者身体质量指数为28.45，属于肥胖，故选用豁痰湿、活血通经药物治疗。

案3：蒋某，16岁。2012年10月4日初诊。

停经近3年。2010年1月12日月经初潮后，至今月经未行。乳房、腋毛、阴毛已发育，面色少华，纳可，夜寐安，二便调。B超检查：子宫三径之和为9.6cm，内膜厚度6mm。舌稍淡，苔薄白，脉细软。中医诊断：闭经（气血虚弱）。西医诊断：继发性闭经。治法：补气养血。处方：十全大补汤加味。炙黄芪12g，肉桂3g，党参12g，炒白术10g，茯苓10g，当归6g，川芎5g，炒白芍10g，熟地黄12g，炙甘草6g，大枣5枚，菟丝子20g，枸杞子15g，7剂。

2012年10月11日二诊：无不适，舌脉如上。中药守上方，7剂。

2012年10月18日三诊：无不适，舌脉如上。守上方加阿胶10g（烊冲），7剂。

2012年10月25日四诊：经未转，无不适，舌脉如上。处方：葛根黑苏汤（自拟方）加味。葛根30g，黑大豆60g，苏梗20g，菟丝子30g，当归9g，淫羊藿15g，巴戟天15g，枸杞子15g，首乌15g，7剂。

2012年11月2日五诊：B超检查示：子宫内膜厚度7mm。无不适，舌脉如上。治法：凉血清热，活血通经。处方：金平汤（自拟方）。金钱草30g，平地木30g，益母草30g，川牛膝30g，连翘15g，茜草15g，珠儿参15g，桃仁10g，牡丹皮9g，菝葜30g，7剂。

2012年11月9日六诊：经未转，无不适，舌脉如上。治法：利水活血通经。处方：车萹通瞿汤（自拟方）。车前子20g，萹蓄20g，木通10g，瞿麦12g，白茅根20g，滑石30g，赤芍20g，牡丹皮12g，川牛膝30g，琥珀5g，7剂。

2012年11月16日七诊：月经2012年11月9日来潮，量中等，1周净，舌脉如上。方用十全大补汤，14剂。

按语：车萹通瞿汤是自拟的以利水活血催经为宗旨的方剂。

体会：对于月经后期或闭经患者，子宫内膜厚度超过8mm，作为可以催经的前提，此为水蒸云蔚、欲雨之兆。3例月经后期患者均伴有乳房胀痛现象，中医学常辨证为肝郁气滞，西医学认为系激素代谢紊乱引起乳腺组织水钠潴留所致，其机理与水肿近似。《血证论》称："水为血之倡，气行则水行，水行则血行。"又说："凡调血，先须调水。"这两点是我运用水血学说催经的理论依据。闭经案1根据子宫发育不良采用温阳利水的真武汤合活血化瘀的药物治疗，体现了活血利水的治病思想。闭经案2为肥胖痰湿瘀阻引起的闭经，选用化痰利水、活血通下的小半夏加茯苓汤合礞石滚痰丸等药物治疗，也是运用了水血学说的理念。闭经案3则是先补益，后攻伐，待子宫内膜增加到可以催经的水平，使用经典的利水活血方剂治疗。

（4）经行水肿案

董某，28岁。2008年5月21日初诊。

末次月经3月10日来潮，至今未转，尿妊娠试验阴性。平时月经周期1~2个月，经期1周，经量中等，经色正常，纳便正常。身体偏胖，身高1.62m，体重70kg，下肢出现凹陷性水肿已经10天，乳房胀，触痛。B超检查：子宫三径之和为11cm，内膜厚度8mm。生育史：0-0-1-0。妇科检查：外阴无殊，阴道通畅，宫颈轻度柱状上皮外移，子宫前位、偏小、质地中等、活动、压痛，两侧附件压痛。舌淡红，苔薄白，脉细。治法：活血利水。处方：通草5g，葶苈子10g，车前子20g，冬葵子30g，滑石30g，丹参12g，川牛膝15g，平地木30g，5剂。

2008年5月28日二诊：月经未转，小腹胀，腰酸。性激素测定：雌二醇755pmol/L，孕酮36.5nmol/L，泌乳素536.57mIU/L，促卵泡生成素3.29mIU/mL，促黄体生成素3.45mIU/mL，睾酮3.2nmol/L。舌脉如上。治法：行气活血利水。处方：槟榔20g，益母草50g，通草5g，葶苈子12g，车前子20g，川芎30g，地龙10g，7剂。

2008年6月9日三诊：月经6月1日来潮，经量中等、6天净，乳房胀痛、下肢水肿均已消除，舌脉如上。处方：路路通20g，茯苓皮20g，葶苈子10g，车前子20g，益母草15g，滑石15g，槟榔10g，7剂。

2008年8月22日随访，下肢水肿未再发生。

体会：先月经后期，再出现水肿，病属于血分。此外，患者素体肥胖，痰湿内盛，乳房胀痛其实质是乳腺组织水钠潴留所引起。血分的治疗方法是治血，其水自消。而对于水血同病者，应活血利水，可以获得迅捷的疗效。

（5）月经先期案

徐某，30岁。2005年1月25日初诊。

月经先期3个周期，15~20天一行，经量正常，10~12天净；白带不多、有臭味，外阴痒，二便正常。末次月经12月30日来潮。生育史：1-0-0-1，节育环已经取出。妇科检查：外阴无殊，阴道通畅，宫颈轻度柱状上皮外移，子宫后位、大小正常、质地中等、活动、无压痛，两侧附件压痛。西医诊断：慢性盆腔炎性疾病后遗症；月经异常。舌淡红，苔薄白，脉细。治法：活血，调气，利湿。处方：延经期方。蒲黄10g，滑石12g，瓜蒌仁12g，续断12g，檀香4g，枳壳6g，5剂。

二诊：2006年4月17日。药后经期一直正常。

按语：延经期方分析参见"与中医妇科水血学说紧密相关的主要方剂·与月经病相关的方剂"第27方。

体会：延经期方（日本方）从药物组成来看，含有活血利水调气药物，属于疏利之方，而非固涩之剂。月经先期属于血病，为何活血利水调气之方可以治疗月经先期？日本人也难以道明。唯一的解释是它属于一种反治疗法，治疗的对象是无从辨证分型的月经先期患者。

（6）水肿、经期过长案

肖某，42岁。2015年9月12日初诊。

平素月经欠规则，末次月经8月28日来潮，量少，咖啡色，至今16天未净。2个月前无明显诱因出现两下肢水肿，寐安，纳便无殊。生育史：1-0-3-1。2011年曾行右侧卵巢囊肿剥除术。2015年8月1日B超检查：子宫肌层回声改变，考虑子宫腺肌症，宫腔内节育环位置正常，右侧卵巢囊肿28mm×22mm，盆腔积液17mm。宫颈液基薄层细胞检测：阴性。舌淡红，苔薄白，脉细。治法：渗水升阳止血。处方：猪苓汤加味。猪苓10g，茯苓10g，泽泻10g，阿胶10g（烊冲），滑石10g，荆芥炭10g，防风10g，贯众炭15g，4剂。

2015年9月17日二诊：进药1剂，阴道出血即净，下肢水肿消。妇科检查：外阴无殊，阴道通畅，分泌物不多、色白；宫颈见纳氏囊肿；宫体后位，质地中等，正常大小，活动，无压痛；左侧附件轻压痛。处方：健脾清带汤。薏苡仁20，白术10g，茯苓10g，白扁豆20g，萆薢12g，樗根皮15g，茵陈蒿12g，海螵蛸20g，土茯苓12g，鸡冠花15g，7剂。

（7）漏下案

李某，23岁。2017年11月14日初诊。

因"阴道不规则出血2个多月"就诊。末次月经7月30日~8月4日，9月6日阴道开始少量出血，9月11日B超检查发现左附件异常回声包块，考虑"异位妊娠"，予米非司酮片及甲氨蝶呤针杀胚治疗，绒毛膜促性腺激素下降缓慢。10月21日HCG<0.5mIU/mL，治疗2个多月，阴道出血时多时少，至今不净，偶下腹痛。今阴道少量咖啡色出血，卫生巾上见到血渍之外的水晕，伴腹痛。寐安，纳便调。生育史：0-0-1-0，2016年9月人流1次。妇科检查：外阴无殊，阴道通畅，见少量淡咖啡液体；宫颈光滑；宫体前位，正常大小，无压痛；两侧附件无压痛。9月25日B超检查：子宫内膜局部缺失（考虑宫腔粘连），左侧卵巢旁可见混合回声团，不规则，大小50mm×29mm×40mm。10月14日B超检查：子宫内膜厚度7mm，内膜局部不连续，左附件混合回声包块，形态欠规则，边界欠清晰，大小57mm×35mm×51mm；盆腔积液15mm。11月14日B超检查：子宫内膜厚度5mm，内膜局部不连续，长约2.1cm，左附件包块形态欠规则，大小26mm×18mm×25mm，其旁见迂曲的管状暗带（输卵管积水）。舌淡红，苔薄白，脉细。西医诊断：子宫异常出血；宫腔粘连；左输卵管积水。中医诊断：崩漏。治法：利水止血升阳。处方：猪苓汤加味。猪苓10g，茯苓10g，泽泻10g，滑石15g，阿胶10g（烊冲），荆芥炭10g，防风10g，侧柏10g，3剂。

2017年11月20日二诊：药后阴道出血净。B超检查示内膜厚度5mm，内膜局部缺失

（考虑宫腔粘连可能），长约2cm，左附件区异常回声包块，大小17mm×10mm×15mm。

（8）经间期出血案

吴某，27岁。2006年3月9日初诊。

末次月经2月19日来潮，经色鲜红，经量先多后少，1周净，经期小腹连及阴部下坠，腰腿酸软。3月4日阴道少量出血，色紫暗，伴腰酸痛、乏力。平时带下多、色黄，易罹感冒，纳可，大便秘结。生育史：2-0-2-2，两侧输卵管已经结扎。舌尖稍红，苔薄白，脉细。治法：滋肾凉血止血。处方：知柏地黄汤加味。知母10g，炒黄柏10g，生地15g，怀山药15g，山茱萸12g，茯苓10g，泽泻10g，丹皮炭10g，旱莲草20g，女贞子10g，水牛角15g（先煎），阿胶10g（烊冲），仙鹤草20g，地榆20g，4剂。裸花紫珠片每次2片，每日3次口服。

2006年3月13日二诊：阴道出血未净、色紫，在卫生巾上可以见到经血周边渗出水晕，腰痛。舌尖红，苔薄白，脉细。治法：利水止血升阳。处方：猪苓汤加味。猪苓12g，茯苓12g，泽泻10g，阿胶10g（烊冲），滑石15g，仙鹤草20g，贯众炭20g，地榆15g，防风10g，荆芥炭10g，4剂。

2006年3月17日三诊：进药1剂，阴道出血即净。

体会：水肿经期过长患者先水肿，后经期过长，是先病水，后病血。此血病并非水分的经闭，而是经血不止。经血不止自然与经闭不同，但深层次的机理则相同。前者是水湿溢漫，损伤胞脉；后者是水湿浸淫，阻塞胞脉。阴道出血者原本不适用渗利水湿的猪苓汤，然而祛除水湿却成为患者的治本之法，结合止血之品，故疗效非凡。漏下案与经间期出血案凭据卫生巾上经血之外的水晕，诊断为水湿损伤胞脉，属于水病引起的血病，均选用利水止血的猪苓汤，加升阳除湿止血之品，收效甚佳。

（9）经前乳房疼痛案

黄某，31岁。2008年9月30日初诊。

原有慢性盆腔炎性疾病后遗症病史。月经9月10日来潮，乳房针刺样疼痛3天。舌淡红，苔薄白，脉细。处方：疏肝通络，活血利水。处方：四逆散合当归芍药散加味。柴胡10g，枳壳10g，当归9g，川芎9g，炒白芍10g，茯苓10g，泽泻10g，炒白术10g，大血藤20g，蒲公英15g，白花蛇舌草30g，延胡索10g，冬葵子30g，通草5g，生甘草5g，7剂。

2008年10月9日二诊：乳房刺痛消除。

体会：经前乳房胀痛，属于激素代谢紊乱引起乳腺组织水肿所致，治疗除了传统的疏肝理气之外，从水血学说的角度加用活血利水的药物，可以提高临床疗效。

（10）经行腿痛案

陈某，29岁。2013年1月23日初诊。

末次月经2012年1月15日来潮，量、色、质如常，无痛经史。自诉经期右侧臀部筋掣痛并向下肢放射1年余。舌淡红，苔薄白，脉细。治法：养血活血，利湿通络。处方：当归芍药散合芍药甘草汤加味。当归9g，川芎9g，炒白芍50g，白术10g，茯苓10g，泽泻10g，络石藤15g，桑寄生15g，丝瓜络15g，鸡血藤30g，炙甘草10g，7剂。

2013年2月20日二诊：月经2月8日来潮，7天净，右下腿筋掣疼痛未再出现。中药守上方，炒白芍减为30g，7剂。

体会：腿位于身体下部，故水血最易滞留。经期经血下行，出现经行腿痛，属于水血阻滞经脉，筋脉失养。养血活血、利水通络，是最佳的治疗方法。

（11）经行鼻衄案

薛某，43岁。月经先期4~5天，量减少，伴鼻衄5个月。现经期将近，口苦便秘。舌红，苔薄腻，脉细。治法：凉血通腑，引血下行。处方：生地黄20g，牡丹皮12g，牛膝15g，大黄10g，炒栀子10g，白茅根20g，藕节15g，荆芥穗8g，生白芍10g，水牛角15g（先浸，先煎）。3剂后大便顺，经来量较多，3天净，鼻衄消失。

体会：经行鼻衄本属于血分有热，逼血妄行，但治疗中经常加用通便的大黄和利水的白茅根等药，虽然这些药物本身也有清热凉血的作用，但是它们主要功效在于通便下行和利水下行，其中也有水血学说的含义。

（二）与水血相关的带下病

1.历代医论选析

《灵枢·五癃津液别》记载："阴阳不和，则使液溢而下流于阴，髓液皆减而下，下过度则虚，虚，故腰背痛而胫酸。"这一论述，对于女子而言，大概是最早关于带下病的描述。

隋代巢元方《诸病源候论》卷三十七云："血性得寒则涩，既为风冷所乘，故带下而血涩，所以月水不利也。"这是因寒冷引起的带下和月经不利水血同病的论述。清代陈梦雷《医部全录·妇科》卷三百九十七称："崩中日久，为白带漏下，多时骨髓枯。盖血崩久，则血少复亡其阳，故白滑之物，下流不止。"这是一段先崩后带、先血病而后水病的病机论述。明代武之望在《济阴纲目》卷三中记载："有嫁之妇，阴阳过多，即伤胞络，风邪乘虚而入，胞经触冷，遂成秽液，与血水相连而下。"这说明水病的带下会涉及血病，以致血水相连而下。

汉代张仲景《金匮要略·妇人杂病脉证并治》记载："问曰：妇人年五十所，病下利数十日不止，暮即发热，少腹里急，腹满，手掌烦热，唇口干燥，何也？师曰：此病属带下。何以故？曾经半产，瘀血在少腹不去。何以知之？其证唇口干燥，故知之。当以温经汤主之。"对于此段文字中的"带下"，历代医家存在不同的理解，或认为所指系带脉以下部位的疾病，即妇科病，或认为就是指流下白物的带下病。如属后者，也揭示瘀血带下的发病机理，其实也属于水血同病的范畴。程门雪在《近代中医珍本集·妇科学讲义》中说："瘀血化带，所下之物紫黑成块，腹常胀痛，如气臭色浊，是血瘀热滞也，当清热逐瘀。若气腥色清，乃停瘀夹有寒湿也，法当温散。""（带下）《金匮》所谓小腹里急，腹满，唇燥，曾经半产，瘀在少腹者，宜去瘀破蓄，则又为瘀血结滞纯实之症立论矣。"可见程门雪也将温经汤条文中的"带下"理解为带下病。

清代唐容川在《血证论》卷一中说："女子崩带，乃下行之血。"唐氏崩、带并提，总归其是血，与前人立论亦迥异。《血证论》卷四称："带漏虽是水病，而亦有夹瘀血者，以血阻气滞，因生带浊，小调经汤随寒热加减治之。崩中虽是血病，而实则因气虚也。气下陷则水随而泻，水为血之倡，气行则水行，水行则血行，宜服补气之药，以升其水，水升则血升矣，补中益气治之。"文中提出带下有关乎血，崩中有关乎水，实则水血同病。

《血证论》卷四说："白浊五带，所下似血非血，乃胞中之水也。此水清则为天癸，以济经血，前论详矣。此水浊则为白浊，为五带……若脾土失其冲和，不能制水，带脉受伤，注于胞中，因发带证，白浊污杂，治宜和脾以利水，治脾即是治带，治带即治水也。带漏虽是水病，而亦有夹瘀血者，以血阻气滞，因生带浊，小调经汤随寒热加减治之。崩中虽是血病，而实则因气虚也。气下陷则水随而泻，水为血之倡，气行则水行，水行则血行，宜服补气之药，以升其水，水升则血升矣。合崩带观之，一是水病，一是血病，女子男子皆有血与水之病，宜通观之。"

近代彭逾在《近代中医珍本集·竹泉生女科集要》中称："更有壮年之妇，饮食照常，两便如故，而患白带者，是则由于水不能尽化为经，乃溢而为湿也。"其认为带下由于水不能尽化为经引起，立论奇特，但究其源头，亦宗《血证论》。

宋代郑春敷在《女科济阴要语万金方》中称："妇人崩中日久为白带，漏下多时骨水枯。言崩中者，始因血崩久，则少腹亡其阳，故白滑之物下流不可止，可见未可拘一定之论也。"文中提出先血病，后水病的带下发病机理，是失血日久，伤及阳气，阳虚不能制水。

金代李杲《兰室秘藏》卷中说："崩中日久，为白带漏下，多时白滑，血枯。崩中者，始病血崩，久则血少，复亡其阳。故白滑之物下流不止，是本经血海将枯，津液复亡，枯干不能滋养筋骨。"其创意来自郑春敷，一旦水血同竭，即造成血枯，不能滋养筋骨，这是他进一步的发挥。

明代王肯堂《证治准绳·女科》卷一称："有带疾愈后一二月或再发，半年一发，先血而后下带，来不可遏，停蓄未几，又复倾泻，此名漏带，最为难治。"这是对先血后带、水血同病的难治性带疾的介绍。

清代周震《秘传女科》卷二称："且妇人平居，气欲常少，血欲常多。倘若气倍于血，血少生寒，血不化赤，遂生白带。气平血少，血少生热，血不化白，遂成赤带。寒热相并，则赤白俱下。"周氏之说颇多可取，认为带系血化，且因血之多寡，而生白带、赤带、赤白带，从中可见水血同源机理。

班秀文说："带下病的治法，根据寒、热、虚、实的不同，一般有温化、清热、燥湿、祛痰、补虚、泻实等不同。在这些治法中，我素来是推崇《傅青主女科》'夫带下俱是湿证'之说，又以祛湿为先，在选方用药均着眼于湿邪的温化或清化，确实收到一定的效果。但近年来临床实践表明仅从湿着眼还不够完善。盖湿为阴邪，其性重浊黏腻，最易阻遏气机，导致冲、任脉功能的失常，血行不畅而形成湿瘀混杂为患的带下病变。所以，在辨证论治的基础上，除了以湿为先之外，又要注意治湿治带不忘瘀，如脾虚带下、色白、质如米泔，纳呆，便溏，治之当以健脾升阳除湿为主，常用完带汤加鸡血藤或当归芍药散。前者虽有'寓补于散之中，寄消于升之内'的功效，但血分之药缺如，故加辛甘温之鸡血藤，以收补血行血之功。当归芍药散本是治疗'诸疾痛'的名方，有健脾除湿、调理气血的作用，凡是湿瘀为患而导致经带并病者用之相宜。肝郁化火，带下色黄臭秽而阴道灼热痒痛者，常用龙胆泻肝汤以平肝泻火、清热利湿，并加丹参、牡丹皮、大蓟、小蓟之类，以加强归、地理血化瘀之力。肾阳虚带下，色白量多，质稀如水，治之当用温肾健脾之法，常用附子汤配缩泉丸加桑螵蛸、破故纸、鹿角霜之类。但经源于肾，阳虚带下，多伴有经行错后，甚或经闭不行，此是阳虚不振，寒湿壅滞胞宫，冲任脉不利，治之除了温肾扶阳以散寒湿之外，宜酌加当归、川芎、月季花、泽兰之类，在治带治湿之中有活血化瘀之功。湿毒引起的带下，色黄臭秽，甚则如豆腐渣或带有脓血，阴道灼热痒痛，常用五味消毒饮配二妙散加土茯苓、槟榔以清热利湿、解毒杀虫，并配加凌霄花、白茅根、丹参、牡丹皮、马鞭草、土牛膝之类以活血化瘀、凉血解毒，其效较为显著。总之，带下不离湿，而湿邪重浊黏腻，能导致经脉不利而为瘀，瘀则凝结壅滞下焦，导致津液不能上布施化，反而下陷而为湿。所以，对带下病的治疗，除了以温肾健脾为宗，以祛湿为先之外，还要注意治带不忘瘀，灵活选方用药，才能收到预期的效果。"

按语：治带不忘祛瘀，古训有之，临床应当牢记。

（1）带下久治不愈者从瘀。中医认为久病不但多虚，也多瘀血。久病不愈者，或脏腑受损，或邪气留恋，均会导致血行障碍，已如前述。故凡带下久治不愈者，除辨其不足有余外，均要虑及血瘀。《血证论》说："瘀血去则新血已生，新血生则瘀血自去。"如是，瘀血一去，整个病理状态即有了转机，故唐氏又曰："一切不治之证，总由不善去瘀之故。"否则，因其虚而"骤用补法，则实以留邪为患，而正气反不受益"，缘"恐瘀邪未清"。唐氏进而强调："实证断不可用补虚之方，而虚证则不废实证诸方，恐其留邪为患也。或虚中实证，则攻补兼用，或十补一攻，在医者之善治焉。"

（2）兼有腰骶小腹坠胀疼痛者从瘀。腰骶小腹与冲、任、带脉相关，带下为病，以自觉酸胀为多，或时有小腹胀痛，则时痛时止。若有腰骶小腹坠胀疼痛难消、固定不移者，当以瘀血论治。虽谓"通则不痛，痛则不通"，但该证病机复杂、虚实交错，往往没有剧烈刺痛、拒按等典型瘀血痛的特点，临证不可拘泥于此。

（3）有癥积包块者从瘀。《血证论》曰："瘀血在经络脏腑之间，则结为癥瘕。瘕者，或聚或散，气为血滞，则聚而成形。"带下病若有小腹或少腹包块，则瘀血可立。妇女癥瘕多由肝脾不和、冲任失调、气血凝聚而成，坚硬不移，或夹痰浊结聚则较软不坚。而肝脾冲任失调亦正是妇人带下的主要机理之一。

（4）舌见紫暗灰滞或有瘀斑点者从瘀。带下而见舌有瘀斑者，必有血瘀：瘀斑点多位于舌体两侧。舌紫见于临床，原因不一，紫绛而干者，血分热毒炽盛，青紫而润者，寒邪直中而凝滞，舌紫肿大者，酒毒攻心，若舌紫而灰、晦暗不泽者则多为瘀血内积。临证详辨，当不致有误……关于活血化瘀用药，查常用活血之方，以《局方》失笑散最为精要，药虽仅两味，但活血祛瘀、散结止痛之功俱备，且二药皆入肝经，对肝经血瘀尤为适用……笔者临床常以此为主，再根据瘀血特点灵活选用：偏热者，选加丹参、益母草之属；偏寒者，选加红花、桃仁之类；痰湿盛者，选加牛膝、山甲、虎杖、益母草等；有癥积包块者，选加三棱、莪术；疼痛甚者，选加乳香、没药、延胡索或金铃子散。
［浦永芬，杨在纲.带下病从瘀论治初探.贵阳中医学院学报，1994，16（1）：11-13.］

2.历代医案选评

（1）淋带案

岑，向患淋带，今春剧发。渐觉少腹胀满，刺痛酸坠，大便不爽，小溲淋数，所下带浊，杂色黏厚如脓。推其病情，先因肝气不调，致营血瘀阻；更因脾运不旺，致湿浊流陷，瘀湿内壅，下注于奇经，蒸蕴而为秽浊，此带下之所由来也。病久正伤，不特肝营就损，即脾土亦形困惫。面㿠浮肿，虚热上烘，脉象细弱无神，舌尖红而碎，肝脾两脏，损象已深；而两便室滞，奇经中之瘀浊，仍未清畅。虚实两面，均难偏顾，调治颇为棘手。姑拟培补肝脾，舒气养营，仍兼疏通瘀浊之意，冀得气营两畅，方可专意培补，以收全功。於术、茯苓、全当归、白芍、木香、砂仁、薏苡仁、牡丹皮、川牛膝、怀牛膝（红花煎汁，炒）、茜草炭、牡蛎、川断、车前子。另：西珀屑四分（研，水飞）、乳香二分（去净油）二味为末作丸，吞。（《柳宝诒医案》）

按语：病情错杂，属瘀湿内壅，下注奇经，脾土困惫。治当健脾利湿，活血化瘀。

（2）脐中出水案

竹泉生称："尝诊一少妇，脐中出水，白腻臭秽，余直断之曰：是带证也。必素患白带证，问之信夫。脐之为窍不过少泄中焦之浊气，故其垢臭秽湿可知也。夜睡露脐，能受外寒而腹作痛泻，然未闻有浴于池而水入乎脐为病者，则是脐之为窍，无形之气可以出入，有形之物不能出入也。今白带乃自脐溢出何哉？盖尝深思之，其故有二。初生之时，断脐带未善，感寒热之邪，因而不固，一也。然其窍虽不固，亦非他窍可以大开之比，况湿浊之水，又非山溪江河急湍之比，尽可舒徐曲折，顺下而流，今乃急不及待，横溢而出者，是冲任胞宫之火炽气逆所逼迫而使之者也，二也。治之先降冲任逆气，壮水而制火，佐以利导之品，所谓先期所急而后期所缓也，名曰导横汤，嫩白薇、大生地、炒白芍、白茯苓、贯众炭、生草、鲜石斛、大丹参、粉丹皮、盐泽泻、木耳炭、木通；外敷祛湿填窍之药，名曰封脐散。醋煅牡蛎（研）、白及末、侧柏叶（烧灰），共为末和匀敷之。待其带愈，经水亦调，无他病，乃服后方以补脐，名曰固脐饮，土炒白术、炙党参、白归身、醋煅龟板、生草、醋煅牡蛎、煅龙骨、醋白芍、阿胶珠、木耳炭。"（《近代中医珍本集·竹泉生女科集要》）

按语：该案为脐尿管瘘，水上白腻臭秽，治疗效法带下——清热活血利水。

（3）赤白带下案

谌某，女，52岁，工人。1956年6月12日就诊。

阴道流赤白黏液2年，服完带汤、丹栀逍遥散、内补丸等方，带下时多时少。近月病情加重，赤多白少，稠黏气臭，每日换纸2次；小腹疼痛、不可重按，小便短黄，舌质红、苔黄滑厚，脉滑数。证属湿热化毒，下蕴胞宫。治宜清热利湿，活血解毒。用赤小豆当归散加味：赤小豆、金银花、败酱草各20g，当归、薏苡仁、贯众、冬瓜仁各12g。

服10剂，阴道仅有少量赤白黏液流出，小腹痛止。然头晕、心慌、体倦，纳差，以原方去贯众，加条参、炒山楂各9g以补脾健胃，继进10剂，带止体健。[彭述宪.赤豆当归散临床运用.湖南中医杂志，1993，9（3）：7.]

按语：赤小豆当归散是《金匮》治疗狐惑、近血的方剂，药物仅赤小豆与当归两味。从药物的功效看，赤小豆活血利水，当归活血，所以此方是一张可以治疗水血同病的方剂，合清利湿热之品，正合治带之旨。

3.个人临证验案及体会

（1）带下案

案1：王某，28岁。经水净后带多色白腰酸。舌淡红，苔薄白，脉细。马鞭草45g，苍术10g，泽兰10g，血竭5g，黄酒50mL，益母草30g，川牛膝30g，7剂。二诊带除，腰痛消。

案2：罗某，36岁。患宫颈轻度柱状上皮外移和慢性盆腔炎性疾病后遗症，带多如水10余天，色黄无异味。左侧少腹偶觉隐痛，昨性生活后阴道不规则少量出血、色鲜红。舌淡红，苔薄白，脉细。治法：活血利水止带。益母草30g，鹿衔草20g，莲房10g，制乳香5g，泽泻15g，白茅根20g，贯众15g，7剂药后，带下明显减少，阴道出血净。守上方续进7剂。

体会：带下案1、案2属于水湿下注之病，但加用血分药物，可以提高临床疗效。

案3（真菌性阴道炎）：周某，27岁。外阴瘙痒，带多如渣5天。凤仙透骨草90g，水煎3次，合药液约1500mL，凉后先用冲洗器冲洗阴道再坐浴，不拘次数，每次15分钟。

二诊：外阴瘙痒消失，带下减少。

案4（真菌性阴道炎）：杨某，27岁。带下如渣1周。月季花50g，5剂。水煎3次，合药液约1500mL，凉后先用冲洗器冲洗阴道再坐浴，不拘次数，每次15分钟。

二诊：带下已除。

案5：卢某，27岁。经后带多色绿，外阴瘙痒1周。妇科检查提示：阴道内见大量黄绿色涕状分泌物，宫颈柱状上皮外移，慢性盆腔炎性疾病后遗症。苏木60g，5剂。水煎3次，合药液约1500mL，凉后先用冲洗器冲洗阴道再坐浴，不拘次数，每次15分钟。

二诊：带下除，阴痒轻。继续用药7剂，巩固疗效。

案6：单某，22岁。从东欧经商返里过年。2006年1月24日初诊。

就诊时诉带下量多色黄3个月，无阴痒，月经基本正常，经前小腹、腰及乳房发胀，纳一般，大便偏干，小便略黄。末次月经1月4日来潮。生育史：0-0-0-0。舌淡红，苔薄白，脉细。妇科检查：外阴无殊，阴道通畅，宫颈中度柱状上皮外移，宫体后位，偏小，活动，质地中等，压痛，两侧附件压痛。西医诊断：①慢性盆腔炎症性疾病后遗症。②宫颈柱状上皮外移。治法：清热排脓，祛瘀生新。处方：赤小豆当归散合桔梗汤加味。赤小豆30g，当归9g，桔梗12g，生甘草6g，菝葜20g，土茯苓15g，椿根皮20g，7剂。

2006年2月2日二诊：服药1剂，带下即明显减少，如水色白，服药2剂，带下完全消失，至今未再见带下，舌脉如上。中药守上方续进7剂，以巩固疗效。

体会：带下案1、案2使用活血药物，意在畅流，犹疏凿导流，通常以带下如水作为凭据。案3、案4中用活血化瘀药物水煎外洗治疗真菌性阴道炎，带下多属水分病，而血分药物外洗可以治疗带下，因为这类药物亦具有抗真菌作用。案5使用活血化瘀药物水煎外洗，案6运用活血利水、清理湿热的药物，治疗宫颈柱状上皮外移引起的带下，均具有良效。

（三）与水血相关的妊娠病

1.历代医论选析

汉代张仲景《金匮要略·妇人妊娠病脉证并治》说："妇人怀妊，腹中㽲痛，当归芍药散主之。当归芍药散方：当归（三两），芍药（一斤），茯苓（四两），白术（四两），泽泻（半斤），川芎（半斤，一作三两）。上六味，杵为散，取方寸匕，酒和，日三服。"纵观全方，是由养血活血与健脾利水的药物组成，运用养血活血、健脾利水的方法治疗水血相忤引起的妊娠腹痛，这在妇产科史上还是首次。

清代冯兆张《冯氏锦囊秘录》载保胎神效丸方治疗胎不安，药用"白茯苓二两，条芩（酒拌炒）、白术（土炒）、香附（米、童便浸）、延胡索、红花（烘燥）、益母草（净叶）各一两，没药三钱。右各制为末，蜜丸桐子大，每日空心白汤服七丸"。张氏的安胎之法，以茯苓利水，重用大队活血药物，以达到活血为主、水血同治的安胎目的。

清代唐容川在《血证论》卷五中说："孕妇少腹痛，仍分水分、血分两端。在水分者，膀胱之气不能化水，则子肿胀满，水不得泄，必见小便短涩、胀喘诸证。审是热结不行者，导赤散加山栀、防己以清之；审系寒结而阳气不化者，五苓散治之，取其水利，则少腹之痛自止。橘核丸加茯苓亦治之。在血分者，胞为肝肾所司，肝阳不达于胞中，则胞血凝滞而痛，四物汤加艾叶、香附、阿胶、茴香；肾阳不达于胞室，则胎冷痛，上连腰脊，四物汤加杜仲、故纸、台乌、艾叶。此名胞阻，谓胞中阴血与阳气阻隔也，重则用肾气丸，轻则用胶艾四物汤。"清代唐容川为中西医汇通早期代表人物，在国内影响很大。他的许多论述，如对于血证的论述，发前人所未发，尤其对于水血学说的阐述，具有极大的贡献。

隋代巢元方《诸病源候论》卷四十一称："有娠之人，经水所以断者，壅之以养胎，而蓄之为乳汁。"明代万全《万氏妇人科》卷二称："产育之时，气以行之，血以濡之，然后子宫滑溜，生理顺易。盖子犹鱼也，胞浆水也，水行鱼行，水止鱼止。"男精女血，结为胎孕。孕后经闭，下聚滋胎，无人不晓，而妊娠水生养胎，或不明了。妊娠初始，即生胎水，胎儿日长，胎水日多。胎儿犹鱼，胎水如江，有水则鱼活，有水则胎动，故胎水作用：其一为养胎；其二保胎，可以减少外力冲击；其三有利胎儿转动；其四利产，润滑产道。由此可见，水、血为病，均可影响胎儿而发生妊娠疾病。民国时期严鸿志说："胎元初结，月事即停，气有余为火，血有余为水，火盛搏水则成痰，呕吐肿满诸病曰此而生。"严氏之说，也仅揭其病原之冰山一角。

汉代张仲景《金匮要略·妇人妊娠病脉证并治》称："妊娠，小便难，饮食如故，当归贝母苦参丸主之。当归贝母苦参方：当归、贝母、苦参各四两。上三味，末之，炼蜜丸如小豆大，饮服三丸，加至十丸。"根据该方的药物组成，依然是通过水血两治，解决妊娠小便难的问题。

《郑氏女科·郑氏女科八十二法》有茺蔚散，"治妊妇小便淋漓，见红者。益母草不拘多少，晒干研末，空腹时用陈酒服之"。此方也体现了妊娠小便淋漓的水病使用治血的精神。

《郑氏女科·郑氏女科八十二法》称："通泻蠲淋汤治妊妇小便短涩淋漓，少腹作痛，症名子淋。人参（初二剂不用）、木通、泽泻、滑石（月数小不用）、当归、川芎、山楂炭、陈皮、赤茯苓、麦冬。空腹服。"妊娠小便涩痛者，也要主张使用水血同治的方法。

清代何应豫《妇科备考》卷二说："胎前心痛不可忍，亦是胎气不顺，宜服顺气散：草果一个，延胡索八分，五灵脂一钱，滑石八分。酒煎半，饥时服。"何氏仍然也是选择调气与水血同治的方法达到治疗妊娠心痛的目的。治气、治水、治血相结合，是唐容川的主张，也是此方的特点。

隋代巢元方《诸病源候论》卷四十一称："经血既闭，水渍于脏，脏气不宣通，改心烦愦闷，气逆而呕吐也。"之中认为经闭之后的水渍是导致妊娠恶阻的发病机理，虽然这种经血闭止属于生理现象，它还是导致了水渍的发生。唐代孙思邈《备急千金要方》卷二说："凡妇人虚羸，血气不足，肾气又弱，或当风饮冷太过，心下有淡（痰）水者，欲有胎而喜病阻……病阻者，患心中愦愦，头重眼眩，四肢沉重，懈堕不欲执作，恶闻食气，欲啖咸酸果实，多卧少起，世谓恶食。其至三四月日已上，皆大剧吐逆，不能自胜举也。此由经血既闭，水渍于脏，脏气不宣通，故心烦愦闷，气逆而呕吐也。血脉不通，经络否涩，则四肢沉重。夹风则头目眩也……淡（痰）水消除，便欲食也。既得食力，体强气盛，力足养胎，母便健矣。"妊娠恶阻是经血闭阻，水渍于胃所致。然而，其经血闭阻，仍属生理，因为妊娠本身就不是疾病，而"水渍于脏"才是疾病。宋代陈迁在《妇科秘兰全书》中说："妊娠恶阻病者……皆由妇人气血虚羸，又兼当风饮冷太过，当风取凉，中脘宿有痰饮而受孕也。经血既闭，饮血相搏，气不宣通，遂致四肢烦疼沉重，头目昏眩，恶闻食气，好食酸盐，多卧少起，甚作寒热，心中愦闷，呕吐恍惚，不能支持，切勿作寒病治之。但六脉俱匀者，乃孕脉也。宜豁痰导水、理气养血则安矣。可服白术散。四物去地黄，四君去黄芪，加砂仁、陈皮、草豆蔻、藿香、茯苓、乌药、附米、竹茹、前胡、枣。"认为妊娠恶阻是一种痰饮（水）与血相搏引起的疾病。清代唐容川《血证论》称："气即水也，水凝则为痰，水泛则为饮。"痰病、饮病，终归属于水病。

隋代巢元方《诸病源候论》卷四十一记载："任娠之人，经血壅闭，以养于胎。若挟有水气，则水血相搏，水渍于胎，兼伤腑脏……水气流溢于肌，故令体肿；水渍于胞，则令胎坏。"提出妊娠期间水血相搏，损伤腑脏；水气流溢，发生体肿；水渍于胞，导致胎死的机理。

宋代陈迁《妇科秘兰全书》称："妊娠胎水肿满者，由脏气本弱，因娠重虚，脾土不能制肾水，血散入四肢，遂致腹胀，手足面目皆浮肿，小便闭涩。凡妇人宿有风寒冷湿，妊娠时脚肿，俗呼为皱脚。亦有通身浮肿者，名曰胎水。皆因饮食过度，湿积脾胃，致使头面手足浮肿，热水渍于胞，儿未成形则胎损。若临产脚欲肿者，乃胞脏水少血多，水出于外则易生，名曰脱脚。因脾虚不能制水，血化成水也。诊其脉浮、肌满、喘者，其胎必坏也，宜服肾著汤。肾著汤（消肿安胎）：四物去地黄，加附米、陈皮、甘草、木香、白术、黄芩、茯苓、腹皮、羌活、苍术，加桑皮、防己、紫苏。"妊娠脾虚不能制水，血散四肢，化而为水，则为肿满。古语：未产足肿当治，临产足肿则易生。治疗的法则还是行气、利水、活血。

明代王肯堂《证治准绳·女科》称："凡妊娠经血壅闭以养胎，若忽然虚肿，乃胎中夹水，水血相搏，脾胃恶湿，主身之肌肉，湿渍气弱，则肌肉虚，水气流溢，故令身肿满也。"宋代齐仲甫《女科百问》卷下云："妊娠至八九月腿脚肿者，不可为水病治之，恐导其真气，见此状者，则知其易产也，盖胞藏水血俱多，不致胎燥，故云易产也，当服顺气滑胎之药。"齐氏认为分娩之际貌似疾病的腿脚水肿，其实是水血俱多的生理现象，便于分娩，无须治疗；若作水气治疗，利水消肿，容易误伤正气。

隋代巢元方《诸病源候论》卷四十一称："任娠之人，既血饮停积，或虚热相搏，故亦烦。以其任娠而烦，故谓之子烦也。"巢氏认为子烦病因之一是血饮（痰饮）停积引起。该书卷四十二说："任娠经血不通，上为乳汁，兼以养胎。若宿有停饮者，则血饮相搏，又因冷热不调，动于血饮，血饮乘气逆上，抢于胸胁胀满，胀满而气小喘，谓之支满。"其指出妊娠期间血饮（痰饮）逆上，形成支满。"胎之在胞，血气资养。若血气虚损，胞脏冷者，胎则黯燥，委伏不长。其状，儿在胎都不转动，日月虽满，亦不能生，是其候也。而胎在内痿燥，其胎多死。"论及气血虚损导致的胎儿不长，甚至死亡。文中使用了胎儿"黯燥"和"痿燥"两词，无水方燥，故造成燥的原因，除了血不足之外，也离不开水的不足。

2.历代医案选评

（1）子肿案

许，子肿至产后而不退，前人有水分、血分之别。刻下少腹滞痛，当以痛瘀为主。归尾、川芎炭、桃仁、泽兰、乌药、广木香、苏梗、茯苓皮、大腹皮、桑白皮、桂枝、椒目（盐水炒）、长牛膝（炒炭）、冬瓜皮、姜皮、香橼皮、益母草。

二诊：瘀血稍行，少腹痛减，而浮肿不退，腰以下尤甚。溲阻于下，气机不化。舍温通别无他法。桂枝、椒目（盐水炒）、茯苓皮、猪苓、瞿麦、车前子、泽泻、於术、泽兰叶、桃仁、归尾、益母草。另：黑白丑、大戟、沉香各五分，共为细末，每服一钱，开水送下。（《柳宝诒医案》）

按语：子肿至产后而不退，舍温通别无他法。温者，以温药开导；通者，行气活血逐水。

（2）妊娠水肿案

案1：李姓，25岁。初诊时以妊娠7个月、下肢浮肿月余为主诉。查其膝以下肿，不甚光亮，按之较韧。舌质淡黯略胖，苔薄白，脉弦滑。血压128/90mmHg。尿蛋白（±）。辨为子肿，脾虚水停。西医属"妊高症"？即以健脾利水消肿为法，用全生白术散合五苓散化裁。渠料依此断续治疗近1个月，水肿不退，且时有头晕、目眩感。查其舌带紫气，脉亦弦劲有力，血压143/109mmHg，尿蛋白（+）~（++）。马老师乃告曰：病有转为妊娠眩晕之兆，其证水瘀互阻、肝脾不调已显，再参合"妊高症"病理，乃为全身小动脉痉挛。从中医角度来说，正是血脉挛急，血行不畅，瘀血内阻，从而津液不能布达，水湿停蓄发而为肿。此乃水分、血分俱病，当拟活血利水、调肝理脾法，投以当归芍药散加地龙、茺蔚子、益母草、川牛膝、琥珀、生龙骨、生牡蛎等味。5剂而眩晕减，肿显退；10剂而眩晕失，肿几消，血压128/98mmHg，尿蛋白（+）。即以此方隔日1剂维持至足月妊娠，顺产一男婴，母子平安。［张晓峰.活血利水祛痰法在妇科的临床运用.吉林中医药，1993（6）：12.］

按语：案称患者水分、血分俱病，是指其病涉及水与血两个方面。妊娠水肿为病水，见有瘀阻为病血，故治疗当以水血同治。

案2：李某，女，23岁，惠安人。病者禀素虚弱，诊时妊娠4个月。症见：面浮肢肿，膝以下为甚，伴心悸气短，下肢逆冷，腰痛乏力，食减溲少，舌淡苔白，脉沉迟而滑。处方：当归10g，川芎10g，白术15g，茯苓15g，泽泻15g，猪苓15g，桂枝15g，黄芪30g，姜、枣各3g。服4剂。再诊：下肢、颜面浮肿已消半矣，仍酸痛，宗前方加杜仲15g，川断15g以壮腰止痛，服药4剂后诸症消失，病告痊愈。［骆伟斌.骆安邦运用当归芍药散治疗妇科病经验.福建中医药，1994，25（4）：16.］

按语：养血活血、健脾利湿，是治疗妊娠水肿的主要方法。《备急千金要方》和《医学正传》治疗妊娠水肿的鲤鱼汤，都是从利水活血的当归芍药散变化而来，故当归芍药散可以称为鲤鱼汤之祖方。

（3）妊娠心脏病案

王某，30岁。2005年2月20日就诊。

孕36周，闷喘心悸2周，加重1周。末次月经2004年5月22日，孕2产1，孕36周。心悸、下肢水肿伴闷喘2周，当地医生给予氨茶碱0.1g、氢氯噻嗪25mg口服，症略减，因预产期未到，利尿药不能一直用，故停用。1周前上症加重，动则喘息，夜间睡眠差，不能平卧，心悸气短，形寒肢冷，小便短少，舌质淡胖，苔白，脉沉细无力。查：神志清，下肢指凹性水肿，两肺（－），心率快，节律整，心浊音界向左下扩大，心尖部可闻及Ⅳ级吹风样杂音。心电图：窦性心动过速；T波改变。尿（－），肾功能（－）。血常规正常。B超示宫内双胎妊娠。西医诊断：妊娠心脏病；心功能Ⅳ级；孕2产1。中医诊断：妊娠肿胀，心悸；肾阳虚型。治疗：温阳利水。方用真武汤合苓桂术甘汤。药用：炮附子15g（先煎），茯苓12g，白术、泽泻、桂枝各10g，黄芪15g，当归、地龙、甘草各6g，生姜3片。水煎服，每日1剂。

2005年2月23日复诊：患者云服药1剂后，小便量增，水肿闷喘减，睡觉能平卧，但感气短，形寒肢冷，3剂服完，症略减。舌质淡胖，苔白，脉沉无力。以前方加泽泻10g，调服1周，诸症全消，复查心电图大致正常。于2005年3月2日行剖宫术，取出龙凤双胞胎，新生儿哭声响亮，发育尚可。随访8个月，母子3人均健康。［王彩云.围产期急病中医临证举隅.辽宁中医杂志，2006，33（10）：1347.］

按语：该案为心肾阳虚之证。心主血脉，肾主水，心肾同病，是该案水血同病的基础。故治疗时除了温补脾肾、温阳利水之外，还加当归、地龙以活血利脉。

（4）妊娠合并胆石症、胆囊炎、阻塞性黄疸案

沈某，女，25岁。患者素有肝大和结石，现复受孕成胎4个月，全身黄疸与日俱增。肝功能检查：黄疸指数90U。B超示肝肿大、胆囊炎、胆结石。体温38℃。西医诊断：妊娠、阻塞性胆囊炎。刻诊：精神疲惫，身热呻吟，身目发黄，暗少光泽，肌肤甲错，脘胁痞硬疼痛拒按，纳谷不香，食入欲呕，口干便坚，舌红苔黄黏，两边各见黄豆大小瘀斑，两脉细滑。证脉合参，此乃热邪瘀结胆腑，气郁血瘀胁下，证情危急，必须用峻利药。处方：柴胡10g，三棱10g，当归10g，连翘10g，大黄12g（后入），莪术10g，虎杖30g，枳壳10g，丹参30g，桃仁10g，郁金10g，金钱草30g。加减法：脘胀湿阻加川朴、半夏、砂仁。每日1剂，水煎服。共服28剂，全身黄疸退净，脘胁痛消，热罢胎安。肝功检查示：黄疸指数正常。（《吴熙妇科精粹·医话医案》）

按语：胆囊炎、胆石症、阻塞性黄疸，在中医学中，大都属于肝胆湿热的范畴，而肝胆湿热到了一定程度，就会形成瘀阻，于是湿热瘀阻，互相纠结，难以化解。方中有攻下泄热利水的药大黄、虎杖，合用金钱草利水作用更强；有疏肝利气的药柴胡、枳壳、郁金；有活血的药三棱、当归、莪术、丹参、桃仁、郁金。该方铸通下利水、行气活血为一炉。

3.现代临床研究

（1）胎位不正临床报道

吴氏用当归芍药散加味（酒当归、焦白术、杭白芍、白茯苓、盐泽泻、酒续断、桑寄生、菟丝子、大腹皮各9g，酒川芎、紫苏叶、陈皮各6g）治疗胎位不正，共报道216

例，无效仅2例。郭氏等月当归芍药散（当归、白芍、川芎、茯苓、白术、泽泻，按1∶4∶1∶1.5∶1.5的比例配方组成，共研细末，装入胶囊，每粒含药粉0.5g）分甲乙两个服药组，均于26⁺~36⁺孕周开始用，直至分娩，甲组服5片/次，日2次，乙组5片/次，日3次。共观察77例。结果甲组45例，头位者33例（73.3%），乙组32例，转头者29例（90.6%），最短服药1周，最长服药5周后转位。（《吴熙妇科精粹·医话医案》）

按语：胎儿在腹，如鱼在水。胞宫为水血之腑，多血多水。运用活血利水的当归芍药散促使胞宫中的水血活动，有利于胎位的转正。

（2）妊娠高血压综合征渗出性视网膜脱落临床报道

目的：观察中药利水方治疗妊娠高血压综合征渗出性视网膜脱落的临床疗效。方法：将30例妊娠高血压综合征渗出性视网膜脱落患者作为研究对象，随机均分为对照组和治疗组，每组15例。对照组患者采用常规西医降眼压和解痉等对症治疗；观察组在对照组治疗基础上加用中药利水方（茯苓30g，丹参30g，生黄芪30g，车前子10g，川芎10g，茺蔚子10g）。比较两组患者视网膜脱离、视力情况，以及术后1周、1个月光学相干断层成像术（OCT）指标。结果：观察组视网膜脱离情况改善的有效率是86.67%，对照组有效率为46.67%，两组比较，差异有统计学意义（$P<0.05$）；观察组视力有效率为93.33%，对照组有效率为60.00%，两组比较，差异有统计学意义（$P<0.05$）。两组患者术后1周视网膜神经纤维层（RNFL）脱离高度、RNFL厚度、中心凹视网膜厚度均显著低于手术前，差异有统计学意义（$P<0.05$）；术后1周观察组的RNFL脱离高度显著低于对照组，差异有统计学意义（$P<0.05$），RNFL平均厚度、中心凹视网膜厚度与对照组比较，差异均无统计学意义（$P>0.05$）；两组术后1个月RNFL脱离高度、RNFL平均厚度、中心凹视网膜厚度均显著低于手术前，差异均有统计学意义（$P<0.05$），手术后1个月观察组的RNFL脱离高度显著低于对照组，差异有统计学意义（$P<0.05$），RNFL平均厚度、中心凹视网膜厚度与对照组比较，差异均有统计学意义（$P<0.05$）。结论：中药利水方能够有效改善循环，还对高血压患者血管痉挛引起的视网膜缺血有改善作用，并促进患者视网膜下积液吸收，进而改善患者的视力。[高丹，王淑玲，王桂花.中药利水方治疗妊娠高血压综合征渗出性视网膜脱落15例疗效观察.中医学报，2008，33（8）：295-298.]

按语：文中称中药方剂为利水方，其实并不准确，应当是活血益气利水之方。该方自然也归属于水血同治的范畴。

（3）羊水过多临床报道

陈桂芳等采用补肾健脾、活血化瘀、行气利水中药方治疗羊水过多167例。主方：杜仲20g，桑寄生20g，川断15g，白术15g，云苓15g，泽泻20g，砂仁15g，陈皮15g，益母草20g，香附15g。结果有效133例，较有效16例，无效18例，有效率为89.22%。[陈桂芳，孙敬芝，兰素华，等.中药治疗羊水过多167例疗效观察.光明中医，2007，22（6）：42.]

按语：羊水即胎水，系阴血所化。胞宫为多水多血之腑，活其血、利其水，方可抑其泛滥之势。

（4）羊水过少临床报道

目的：观察自拟增液活血汤治疗妊娠晚期羊水过少的临床效果。方法：将羊水过少孕妇176例随机分为对照组和观察组各88例，对照组行常规西医治疗，观察组在对照组基础上加用增液活血汤（太子参30g，麦冬、五味子、丹参、当归、赤芍、阿胶各10g，山药、生地黄、桑寄生、续断各15g，石斛6g，甘草5g）治疗，观察两组患者临床疗效、羊水指数（AFI）变化、妊娠结局及剖宫产率。结果：总有效率观察组为93.18%、对照组为79.55%，两组比较，差异有统计学意义（$P<0.05$）。治疗后两组AFI均较治疗前显升高（$P<0.05$），且观察组AFI升高较对照组更显著（$P<0.05$）。不良妊娠结局发生率、剖宫产率观察组分别为7.95%、31.82%，对照组分别为21.59%、52.27%，两组比较，差异均有统计学意义（$P<0.05$）。结论：增液活血汤治疗羊水过少，可有效改善患者症状，提升羊水指数，减少不良妊娠结局的发生，从而有效保障母婴安全，值得推广。[黄月颖.增液活血汤治疗孕妇羊水过少临床观察.新中医，2016，48（6）：141–142.]

按语：羊水过少，表面上看属于水病，但临床许多医案是胎盘血液循环不良所引起的，也就是说，属于血病引起的水病，所以用增液活血汤治疗，可以获得良好的疗效。这种治疗方法，超出了以往的认知。

（5）妊娠瘙痒症临床报道

临床资料：本组30例女性，年龄22~36岁，病程最长4个月，最短10天。诊断标准按高等医学院校教材《实用妇产科学》第2版，患者有全身瘙痒，继而发生黄疸，妊娠晚期发病，持续至分娩，产后迅速消失，再次妊娠复发。治疗方剂用胆瘀汤：茵陈、茯苓、白鲜皮、地肤子各30g，白术、准条（即怀山药）、丹参各15g，防风12g，水煎服，每日1剂，可随症加减。治疗结果：痊愈（临床症状消失、血清胆酸正常）22例，占73.3%；显效（较治疗前症状明显减轻，胆酸有所下降）6例，占20%；无效2例，占6.7%；总有效率为93.3%。西医认为本病为肝小叶中央区周围毛细血管内胆汁淤阻引起，因胎盘组织也有胆汁沉积，可引起胎血流灌注不足，胎儿缺氧，围产儿死亡率升高。[杨清.自拟胆瘀汤治疗妊娠瘙痒症30例.四川中医，1997，15（12）：37.]

按语：妊娠瘙痒症属于中医肝胆湿热瘀阻证。治疗虽然称为清利肝胆、活血化瘀，其实方中的茵陈、茯苓、白鲜皮、地肤子均具有利水作用，丹参具有活血作用，其本质是一张水血同治的方剂。活血药物的运用，是遵照"治风先治血，血行风自灭"的古训。

（6）妊娠肝内胆汁淤积症临床报道

目的：探讨中医药对妊娠肝内胆汁淤积症（ICP）的治疗效果。方法：将100例ICP孕妇随机分为治疗组及对照组各50例。两组均予地塞米松静推促胎肺成熟，3天后予腺苷蛋氨酸1g/d静滴；治疗组在此基础上口服中药疏利肝胆、消热利湿（茵陈20g，柴胡12g，栀子10g，生地黄10g，白芍15g，郁金10g，当归10g，金钱草15g），同时辅以穴位针刺。治疗2周后观察两组皮肤瘙痒、肝功生化改善情况，比较分娩后两组围生儿及产妇预后。结果：治疗组总胆红素、直接胆红素下降及瘙痒改善情况较对照组明显（$P<0.05$）；孕周延长、新生儿体重增加改善效果明显好于对照组。结论：中医药治疗妊娠期肝内胆汁淤积症疗效确切，有利于提高围生儿质量及产妇预后。[袁海英.中医药治疗妊娠期肝内胆汁淤积症疗效观察.山东医药，2012，52（9）：75–76.]

按语：纵观全方，依然遵照清热利湿、疏肝活血的治疗原则。

（7）营养不良型子宫内胎儿发育迟缓研究报道

该报道从动物实验及临床治疗探讨了当归芍药散对子宫内胎儿发育迟缓的效果，认为当归芍药散作为活血化瘀剂可降低血液黏稠度，改善子宫胎盘系的血液循环，对营养不良型子宫内胎儿发育迟缓有效。[贝原学.从现代医学角度探讨子宫内胎仔发育迟缓的汉方治疗.国外医学·中医中药分册，1992，14（5）：6-7.]

按语：当归芍药散治疗营养不良型子宫内胎儿发育迟缓，作者认为该方仅有活血化瘀作用。如果全面地讲，该方应该还有利水作用。对于血多水多的水血之腑，运用利水活血之剂，才可以获得良好的疗效。

（8）胎儿宫内生长迟缓临床报道

应用益气健脾、调血安胎为主的妊高冲剂（妊高冲剂Ⅰ号方：菊花15g，枸杞15g，熟地黄15g，茯苓15g，山茱萸20g，泽泻10g，白术15g，桑寄生20g，菟丝子20g，首乌20g，砂仁10g，芡实10g，当归10g，白芍20g，川芎10g，丹参30g。妊高冲剂Ⅱ号方：Ⅰ号方加钩藤20g，夏枯草20g，玄参15g，石决明15g，猪苓10g。妊高冲剂Ⅲ号方：Ⅱ号方加羚羊角粉1.5g，僵蚕末3g。将妊高冲剂Ⅰ、Ⅱ、Ⅲ号方分别水煎浓缩制成冲剂，每包10g，含生药90g。每次1包，每日3次。）辅以解痉、降压等西药治疗妊娠高血压综合征引起的胎儿宫内生长迟缓（IUGR）93例。结果：治疗组有效率达89.2%，与单纯西药治疗对照组（80例）比较有显著性差异（$P<0.01$）；孕妇体重、宫高、腹围增加速度均明显高于对照组（$P<0.05$），新生儿体重亦明显高于对照组（$P<0.05$），感染、颅内出血、死亡等并发症发生率则明显低于对照组。[魏玉华."妊高冲剂"为主治疗胎儿宫内生长迟缓疗效观察.上海中医药杂志，2000（5）：36-37.]

按语：此方为一张完整的当归芍药散与杞菊地黄汤加减而成，其治疗仍然本于活血利水的法则。

（9）围产期心肌病临床报道

西医治疗按充血性心力衰竭用药常规，不使用强心苷、利尿剂和扩血管类药物，给予相应的抗生素积极控制感染，给予能量合剂、维生素，部分病例给予吸氧或激素等治疗，同时注意水、电解质平衡。中医治疗处方：黄芪30~60g，白术15g，当归、赤芍各10g，桂枝5~15g，麻黄5~10g，丹参10~30g，生姜皮、茯苓皮、防己各15~30g，桔梗、甘草各5g。疗效标准与治疗结果：显效16例（症状体征基本消失，心功能降低2级，肝脏缩小2横指以上，心衰控制）；有效8例（症状体征好转，心功能降低1级，肝脏缩小1横指，心衰部分控制）；无效1例（症状体征心功能无改善，心衰未控制，后加用扩血管药物）。

典型病例：姜某，32岁，农民。1992年10月26日入院。患者半个月前足月顺产1女婴（第3胎），产后半个月出现心悸，胸闷，胸痛，咳嗽，气促，腹胀，纳果，全身浮肿，不能平卧，尿少。查体：面色苍白，口唇发绀，呼吸急促，颈静脉怒张，两肺闻及干、湿啰音，心率116次/分，心音强弱不等，心律绝对不齐，腹部膨隆，肝大肋下4m处，肝颈回流征（+），全身指凹性水肿，腹水征不明显。心电图示：房颤，S-T段压低。X线示：心脏普大型，心搏减弱，肺瘀血。超声心动图示：左右房室增大，室壁活动减弱，室间隔及左室后壁菲薄。西医诊断：围产期心肌病，心衰Ⅳ级。中医诊为水肿，心悸。入院后即按常规处理：吸氧、抗感染，给予能量合剂、维生素、激素，调整水、电解质平衡等，不使用强心苷、利尿剂及扩血管类药物，按上方服2剂后症状明显好转，尿量增加。再服5剂后，症状、体征基本消失，水肿消退，肝脏回缩至肋下1cm，心衰基本纠正，仅感到疲软乏力，纳差。以益气健脾、活血化瘀调理善后，住院25天痊愈出院。[李水银，张丽荣.中西医结合治疗围产期心肌病25例临床观察.新中医，1995（5）：31.]

按语：充血性心力衰竭是由于心室泵血或充盈功能低下，心排血量不能满足机体代谢的需要，组织、器官血液灌注不足，同时出现肺循环和（或）体循环瘀血，是各种心脏病发展到严重阶段的临床综合征。其特点是左室肥厚或扩张，导致神经内分泌失常、循环功能异常，出现典型临床症状：呼吸困难、体液潴留、乏力。其中的肺循环和（或）体循环瘀血，即属于血瘀，体液潴留则属于水停，水血同病，需用活血利水之剂治疗。

（10）妊娠高血压综合征（简称妊高征）临床研究

妊高征病变过程存在血瘀证候，其主要依据：①病变过程表现为滋养细胞缺血缺氧→胎盘化血管重铸过程中血管浸润受阻→胎盘浅表着床→小动脉痉挛或舒张不良、循环阻力增大，胎盘血流量下降→子宫-胎盘-胎儿血供不足；②循环微血栓形成、红细胞变形能力下降，血浆黏度增大；③血管活性因子平衡失调，凝血机制异常；④易合并孕期阴道流血或胎盘早剥；⑤可致胎死宫内；⑥有选择性地应用活血化瘀药物如丹参（有"一味丹参可抵四物之说"，有效成分能松弛平滑肌）、当归、川芎（脂溶性成分可舒张平滑肌）等，并配益气固本之药（如黄芪，具有降压、利水、舒张平滑肌作用），益气、化瘀有机结合，活血不忘安胎，则能够达到益气生血、行血行水之功，对妊高征表现的高血压、水肿、蛋白尿及胎儿宫内生长迟缓表现的胎不长养等，具有长胎、降压、利水、改善微循环、缓解血管痉挛、提高子宫-胎盘-胎儿血供作用，临床疗效较好（如名方补阳还五汤也是通过益气而达到行血化瘀之目的）；⑦中药有效成分青心酮、川芎嗪对妊高征、胎儿宫内生长迟缓动物或病例，具有调整血浆心钠素、环核苷酸水平，提高胎盘血管壁一氧化氮合酶含量，降低血浆内皮素水平，以及提高子宫、脐血流量，调整前列腺素水平等作用。上述为本病存在血瘀证的认识提供了充分依据。妊高征之高血压、水肿、蛋白尿三大症状不应割裂，应综合分析判断，以补阳还五汤及当归芍药散等为代表的益气化瘀或活血化瘀方剂则开阔了治疗妊高征的思路，从治气、治血、治水角度，益气行水、活血利水相结合，益气化瘀而潜阳，从而可以达到扶正祛邪、安胎祛病之目的。[尤昭玲，王若光.妊娠高血压综合征中医药研究思路.中国中西医结合杂志，2002，22（7）：545.]

按语：妊娠高血压综合征西医学的病因探讨，彻底改变了以往人们对子痫、子晕单纯从风论治的看法，改为活血利水为治疗要义，这是传统中医妇科的一大进步。回顾中医的历史，妊娠高血压综合征初期表现出水肿时，以往多采用利水的方法治疗；对于子痫的出现，往往采用平肝息风的方法治疗。其实，中医早就有"治风先治血，血行风自灭"的理论，如果我们在该病的早期就将其视为一种水血疾病的前期，预见性地运用治疗水血疾病的手段，或许可以获得更好的疗效。

（11）晚期妊娠中毒症（简称妊毒症）活血化瘀治疗研究

鉴于晚期妊毒症的主要矛盾是微循环障碍，活血化瘀为当务之急。同时，孕妇聚血养胎，养血之剂亦极需要，故选用既能养血又能活血的药物，如牛膝、丹参、益母草、鸡血藤等，如症见便秘尿少，则加牛黄、大黄、元明粉等。事实证明，该研究所治30例中，经用活血化瘀治疗，不仅疗效显著，而且不伤及孕妇及胎儿，特别是距预产期不满20天的晚期妊娠中毒症，经用中药活血化瘀治疗后，无损于胎儿，又能取得可喜的疗效。[李少华.中医药治疗妊娠中毒症30例小结.江西中医药，1987（4）：23-24.]

（12）妊娠合并急性胰腺炎临床报道

目的：分析探讨自拟清胰通腑汤（大黄15g，赤芍15g，茯苓15g，柴胡15g，黄芩15g，黄连15g，厚朴15g，枳实10g，木香10g，桃仁10g，丹参10g，陈皮10g，法半夏10g，甘草10g）治疗妊娠合并急性胰腺炎的疗效及对妊娠结局和新生儿的影响。方法：选取2014年6月至2015年6月青岛市即墨区中医医院收治的妊娠合并急性胰腺炎患者42例，随机分为观察组和对照组。对照组采用常规方法治疗，观察组在对照组治疗基础上加用清胰通腑汤。观察两组治疗后的临床疗效、胃肠道功能改善时间、平均住院时间、白细胞计数恢复正常时间、血清淀粉酶恢复正常时间、并发症发生率、妊娠结局、新生儿情况及炎性因子水平等。结果：观察组临床总有效率、妊娠结局及新生儿情况均优于对照组，并发症发生率低于对照组，细胞因子水平低于对照组（$P<0.05$）；观察组胃肠减压、白细胞恢复正常时间、血淀粉酶恢复正常和住院时间均低于对照组（$P<0.05$）。结论：清胰通腑汤治疗妊娠合并急性胰腺炎疗效明显，可改善肠道功能，缩短病程，降低炎性因子水平，减少并发症，改善妊娠结局和新生儿情况。两组临床疗效比较，观察组总有效率94.74%，对照组69.57%。两组患者治疗后临床总有效率比较，差异有统计学意义。[韩乃巍.自拟清胰通腑汤治疗妊娠合并急性胰腺炎的疗效观察.世界中医药，2018，13（8）：1933-1935，1939.]

按语：急性胰腺炎属于肝胆湿热气滞的范畴。自拟清胰通腑汤中大黄、茯苓通腑清热利水，大黄、赤芍、桃仁、丹参活血化瘀，柴胡、厚朴、枳实、木香、陈皮行气止痛，黄芩、黄连清理湿热。总而言之，全方没有背离利水活血的原则。

4.个人临证验案及体会

（1）母儿血型不合案

南某，30岁。2007年3月7日会诊。

因2次死胎（分别为妊娠5个多月和7个多月）行引产术前来就诊。本人血型为O型，丈夫血型为B型，IgG抗B效价1：512。平时月经正常，经前、经期无不适，带下不多、纳寐、二便正常。末次月经2月25日来潮。子宫内膜厚度7mm，右侧卵泡13mm×11mm。舌淡红，苔薄白，脉细。中医诊断：数堕胎（血瘀血热）。西医诊断：母儿血型不合胎死宫内。治法：活血化瘀，利水清热。ACA1号方（自拟方）：丹参10g，益母草15g，莪术10g，牡丹皮10g，赤芍10g，苎麻根20g，茯苓10g，山药15g，土茯苓15g，生地黄15g，10剂。坤灵丸一次15丸，一日2次口服。

会诊二（2007年3月17日）：基础体温36.8℃，无不适，舌脉如上。中药守上方加旱莲草15g，7剂。

会诊三（2007年3月26日）：月经未潮，血绒毛膜促性腺激素206.28mIU/mL，IgG抗B效价1：512。舌脉如上。中药守上方，7剂。绒毛膜促性腺激素针每日1000U肌内注射，连续10天。叶酸酸片每日0.4mg口服。

会诊四（2007年4月2日）：3月29日性激素检查，雌二醇1189.0pmol/L，孕酮85.6nmol/L，绒毛膜促性腺激素930.59mIU/mL，TORCH阴性。外感咽痛，流涕色绿，舌脉如上。治法：辛凉解表。桑菊饮加荆芥10g，蝉蜕5g，4剂。

会诊五（2007年4月6日）：咳嗽有痰、色绿，多涕。4月2日性激素检查：孕酮80.7nmol/L，绒毛膜促性腺激素5116.23mIU/mL，舌脉如上。竹茹10g，芦根15g，瓜蒌皮10g，杏仁10g，前胡10g，牛蒡子10g，薄荷5g（后入），淡豆豉10g，茯苓10g，苎麻根15g，炒黄芩6g，木蝴蝶4g，4剂。

会诊六（2007年4月16日）：B超检查，宫内活胎约7周大小，胃脘不适。4月6日性激素检查：孕酮71.9nmol/L，绒毛膜促性腺激素22999.57mIU/mL。4月13日性激素检查：孕酮82.9nmol/L，绒毛膜促性腺激素91708.8mIU/mL。舌脉如上。治法：益肾清热和胃。桑寄生15g，杜仲10g，续断12g，菟丝子12g，黄芩6g，苎麻根15g，白术10g，旱莲草15g，白芍10g，半夏10g，佛手柑6g，蔻仁5g（冲），茵陈蒿6g，陈皮10g，茯苓10g，14剂。

会诊七（2007年4月26日）：足跟疼痛，恶心，舌脉如上。中药守上方加山药15g，白扁豆20g，7剂。

会诊八（2007年5月7日）：B超检查见宫内活胎2个多月大小，4月25日测IgG抗B效价1：512强，无不适，舌脉如上。治法：活血化瘀，利水清热，安胎。ACA2号方（自拟方）加味：益母草20g，桑寄生15g，半夏9g，白术20g，赤芍10g，茵陈蒿10g，炒栀子10g，苎麻根20g，茯苓10g，山药15g，土茯苓10g，佛手柑10g，7剂。

此后，均以ACA2号方不变加味，连续进药56剂。其间，5月30日测IgG抗B效价1：512强。5月28日B超检查：宫内活胎约13周。7月2日以后，ACA2号方连续服用84剂。7月25日测IgG抗B效价1：256，8月23日测IgG抗B效价1：512。7月23日B超检查：宫内活胎5个月大小。8月20日B超检查：宫内活胎近6个月大小。9月10日B超检查：宫内活胎6.5个月大小。9月18日B超检查：宫内活胎近7个月大小。无不适，舌脉如上。2007年9月27日，产前检查：雌三醇13.6ng/mL，三维B超示宫内单胎存活，孕29周，臀位。IgG抗B效价1：256。此后连续服用ACA2号方35剂。2007年11月7日，血压138/74mmHg，舌脉如上。ACA2号方加钩藤15g（后入），珍珠母30g（先入），7剂。2007年11月14日，血压126/78mmHg，IgG抗B效价1：128，无不适，舌脉如上。中药守上方续进7剂。2007年11月26日正常分娩一体重3.5kg的健康女婴。分娩后无婴儿黄疸。

体会：母儿血型不合是母体针对不同血型的胎儿血液产生的免疫性抗体，通过胎盘进入胎儿体内，与胎儿红细胞结合发生免疫反应，使红细胞凝集破坏而发生溶血，从而威胁胎儿的健康甚至生命，出现流产、死胎、死产、水肿儿、新生儿黄疸、贫血等。胎儿产生红细胞凝集破坏而发生溶血，属于中医学的血病，胎儿水肿的出现，是血病导致的水病。药理研究证明，茵陈等药物对免疫性抗体有抑制作用，并含有A、B血型物质，可中和免疫抗体，从而降低或抑制抗效价。益母草、赤芍活血利水，可抑制红细胞凝集，改善胎盘微循环，增加胎盘、子宫血流量，增加胎儿血氧供应。

（2）妊娠宫腔积血案

石某，27岁。2016年10月29日初诊。

8月27日患者孕34天，晕倒仆跌后查B超，发现宫腔积血，怀疑宫角妊娠，入住某院。10月12日复查B超示：宫腔积血26mm×32mm×52mm。口服地屈孕酮片并卧床休息。10月28日B超示复查：单胎存活，宫腔积血36mm×48mm×78mm，子宫肌瘤11mm×12mm×13mm。现仍未出院，要求中药保胎。无阴道出血，偶有头晕，纳差，寐可，二便调。生育史：0-0-1-0（生化妊娠）。10月27日辅助检查：D-二聚体0.84mg/L，血小板聚集功能ADP88.8%、AA90.4%。舌淡红，质胖，苔薄白，脉细软。中医诊断：胎动不安（外伤型）。西医诊断：①早孕；②宫腔积血。治法：活血利水，益气安胎。方剂：当归芍药散加味。方药：当归5g，川芎5g，白芍10g，泽泻10g，茯苓10g，白术10g，三七3g（调冲），白及10g，大黄炭6g，太子参15g，莲蓬10g，3剂。铁皮枫斗精，每次4包，每日2次，冲服。

二诊（2016年11月1日）：腹胀，舌脉如上。方药：中药守上方加丹参炭10g，赤小豆15g，4剂。铁皮枫斗精服法同上。

三诊（2016年11月5日）：无腹胀，大便稍干，舌脉如上。方药：中药守10月29日方，大黄炭改为9g，加丹参10g，7剂。

四诊（2016年11月12日）：11月8日查B超示双顶径30mm，股骨长15mm，胎心搏动正常，胎心171次/分，宫腔积血24mm×51mm×74mm。方药：中药守上方加佛手10g，7剂。

五诊（2016年11月19日）：胃隐痛，舌脉如上。方药：中药守上方加甘松10g，7剂。

六诊（2016年11月26日）：无不适，舌脉如上。方药：中药守上方，7剂。

七诊（2016年12月3日）：孕19周。B超复查：胎儿约孕18周，双顶径41mm，股骨长24mm，胎心胎动可见，宫腔积血未见。

体会：消除妊娠期间的宫腔积血，是一个投鼠忌器的难题。胞宫是一个水血之腑，妊娠期间尤其如此，一味地使用活血化瘀药物治疗胞宫积血，疗效不及以活血利水法组成的方剂。

（3）子淋案

金某，26岁。2013年6月27日初诊。

因"停经58天，反复尿频尿急28天"就诊。患者28天无明显诱因下出现尿频尿急不适，无尿痛，未予特殊处理，6月17日查B超：宫内早孕，活胎，可见原始心搏。今查尿常规：白细胞镜检（++）。胃纳可，夜寐安，大便调，小便如前述。中医诊断：子淋（湿热）。西医诊断：尿路感染。治法：清热利湿和血。方剂：当归贝母苦参丸合葵子茯苓丸、栀子柏皮汤加味。方药：当归6g，浙贝母10g，苦参15g，冬葵子20g，茯苓皮20g，焦栀子15g，炒黄柏10g，炙甘草5g，地肤子10g，4剂。

二诊：2013年7月1日。复查尿常规已正常。方药：中药守上方5剂。

体会：子淋属于妊娠水病，若因血滞、湿热阻结起因者，用水血同冶一炉的当归贝母苦参丸合葵子茯苓丸治疗，疗效卓然。方中当归和血活血，苦参清热利水，贝母开散郁结，冬葵子通利水湿，茯苓利水。

（4）妊娠期肝内胆汁淤积症案

林某，28岁。2014年7月24日初诊。

因"妊娠5个月，发现总胆汁酸升高1个月"就诊。第一胎妊娠5个月余，末次月经2014年2月18日来潮，妊娠3个月时曾阴道少量出血1次，2~3天净，1个多月前发现总胆汁酸升高，曾入住某医院，予"思美泰针"静滴、"熊去氧胆酸片"口服治疗，效果不佳。现无阴道出血，无腹痛，无皮肤瘙痒，纳、寐、便均可，尿色偏黄。2014年5月31日辅助检查：血红蛋白96g/L，转氨酶正常；2014年6月10日检查：甘胆酸29.77μmol/L（正常值<5.8μmol/L）；2014年7月21日检查：总胆汁酸22.5μmol/L（正常值<14μmol/L）。舌淡红，苔薄白，脉滑。西医诊断：中期妊娠，妊娠期肝内胆汁淤积症。治法：疏肝清胆利湿。方剂：金钱草12g，茵陈10g，平地木12g，鸡骨柴12g，炒黄芩9g，柴胡10g，炒白芍10g，枳壳6g，木香5g，郁金6g，苎麻根12g，生甘草5g，7剂。

二诊（2014年7月31日）：无不适，舌脉如上。方剂：中药守上方加泽泻10g，14剂。

三诊（2014年8月14日）：口微苦，尿黄。复查甘胆酸16.4μmol/L，总胆汁酸23.41μmol/L。舌脉如上。中药守7月24日方，加炒栀子10g，槟榔5g，7剂。

四诊（2014年8月21日）：无不适。舌脉如上。中药守7月31日方，加青蒿10g，槟榔10g，7剂。

五诊（2014年8月28日）：复查甘胆酸55.36μmol/L，总胆汁酸48μmol/L。改变治疗方法为清肝利水活血。方用茵陈蒿汤合四逆散加味。茵陈12g，制大黄6g，炒栀子10g，柴胡10g，枳壳6g，赤芍10g，炒黄芩10g，金钱草20g，木香6g，莲蓬10g，7剂。

六诊（2014年9月9日）：服药3剂后，9月3日复查甘胆酸23μmol/L，总胆汁酸29μmol/L。停药2天后9月7日再查，甘胆酸34.82μmol/L，总胆汁酸38.1μmol/L。每日解稀便1~2次，纳寐无殊。舌脉如上。中药守上方加牡丹皮9g，7剂。

七诊（2014年9月17日）：9月11日查甘胆酸7.21μmol/L，总胆汁酸15.7μmol/L。舌脉如上。中药守上方加鸡内金10g，21剂。

八诊（2014年10月12日）：10月7日查甘胆酸47.8μmol/L，总胆汁酸47.5μmol/L。9月25日B超检查：估计胎儿大小约31^{+2}周。大便一日2次、质稀，感腹部下坠，外阴瘙痒，带下色黄。舌脉如上。方剂：中药守8月28日方，枳壳加至9g；加益母草20g，郁金6g，7剂。

九诊（2014年10月19日）：无不适，舌脉如上。中药守上方加鸡骨柴15g，7剂。

十诊（2014年10月23日）：10月19日复查甘胆酸9.07μmol/L，总胆汁酸8.4μmol/L。续前方鸡骨柴加至20g，7剂。此后，继续如法调理，足月分娩一正常胎儿。

体会：妊娠期肝内胆汁淤积症的病因目前尚未清楚。根据患者通常出现瘙痒、黄疸症状，属于肝胆湿热蕴结证，可以使用清肝利胆、利水活血的方法。方中茵陈蒿、炒栀子、黄芩、鸡骨柴清利肝胆；柴胡、枳壳、木香、郁金疏肝行气；金钱草、益母草利水；赤芍、莲蓬、牡丹皮、益母草、郁金活血化瘀，活血化瘀可以防止胎盘微小血管的血栓形成；通利大便的大黄，属于一味利水活血药物，保持大便溏软，可以降低胆汁酸在肝肠循环中的重吸收，有效控制总胆汁酸的升高。

（5）妊娠高胆汁酸血症会诊案

毛某，29岁。因"孕60天，发现总胆汁酸升高10余天，住院治疗未愈"要求会诊。

患者孕前胆汁酸升高病史4年余，经过医院检查、治疗，最终没有诊断，也没痊愈。婚前胃痛、嗳气频繁。2月27日总胆汁酸39.1μmol/L（正常范围0~10μmol/L），甘胆酸26.56mg/L（正常值0~10 mg/L）。3月3日总胆汁酸44.2μmol/L。3月6日总胆汁酸48.5μmol/L，甘胆酸17.3mg/L。3月4日肝胆B超检查：肝区回声偏粗，分布欠均匀，门静脉海绵状变可能。病房用西药：黄体酮注针，地屈孕酮片，强的松片，低分子肝素钙针，碳酸钙D₃咀嚼片；中药：柴胡10g，制大黄6g，炒枳壳5g，黄芩10g，姜半夏9g，生白芍10g，茵陈15g，生栀子10g，平地木15g，鸡骨柴15g，五味子6g，砂仁3g。

会诊一（2020年3月9日）：病史如上，患者面色晦滞，脘堵，右胁隐痛，大便日解2次、成形，口酸、口糙，喜饮，小便正常。舌边稍红，苔白略腻，脉细涩。中医诊断：痞证。西医诊断：妊娠高胆汁酸血症。治法：疏肝泻热，行气利水活血。方药：大柴胡汤加减。柴胡10g，制大黄10g，炒黄芩9g，枳壳10g，炒白芍10g，金钱草20g，茵陈12g，炒栀子12g，郁金10g，川楝子10g，丹参15g，佛手12g，4剂。

会诊二（2020年3月13日）：右上腹隐痛3天，部位移动，矢气后舒。腹部叩诊：结肠肝曲及横结肠呈鼓音。大便成形，纳欠，口酸。总胆汁酸24.3μmol/L，甘胆酸8.4mg/L。舌脉如上。西医诊断：高胆汁酸血症，结肠肝曲综合征。方药：中药守上方，制大黄改为12g，炒白芍改为15g，加木香10g，大腹皮10g，3剂。

会诊三（2020年3月16日）：面部色泽稍光润，口酸减，大便变软，上腹胀痛，嗳气。总胆汁酸35.6μmol/L。舌脉如上。方药：中药守3月9日方去佛手，制大黄改为15g，加大腹皮15g，槟榔12g，赤小豆30g，降香5g，木香10g，4剂。

会诊四（2020年3月20日）：大便成形。舌脉如上。柴胡10g，制大黄20g，枳壳10g，炒白芍10g，炒黄芩10g，川楝子10g，金钱草30g，茵陈15g，郁金12g，丹参20g，木香12g，大腹皮15g，平地木15g，4剂。

会诊五（2020年3月25日）：大便稍软，日解1次，右上腹疼痛十去其六，口酸减，嗳气，矢气。3月24日总胆汁酸33μmol/L。舌稍红，苔白腻，稍干，脉细滑。

……

会诊十三（2020年6月12日）：面色转为正常，大便一天解1~2次、成形稍软、易解，左上腹轻微胀痛，偶有两少腹轻微拉扯样痛，休息后可缓解，腰酸。6月12日总胆汁酸5.9μmol/L。舌脉如上。方药：中药守上方，7剂。

……

会诊十八（2020年9月1日）：孕34⁺³周。左肋下抽痛减轻，大便软。9月1日总胆汁酸21.6μmol/L。B超检查：边缘性胎盘脐带入口，胎儿脐带绕颈，可见W形切迹，胎心150~180次/分。舌脉如上。方药：中药守上方，制大黄改为12g，丹参改为15g，金钱草改为20g，7剂。2020年9月日患者剖宫产一婴儿，体重2.35kg。

体会：全方运用大柴胡汤加味治疗。其中大黄用至20g，配伍金钱草、茵陈、平地木，起到清热利水的作用；大黄配伍郁金、丹参活血化瘀；柴胡配伍枳壳、川楝子、木香、大腹皮、郁金疏肝利气；白芍养肝敛肝。

（6）妊娠癥瘕案

郑某，28岁。2009年2月11日初诊。

妊娠50天，下腹胀，矢气多。B超检查发现子宫前方可见一106mm×46mm×84mm大小囊性暗区，宫内可见原始心管搏动。舌淡红，苔薄白，脉细。治法：和血调气利水。方剂：赤小豆当归散合当归芍药散、五皮散加减。当归9g，炒白术10g，炒白芍15g，川芎5g，茯苓皮30g，泽泻10g，陈皮10g，大腹皮12g，桑白皮10g，冬瓜皮30g，赤小豆20g，猪苓10g，天仙藤10g，12剂。

二诊（2009年2月23日）：B超复查，子宫前方囊性暗区消失，左侧少腹隐痛，舌脉如上。当归芍药散加赤小豆20g，葱白4条，天仙藤10g，4剂。

体会：妊娠腹腔出现巨大囊性包块，其内容物通常为浆液性状，多属水邪积聚，而其之所以聚而成块者，多因气血瘀结所致，故治疗选用和血调气利水方剂，使气血调和，水邪流散，从而显效。

（7）胎儿宫内生长迟缓案

陈某，35岁。2020年1月17日初诊。

患者未曾生育过。因先天性子宫发育不良，宫腔狭小，于2019年8月14日在宫腔镜下行子宫内膜病损切除术+子宫内膜息肉切除术+宫腔扩容术+宫内避孕装置放置术。2019年10月31日第二次宫腔镜手术中发现宫腔左右两侧壁见纵行肌性粘连带，呈"竖琴"状，两侧输卵管开口清晰可见，行宫腔镜下子宫病损电切术+子宫内膜粘连松解术+宫内避孕装置去除术。2019年12月31日在某医院生殖中心移植第5天冻胚一枚，绒毛膜促性腺激素上升欠佳，近半个月来每天夜里自觉宫缩3次，每次约10秒钟，次日全天小腹胀痛，无阴道出血，无腹痛。生殖中心用药：黄体酮针、绒毛膜促性腺激素针、达肝素钠针、黄体酮胶囊、环孢素片、芬吗通片、强的松片、阿司匹林片。曾用中西医结合方法保胎治疗，后以失败告终，1月24日自然流产。1月31日B超提示宫腔胎物残留，服用生化汤后，2月19日复查B超，宫腔内未见异常。生殖中心现存冻胚6枚。当前先调养身体，准备7月再行胚胎移植术。由于移植之前患者精神紧张，经常寐差，纳减，胃脘部隐痛，恶心，反酸，大便软黏不成形。根据辨证论治，分别给予十全大补汤加减、四物汤加减、八珍汤加减、十味温胆汤加减、平胃散加减、四逆散加减、小建中汤加减、固冲汤、助孕汤等方药。

二诊：2020年6月23日。今日移植冻胚2枚，寐差，精神紧张，胃脘不适较前减轻。舌淡红，苔薄白，脉细。治法：温肾安胎。方药：鹿角片10g，菟丝子15g，桑寄生15g，续断10g，杜仲10g，仙鹤草20g，淫羊藿15g，巴戟肉12g，炒山药15g，莲蓬10g，荆芥炭10g，阿胶10g（烊冲），夜交藤20g，合欢花10g，7剂。

三诊：2020年7月2日。小腹坠微痛，无阴道出血，无腰酸，纳可，大便软不成形、质黏，小便正常，寐差，晨起口苦。7月1日测绒毛膜促性腺激素99.2mIU/mL。生殖中心用药：强的松1片口服；芬吗通片早上黄1片、中午红1片、晚上黄1片，口服；地屈孕酮片10mg，口服，日2次；安琪坦早上2片口服，晚上2片塞阴道；依诺肝素针6000U，皮下注射，日1次。

方药：鹿角片10g，菟丝子15g，桑寄生15g，续断10g，杜仲10g，仙鹤草20g，淫羊藿15g，巴戟肉12g，炒山药15g，莲蓬10g，炒白术10g，炒黄芩10g，炒谷芽10g，炒麦芽10g，神曲10g，4剂。

固肾安胎丸1包，口服，日3次。

四诊：2020年7月6日。7月3日测绒毛膜促性腺激素198.3mIU/mL，D-二聚体0.21mg/L，血小板最大聚集率38.3%，孕酮45.82nmol/L，雌二醇396pmcl/L，促甲状腺素3.22μIU/mL，血清游离甲状腺素18.4pmol/L，甲状腺球蛋白抗体<10IU/mL，抗甲状腺过氧化酶抗体27.84IU/mL。7月6日测绒毛膜促性腺激素644mIU/mL，D-二聚体0.22μg/mL，血小板最大聚集率38.3%，孕酮>60ng/mL，雌二醇111.85pg/mL。

方药：中药守上方，4剂。

西药同上，改克塞针为达肝素钠针5000U皮下注射，日1次，加阿司匹林片25mg口服，日3次。

五诊：2020年7月9日。绒毛膜促性腺激素2839mIU/mL，孕酮46.56nmol/L，雌二醇495pmol/L，血小板最大聚集率6.0%。寐浅，多梦，入睡困难，一夜睡眠4~5小时；大便次数多，一天3次，量少，软黏；矢气多，胃胀痛，嗳气不多。舌脉如上。

方药：中药守上方，去谷芽、麦芽、神曲，3剂。

西药用法同上。

六诊：2020年7月13日。绒毛膜促性腺激素8945mIU/mL，孕酮53.78nmol/L，雌二醇506pmol/L，血小板最大聚集率5.5%。带下量多、色黄，有点异味，小腹胀痛，大便一天1~2次。舌脉如上。

治法：活血利水。

方药：当归芍药散加味。当归6g，炒白芍10g，泽泻10g，炒白术10g，茯苓10g，川芎6g，丹参10g，牡丹皮9g，益母草10g，莲蓬10g，4剂。

固肾安胎丸1包，口服，日3次。

西药同上，改达肝素钠针5000U皮下注射，日2次，加硝苯地平片10mg口服，日2次，西地那非片25mg塞阴道，每晚1次。

七诊：2020年7月16日。绒毛膜促性腺激素15567mIU/mL，孕酮109.8nmol/L，雌二醇573pmol/L，血小板最大聚集率6.1%。近3日失眠，一夜仅睡1~3小时，手心发热。舌脉如上。

方药：当归芍药散加夜交藤20g，合欢花12g，4剂。

固肾安胎丸1包口服，日2次。

西药同上，加羟氯喹片0.1g口服，日2次。

八诊：2020年7月20日。绒毛膜促性腺激素22622mIU/mL，孕酮37.56nmol/L，雌二醇403.62pmol/L，D-二聚体0.22μg/mL。B超检查：宫内早孕约40⁻天，孕囊17mm×8mm×15mm，其内见胚芽，头臀长4mm，可见原始心管搏动，宫腔内局限性液暗区6mm×5mm×6mm，宫腔积液8mm×4mm。阴道出血两天，少量咖啡色，小腹坠痛。舌脉如上。

方药：中药守上方，3剂。西药同上。

九诊：2020年7月23日。绒毛膜促性腺激素32813mIU/mL，孕酮26.42nmol/L，雌二醇841pmol/L，血小板最大聚集率6.1%。阴道出血未净，少量咖啡色，寐欠。舌脉如上。

治法：温肾安胎。

方药：鹿角片10g，菟丝子15g，桑寄生15g，续断10g，杜仲10g，仙鹤草20g，淫羊藿15g，巴戟肉12g，炒山药15g，莲蓬10g，荆芥炭10g，阿胶10g（烊冲），4剂。

西药同上，加黄体酮针40mg肌内注射，日1次。

十诊：2020年7月27日。阴道出血净。绒毛膜促性腺激素49335mIU/mL，孕酮78.43nmol/L，雌二醇1287pmol/L，血小板最大聚集率6.0%，丙氨酸氨基转移酶67U/L，谷草转氨酶31U/L，γ-谷氨酰转移酶113U/L。B超检查：宫内早孕（双胎可能，其一约7$^+$周，另一个未见胚芽）；子宫动脉血流阻力指数，左侧47cm/s，RI0.88，S/D8.7，右侧40cm/s，RI 0.89，S/D9.0。胃脘不适，舌脉如上。

治法：活血利水。

方药：当归芍药散加味。当归6g，炒白芍10g，泽泻10g，炒白术10g，茯苓10g，川芎6g，丹参10g，牡丹皮9g，益母草10g，莲蓬10g，半夏10g，陈皮10g，3剂。

西药同上，达肝素钠针改磺达肝癸钠针2.5mg皮下注射，日1次。

十一诊：2020年7月30日。绒毛膜促性腺激素56105mIU/mL，孕酮58.1nmol/L，雌二醇1268pmol/L，血小板最大聚集率6.9%。B超检查：宫内早孕约55天，孕囊20mm×8mm×20mm，头臀长15mm，可见心搏。阴道出血未净，少许淡咖啡色，在空调房怕冷，鼻塞。舌脉如上。

治法：温肾安胎。

方药：鹿角片10g，菟丝子15g，桑寄生15g，续断10g，杜仲10g，仙鹤草20g，淫羊藿15g，巴戟肉12g，炒山药15g，莲蓬10g，荆芥炭10g，阿胶10g（烊冲），4剂。

西药同上。

十二诊：2020年8月3日。绒毛膜促性腺激素73508mIU/mL，孕酮66.7nmol/L，雌二醇2059pmol/L，血小板最大聚集率6.8%，丙氨酸氨基转移酶23U/L，谷草转氨酶39U/L，γ-谷氨酰转移酶109U/L。

中药守上方，4剂。西药同上。

十三诊：2020年8月7日。绒毛膜促性腺激素69554mIU/mL，孕酮>60ng/mL，雌二醇668.88pg/mL。B超检查：宫内早孕（双胎可能，其一约7$^+$周，另一个未见胚芽）；子宫动脉血流阻力指数，左侧47cm/s，RI0.88，S/D8.7，右侧40cm/s，RI0.89，S/D9.0。

治法：活血利水。

方药：当归芍药散加味。当归6g，炒白芍10g，泽泻10g，炒白术10g，茯苓10g，川芎6g，丹参10g，牡丹皮9g，益母草10g，莲蓬10g，3剂。

西药：黄体酮针20mg肌内注射，日1次；磺达肝癸钠针2.5mg皮下注射，日1次；强的松片1#口服，日1次；芬吗通早上1#黄、中午1#红、晚上1#黄口服；地屈孕酮片10mg口服，日2次；阿司匹林片25mg口服，日3次；硝苯地平片10mg口服，日2次；西地那非片25mg塞阴道，每晚1次；羟氯喹片0.1口服，日2次。

十四诊：2020年8月10日。绒毛膜促性腺激素77599mIU/mL，孕酮75.3nmol/L，雌二醇2871pmol/L，血小板最大聚集率10.1%。B超检查：宫内早孕（双胎可能，其一约9⁻周，另一个未见胚芽）；子宫动脉血流阻力指数，左侧87cm/s，RI 0.77，S/D4.33，右侧65cm/s，RI0.74，S/D3.79。睡眠不佳，舌脉如上。

中药守上方，加酸枣仁15g，4剂。

西药同上，去黄体酮针、西地那非片。

十五诊：2020年8月14日。绒毛膜促性腺激素82573mIU/mL，孕酮52.7nmol/L，雌二醇3973pmol/L，血小板最大聚集率7.6%。阴道出血未净，咖啡色，今稍减少，寐差，脐周隐痛，大便一天1~2次，质软黏。舌脉如上。

方药：当归芍药散加味

当归6g，炒白芍10g，泽泻10g，炒白术10g，茯苓10g，川芎6g，丹参10g，牡丹皮9g，益母草10g，莲蓬10g，酸枣仁15g，4剂。

西药同上。

十六诊：2020年8月18日。绒毛膜促性腺激素83873mIU/mL，孕酮29nmol/L，雌二醇4941pmol/L，血小板最大聚集率8.1%。

方药：中药守上方，去酸枣仁，6剂。

西药同上。

十七诊：2020年8月24日。孕11⁺⁵周，绒毛膜促性腺激素92818mIU/mL，孕酮44.3nmol/L，雌二醇6832pmol/L，血小板最大聚集率7.2%。B超检查：宫内早孕（约11⁻周）孕囊37mm×28mm×44mm，头臀长42mm，胎心搏动规则；宫腔积液12mm×6mm×10mm；子宫动脉血流阻力指数，左侧85cm/s，RI0.81，S/D5.22，右侧89cm/s，RI0.75，S/D4.0。外感两天，鼻塞清涕晨微黄，咽不痛，无咳嗽，无怕冷，纳差口苦。舌淡红，苔薄白，脉细。

诊断：胎儿宫内发育迟缓可能。

方药：中药守8月18日方，6剂。

西药同上。

十八诊：2020年9月1日。孕12⁺⁶周，绒毛膜促性腺激素92962mIU/mL，孕酮64.3nmol/L，雌二醇9833pmol/L。B超检查：宫内早孕（约12周），NT 1.3mm，头臀长52mm，双顶径19mm，股骨长7mm，胎心搏动规则，羊水暗区24mm，胎盘后方液暗区（考虑血池）32mm×12mm×25mm。

方药：中药守上方，6剂。

西药同上，改硝苯地平片10mg口服，日1次。

十九诊：2020年9月8日。孕13⁺⁶周，绒毛膜促性腺激素76165mIU/mL，孕酮78.6nmol/L，雌二醇>11010pmol/L，血小板最大聚集率6.3%。

方药：中药守上方，6剂。

西药：强的松1#口服，日1次；阿司匹林片 25mg口服，日2次；磺达肝癸钠针2.5mg皮下注射，日1次；硝苯地平片10mg口服，日1次。

二十诊：2020年9月15日。孕14⁺⁶周，久坐腰痛，大便1天1次，软黏不成形。血小板最大聚集率7.0%。B超检查：宫内单胎存活（约14周）；子宫动脉血流阻力指数，左侧138cm/s，RI0.6，S/D2.5，右侧144cm/s，RI0.58，S/D2.38。

方药：中药守上方，6剂。

西药：强的松1#口服，日1次；阿司匹林片25mg口服，日2次；硝苯地平片10mg口服，日1次。

二十一诊：2020年9月22日。孕15⁺⁶周，恶心，大便一天1~2次，软黏不成形。B超检查：宫内单胎存活，双顶径30mm，股骨长14mm，胎心153次/分，羊水暗区30mm，胎盘下缘边缘液暗区29mm×18mm×32mm。

治法：益气养阴。

方药：生芪15g，北沙参15g，麦冬12g，山药15g，炒白术10g，黄精15g，玉竹15g，知母10g，当归9g，天花粉10g，4剂。

西药同上。

二十二诊：2020年9月26日。孕16⁺³周，妊娠呕吐除，口渴，大便一天1次，色黄，较前正常。舌脉如上。

方药：中药守上方，加葛根15g，太子参15g，14剂。

西药：强的松片1#口服，日1次；阿司匹林片25mg口服，日2次。

二十三诊：2020年9月28日。孕16⁺⁵周，阴道少许出血2天，咖啡色，小腹酸痛，恶心，大便溏，一天1~2次。舌脉如上。

方药：中药守上方，加阿胶10g（烊冲），仙鹤草15g，旱莲草15g，5剂。

西药同上。

二十四诊：2020年10月10日。孕18⁺³周，阴道出血净。10月6日胎儿染色体非整倍体检测：低风险。

方药：中药守上方，7剂。

西药同上。

二十五诊：2020年10月17日。孕19⁺³周，口干，小腹痛，位置不定，矢气多，大便一天4~5次，少量，不成形。B超检查：宫内单胎存活（胎儿约17⁺⁴周），胎心胎动可见，胎心146次/分，胎盘下缘达宫颈内口（胎盘低置状态），帆状胎盘或球拍状胎盘可能，单脐动脉可能，宫颈管长度35mm。舌脉如上。

治法：益气养阴活血。

方药：中药守9月22日方，加石斛12g，丹参15g，川芎9g，7剂。

西药同上。

二十六诊：2020年10月22日。孕20⁺¹周，大便一天1~2次，成形，腹胀，寐差。B超检查：宫内单胎存活，胎盘下缘覆盖宫颈内口，胎盘实质内多处液暗区（血池可能），单脐动脉可能，脐带横切面呈"吕"字形。宫颈管长度35mm。

治法：活血利水，益气安神。

方药：当归芍药散加味。当归6g，炒白术10g，炒白芍10g，川芎6g，茯苓10g，泽泻10g，生黄芪30g，黄精20g，炒扁豆20g，酸枣仁20g，夜交藤15g，杜仲12g，丹参12g，鲤鱼1条（煎，代水），7剂。

西药同上。

二十七诊：2020年11月4日。孕22周，入住某医院产科，予葡萄糖、氨基酸补液治疗。B超检查：宫内单胎存活，双顶径44mm，股骨长29mm，股骨长29mm，腹围143mm，胎心156次/分，羊水中等，胎盘下缘覆盖宫腔最低点宫颈内口，血池20mm×36mm×48mm，单脐动脉。B超医生认为胎儿宫内发育迟缓，比正常妊娠小3周，住院医师认为有胎停危险。恶心，纳欠，大便一天1~2次，软不成形，寐差。舌脉如上。

方药：当归芍药散加味。当归6g，炒白术10g，炒白芍10g，川芎6g，茯苓10g，泽泻10g，生黄芪30g，黄精20g，炒扁豆20g，酸枣仁20g，夜交藤15g，杜仲12g，丹参12g，合欢花12g，龙齿20g，鲤鱼1条（煎，代水），7剂。

西药：强的松片1#口服，日1次；达肝素钠针5000U皮下注射，日1次；阿司匹林片25mg口服，日3次；地屈孕酮片1#口服，日2次。

二十八诊：2020年11月23日。孕24^{+5}周，11月11日B超检查：宫内单胎存活，孕约21周，双顶径50mm，头围190mm，股骨长33mm，肱骨长30mm，腹围162mm，胎心153次/分，羊水指数90，脐动脉S/D2.17，脐带插入口异常：球拍状胎盘可能，帆状胎盘不排除，胎盘前置状态，下缘达宫颈内口。11月23日B超：宫内单胎存活，孕约22周，双顶径52mm，股骨长37mm，四腔心可见，胃泡可见，双肾及膀胱见，羊水最深前后径约53mm，胎心150次/分，脐动脉S/D 2.1，胎盘附着于子宫后壁，成熟度I^{+}度，其下缘距宫颈内口，胎儿脐带绕颈一周可能。每次住院医师查房，都提出有胎停危险。寐差，多梦，昨彻夜难眠，夜尿4~5次，输液后踝部水肿，少痰。舌脉如上。

方药：当归芍药散加味。当归6g，炒白术10g，炒白芍10g，川芎6g，茯苓10g，泽泻10g，生黄芪30g，黄精20g，炒扁豆20g，酸枣仁20g，夜交藤15g，杜仲12g，丹参12g，太子参15g，牡蛎20g，鲤鱼1条（煎，代水），7剂。

西药同上。

二十九诊：2020年12月4日。孕26^{+4}周，输液后踝部水肿明显减轻，晨起恶心不适，妊娠糖尿病（现饮食控制），空腹血糖5.2mmol/L，餐后1小时血糖10.67mmol/L，餐后2小时血糖11.1mmol/L。胎心检测一过性心动过缓，60~147次/分。舌淡红，苔薄白，脉细。

治法：活血利水益气。

方药：当归芍药散加味。当归6g，炒白术10g，炒白芍10g，川芎6g，茯苓10g，泽泻10g，生黄芪30g，黄精20g，玉竹15g，丹参20g，菟丝子15g，7剂。

西药：强的松片1#口服，日1次；达肝素钠针5000U皮下注射，日1次；阿司匹林片25mg口服，日2次。

三十诊：2020年12月11日。孕27^{+4}周，B超检查：宫内单胎存活，双顶径55mm，股骨长40mm，胎心139次/分，羊水指数105，脐动脉S/D 2.29，单脐动脉，球拍状胎盘可能，帆状胎盘不排除，胎盘前置状态，胎盘内血窦形成可能。胎儿核磁共振检查：孕25^{+}周，双顶径61mm。

方药：当归芍药散加味。当归6g，炒白术10g，炒白芍10g，川芎6g，茯苓10g，泽泻10g，生黄芪30g，黄精20g，玉竹15g，丹参20g，菟丝子15g，杜仲12g，续断12g，7剂。

西药同上。

三十一诊：2020年12月18日。孕28^{+4}周，B超检查：宫内单胎存活，约24^{+5}周，胎心137次/分，羊水指数105，脐动脉S/D1.82，单脐动脉，球拍状胎盘可能，帆状胎盘不排除，胎盘Ⅰ级，距宫颈内口约20mm，胎盘内血窦39mm×20mm×28mm。在家属的强烈要求下，医师查房时不再提胎停之事。

治法：活血利水，益气补肾。

方药：当归芍药散加味。当归6g，炒白术10g，炒白芍10g，川芎6g，茯苓10g，泽泻10g，生黄芪30g，黄精20g，玉竹15g，丹参20g，菟丝15g，杜仲12g，续断12g，神曲10g，佛手10g，7剂。

西药同上。

三十二诊：2021年1月8日。孕31^{+4}周，B超检查：宫内单胎存活，双顶径67mm，股骨长48mm，胎心120次/分，羊水指数100，脐动脉S/D 1.78，单脐动脉，胎盘实质内多处液暗区，胎盘内血池形成可能，大者约51mm×26mm×38mm，球拍状胎盘可能，帆状胎盘不排除，距宫颈内口约25mm。空腹血糖6.42mmol/L，D-二聚体0.83mg/L。睡眠多梦，醒后难再入睡，大便一天3次，稍黏。舌脉如上。

治法：活血，利水，益气。

方药：当归芍药散加味。当归6g，炒白术10g，炒白芍10g，川芎6g，茯苓10g，泽泻10g，生黄芪30g，黄精15g，丹参15g，菟丝子15g，益母草12g，党参15g，7剂。

西药同上。

三十三诊：2021年1月15日。孕32^{+4}周，B超检查：宫内单胎存活，双顶径71mm，股骨长51mm，胎心139次/分，脐动脉S/D 1.89，单脐动脉，球拍状胎盘可能，帆状胎盘不排除。血糖控制尚可，大便黏，一天1~2次，轻微鼻塞，咽中有痰，或黄。舌脉如上。

治法：活血利水，益气化痰。

方药：当归芍药散加味。当归6g，炒白术10g，炒白芍10g，川芎6g，茯苓10g，泽泻10g，生黄芪30g，黄精15g，丹参15g，菟丝子15g，益母草12g，党参15g，竹茹10g，芦根12g，7剂。

西药同上。

三十四诊：2021年1月21日。孕34^{+6}周，2月8日剖腹产得一1.75kg重男婴，身体健康。术中发现球拍状胎盘，发育差，只有普通妊娠6个月胎盘大小，脐带扭曲十分明显。现产后43天，婴儿体重已增至3kg。

体会：胎儿宫内生长迟缓是指胎儿体重低于同龄平均体重的两个标准差，或是同龄体重的第十百分位以下，体重小于2.5kg。胎儿宫内生长迟缓儿围产期发病率和死亡率比正常儿高6~8倍。患者先天性子宫发育不良，宫腔狭小，子宫内膜息肉，子宫内膜粘连，曾做过宫腔镜手术。由于宫腔内环境不佳，导致第一次胚胎移植失败。经过半年的调理，第二次胚胎移植终于成功。但在胚胎移植的第20天，发现绒毛膜促性腺激素上升的幅度减缓，配合西药抗凝、抗血栓药物，中药改用活血利水的当归芍药散加味治疗。随着胎儿的发育，发现原来双胎妊娠已经停育一胎，至孕11周时，发现宫内胎儿发育迟缓倾向，至孕16周时出现羊水过少，至孕19周时，胎儿已经小于实际胎龄2周，发现胎盘低置，帆状胎盘或球拍状胎盘可能，单脐动脉可能，至孕22周时胎儿小于实际胎龄3周，至孕28周时胎儿小于实际胎龄4周。治疗的整个目的就是保全胎儿的生命，避免胎死宫内。改善胎儿的血供情况，成为治疗的关键。虽然住院医师对于保全胎儿生命不抱乐观态度，但在中西医的努力下，终于获得成功，其中，中医水血学说的运用，起到关键的作用。

（8）妊娠期眼压高会诊案

万某，35岁。2019年7月26日会诊。

患者因早孕，在门诊某医师处开具温肾安胎汤［鹿角10g，淫羊藿10g，巴戟天10g，菟丝子12g，续断12g，杜仲12g，桑寄生12g，莲房10g，仙鹤草15g，山药15g，阿胶（烊冲）10g，荆芥炭10g］，服药几剂，即出现剧烈头痛，不得不停止服药，再次服药，又出现类似情况。经西医眼科检查发现，左眼眼压升高，最高眼压达60mmHg（正常眼压的范围为11~21mmHg），开始使用布林佐胺滴眼液（派立明）、酒石酸溴莫尼定滴眼液（沐利汀）、盐酸卡替洛尔滴眼液（美开朗）对症治疗。请我会诊时眼压15~16mmHg，但视物稍模糊，似隔翳视物，眼有黏稠物，眼泪较多。胃纳可，夜寐安，小便调，大便结，口干口苦。舌稍红，苔薄腻，脉细弦。辨证：肝经郁热，水血不利。治法：清肝明目，利水活血。方药：菊花10g，决明子10g，龙胆9g，茯苓皮30g，车前子12g，秦皮10g，牡丹皮10g，丹参12g，益母草15g，珍珠母15g，木贼10g，蝉蜕5g，4剂。

会诊二（2019年7月30日）：服药后视物明显清晰，眼泪减少，大便干结，口干口苦。已停用一切西药滴眼液。舌稍红，苔薄腻，脉细弦。方药：中药守上方加减。菊花10g，决明子10g，龙胆6g，茯苓皮30g，车前子12g，秦皮10g，牡丹皮10g，丹参12g，益母草15g，珍珠母15g，制大黄5g，蝉蜕5g，7剂。

会诊三（2019年8月6日）：眼睛无任何不适，视物清晰如初。大便色深，无口苦。舌略红，苔薄腻，脉沉弦。方药：制大黄6g，车前子10g，龙胆5g，蝉蜕10g，菊花10g，决明子10g，茯苓皮30g，赤芍10g，丹参12g，益母草12g，石斛10g，花粉10g，7剂。

体会：患者出现头痛、视物模糊、眼有黏稠物，属于肝热所致，引起肝热的原因，则是服用药性偏温的温肾安胎汤之故。西医学认为眼压升高，是由于进入前房的房水过多，而排泄的房水过少。房水过多，属于水病；房水排泄不利，属于瘀血阻滞的通道问题。故眼压升高，仍然属于水血学说的范畴。运用利水活血的方法可以疏导前房房水的排泄，以降低眼压。虽然患者就诊时眼压已经趋于正常，但其后遗症状仍然存在，故仍使用利水活血、清泻肝火的方法治疗，取得了明显的疗效。

（四）与水血相关的产育病

1.历代医论选析

隋代巢元方《诸病源候论》卷四十三说："产难者，或先因漏胎，去血脏燥……秽露早下，致子道干涩，产妇力疲，皆令难也。"秽露即胞衣水，产前水血去多，是导致难产十分常见的原因。

明代郑钦谕《女科心法》也说："如十月未足，忽然腹痛，或作或止，或痛亦不甚者，名曰弄痛，非正产之候；如胎气高，尚未下陷，非正产之候；如谷道未挺进者，非正产之候；如水浆未破，血未出者，非正产之候；即浆血已出，而腰腹不极痛者，非正产之候……至于腰腹作阵频痛，甚则胎气顿陷，脐腹痛极，乃至腰间重痛，谷道挺进，继之浆破出血，眼中如见火光者，是真产候，方可用力。"分娩的过程，就是一个水血俱下的过程，而水血过耗则是难产发生的原因之一。

清代蔡松汀说："产以气血为主，气足则易于送胎出门，血足则易于滑胎落地。若忍痛久则伤气而气不足，下水多则伤血而血不足，气血不足，产何能下？"其中的"若忍痛久则伤气而气不足"讲得十分有道理，它不完全苟同清代亟斋居士《达生篇》提出的临产六字真言——睡、忍痛、慢临盆。因为过分地忍痛，会耗伤产妇的元气。气不足则无力送水、送血，容易导致难产。正产之时，必须水血并下，方将胎、胞送出。一旦胞水破早，出血过多，水少血乏，产道干涩，难产必矣。

明代张景岳《景岳全书》卷五十一说："凡临盆将产者，宜先服此药（脱花煎），催生最佳，并治产难经日，或死胎不下俱妙。当归七八钱或一两，肉桂一二钱或三钱，川芎、牛膝各二钱，车前子钱半，红花一钱。"方中使用车前子者，利水以助行血，水行则血行，水血并下，从而达到治疗难产和下死胎的目的。

清代何应豫在《妇科备考》中说："凡初产一二日间，（分娩）艰难者，只以加减五苓散主之。猪苓、泽泻、白术、茯苓、桂心、车前子、木通、枳壳、槟榔、甘草各一钱，滑石末二钱，灯心四十九寸，长流水顺取，煎服，连进。以子生为度。如过二三日，人事强实，饮食能进者，此胞浆干涩也，加味四物汤主之。归尾、川芎、赤芍、生地、桂心、延胡索、香附、槟榔各一钱，顺取长流水煎，调下益元散三钱，以子生为度。"以上的治疗，均离不开行气、利水和活血，都属于水血同治的范畴。

杨志一在《近代中医珍本集·妇科经验良方》中说："胎死腹中，其候为腹冷重堕，毫无动作，面如土色，舌色青黑，或口出恶臭之气，急用当归一两，川芎七钱，冬葵子三钱，煎汤服之，死胎自下。"对于胎死不下，仍用活血利水之法。

清代孟蔚《仁寿镜》卷三称："如遇此症（胞衣不下），用佛手散加牛膝、瞿麦各二钱，滑石一钱，水煎服，自下。"产后胞衣不下的治疗用药，亦是活血利水。

清代陈治《济阴近编》卷三说："若胀满腹中，上冲心胸，疼痛喘急，此是血水入胞中，胞为胀满，故不得下。治若稍缓，则伤人矣，急用夺命丹、牛膝散，或以二指随脐带而上，带尽处以指连胞向下一捺，血覆其衣，随手下矣。"这是对于水血互结胞宫导致胞衣不下的药物及手法治疗。

清代唐容川《血证论》卷二称："且下焦原系阴分，上焦之瘀多属阳热，每以温药为忌，下焦之瘀多属阴凝，故产妇喜温而忌寒，以其血在下焦也，知此，则知以温药治下焦瘀血，尤为合宜。然亦须审系寒凝，乃用温药。若血室热，则仍是桃仁承气之证。又有瘀血流注，四肢疼痛肿胀者，宜化去瘀血，消利肿胀，小调经汤加知母、云苓、桑皮、牛膝治之。"分娩之后，产妇进入一个化瘀生新的时期，此时瘀血不易去，新血不易生，每当瘀阻之时，经常伴有水滞，而导致水血互结，故而水血同治，也成为产后疾病的一大治疗法则。

汉代张仲景《金匮要略·妇人产后病脉证治》称："新产妇人有三病：一者病痉，二者病郁冒，三者大便难，何谓也？师曰：新产血虚，多汗出，喜中风，故令病痉；亡血复汗，寒多，故令郁冒；亡津液，胃燥，故大便难。"这是论述产后水血两伤、水血同病引起的三种疾病：痉、郁冒、大便难。其中包含一种误治致病——亡血复汗。

汉代张仲景《金匮要略·妇人杂病脉证并治》记载："妇人少腹满，如敦（注：古代盛黍稷的器具，上下稍尖，中部肥大，仿如瓜形）状，小便微难而不渴，生后者，此为水与血俱结在血室也，大黄甘遂汤主之。"文中指出分娩之后妇女少腹部胀满，其形如圆圆的敦，小便微有不畅，口不渴，这是水与血瘀结在血室中，用大黄甘遂汤主治。其实，《金匮要略》将此条文列在"妇人杂病脉"中描述并不妥当，因为此病是发生于"生后者"，当列入《妇人产后病脉证并治》篇中。

隋代巢元方《诸病源候论》卷四十四说："产后月水不通候：夫产伤动血气，其后虚损未平复，为风冷所伤。血之为性，得冷则凝结。故风冷伤经，血结于胞络之间，故令月水不通也。凡血结月水不通，则变成血瘕，水血相并，后遇脾胃衰弱，肌肉虚者，变水肿也。"先血病经闭，后水血相并，再脾虚成水肿，这是血分引起的水血同病。

隋代巢元方《诸病源候论》卷四十三说："夫产血水俱下，腑脏血燥，津液不足，宿夹虚热者，燥竭则甚，故令渴。"卷四十四称："（产后）渴利者，渴而引饮，随饮随小便，而谓之渴利也……产则血水俱下，伤损肾与膀胱之气，津液竭燥，故令渴也。而肾气下通于阴，肾虚则不能制水，故小便数，是为渴利也。"巢氏认为产后渴或渴利的发生，与分娩时水血俱伤的关系密切，并说："产后渴利候：渴利者，渴而引饮，随饮随小便，而谓之渴利也。膀胱与肾为表里，膀胱为津液之府。妇人以肾系胞，产则血水俱下，伤损肾与膀胱之气，津液竭燥，故令渴也。"产则水血俱伤，津血燥竭，故渴而引饮；肾气亦伤，膀胱乏蒸腾之气，故饮皆成尿，随饮随下，产后渴利生矣。

明代王纶《节斋公胎产医案》称："产后口渴或兼小便不利：凡产后患此症，多由产后失血或汗多所致，是无水谷也。夫日用水谷，胃纳而肺脾散，至精之清气为津为液，其气通心，受火色而方化为血，下行膀胱而为小便，值产亡血，而又多汗，又劳倦伤脾，不能为胃行其津液，则是生化之气不运，渗泄之令不行，是以上无津液流通，而有咽干燥渴之症。"按语：产后水血两亡，致口渴、小便不利之机理。当对照第3条产后渴利条。

隋代巢元方《诸病源候论》卷四十三说："膀胱宿有停水，因产恶露下少，血不宣消，水血壅痞，与气相搏，积在膀胱，故令胁腹俱满，而气动与水血相击则痛也，故令两胁腹满痛，亦令月水不利，亦令成血瘕也。"其认为产后胁腹满痛、月经不调以及血瘕的形成，均与膀胱停水，恶露下少，水血互结相关。卷四十四说："产后小便不通候：因产动气，气冲于胞，胞转屈辟，不得小便故也。亦有小肠本夹于热，因产水血俱下，津液竭燥，胞内热结，则小便不通也。"（屈：使弯曲；辟：同避。）

宋代陈迁《妇科秘兰全书》称："产后小便不通者，肠胃本夹于热，因产水血俱下，津液燥竭，热结肠胃，故使不通也。可服木通散。滑石，木通，车前子，甘草，山栀，葵子，赤芍，生地，陈皮，人参，黄芪，归须，川芎，葱白二根。七日外去赤芍、归须、生地，加当归、白芍、熟地。"其认为热结、水血俱虚是导致产后小便不通的原因，治疗方剂由清热、利水、活血的药物组成。

明代何应豫《妇科备考》称："恶露不来，败血停滞，闭塞水渎，小便不通，其症小腹满刺痛，乍寒乍热，烦闷不宁，加味五苓散主之。猪苓、泽泻、白术、茯苓、桂心各一钱，桃仁（去皮尖）、红花各二钱，水煎服。"认为瘀血闭塞水道，是引起小便不通、小腹胀满刺痛的原因，方中利水与活血并重。

明代宋林皋《宋氏女科撮要》称："产后一二日，小便不通作痛，带赤。当归一钱，生地一钱，红花一钱，白术一钱，木通一钱，乌药一钱，泽泻一钱，川芎一钱，桃仁一钱，茯苓一钱，丹皮一钱，车前一钱，益母草一钱。上水一盏半，灯草煎服。"

清代何梦瑶《妇科良方》称，产后小便淋闭"瘀血夹热，流渗尿胞中者，四物汤加蒲黄、瞿麦、桃仁、牛膝、滑石、甘草梢、木通、木香"，提出产后小便不通与赤带，同样采用水血并治的方法治疗。

清代阎纯玺《胎产心法》卷下称："产后尿血，小腹痛者，乃败血流入膀胱，小腹不痛，但溺时涩痛者，乃内热也。并用小蓟汤主之……小蓟根、生地、赤芍、木通、蒲黄、淡竹叶、甘草梢（生）各一钱，滑石二钱，灯心四十九寸。水煎服。"对于产后血病引起的水病，应以凉血活血利水为治疗原则。

隋代巢元方《诸病源候论》卷四十四"产后大便不通候"称："肠胃本夹于热，因产又水血俱下，津液竭燥，肠胃否涩，热结肠胃，故大便不通也。"书中介绍产后水血两伤引起的产后津液竭燥，大便不通。卷四十四"产后大小便不通候"称："大小肠宿有热，因产则血水俱下，津液暴竭，本夹于热，大小肠未调和，故令大小便涩结不通也。"两肠宿热，水血俱涸，二便不通，犹旱地不得甘霖。

宋代陈迁《妇科秘兰全书》称："产后大便秘涩者，因产水血俱下，肠胃虚弱，竭津液不足，以致秘结不通也。七日不通者，方可通利。宜服润肠汤。麻仁子（紫苏子亦可）、枳壳、人参、大黄、归须、川芎、生地、陈皮、杏仁、甘草、槟榔、黄芪、葱白二根、赤芍、桔梗。七日外去生地、赤芍，加白芷、当归、熟地，或服麻仁丸亦可。"这是论述产后水血两虚导致便秘的治疗，现代临床易方不必以七日为限。

清代郑玉坛《彤园妇人科》卷五说："桃仁散：治产后气滞血涩，便秘胀痛。制桃仁、葵子、滑石、槟榔、葱白等分。金钥匙：治产后二便不通，胀满腹痛。滑石、蒲黄等分。研细，酒调每下二钱。"郑氏从水血阻滞入手治疗产后便秘。

清代徐大椿《女科指要》称："产后血瘀膀胱，阻塞溺窍，故小腹疼痛，小便不通焉。"膀胱为水腑，血瘀膀胱者，必血与水结，使小腹疼痛，小便不通，治当化瘀利水。

宋代陈迁《妇科秘兰全书》称："产后四肢浮肿者，因产败血，乘虚停积，流入四肢，日深腐坏，故面黄浮肿，不可作水气治之。况产虚又导其水，是谓重虚，难治。又如心腹坚大，盘边如旋盘，水饮所作，名曰气分，又名血分。又有怀娠肿至产后不退者，俱服加减小调经散。加减小调经散退肿消胀：归须、白术、半夏、甘草、陈皮、丹皮、没药、赤茯、泽兰、附米、防风、赤芍、川芎、生地、黄芪。七日外去归须、赤芍、丹皮，加当归、白芍、腹皮，可加桑皮。如一月外皮肤如熟李之状，则变为水肿，加木通、茵陈。""产后四肢浮肿……面黄浮肿，不可作水气治之。"从中可以读出，此产后四肢浮肿（并非单纯下肢浮肿），伴见面黄浮肿，不可作水气治者，应该是产时失血、贫血引起的浮肿。其中的治疗也分为两阶段，以七日为界，第一阶段活血利水为主，药用归须、白术、半夏、甘草、陈皮、丹皮、没药、赤茯、泽兰、附米、防风、赤芍、川芎、生地黄、黄芪；第二阶段以当归取代归须，用白芍取代赤芍，体现了以补益气血为主的思想。这种治疗方法，是急者治其标，缓者治其本。如一月外皮肤如熟李之状，则变为水肿，只以水肿的利水法去治疗。加茵陈者，不如加薏苡仁、泽泻为佳。

明代武之望《济阴纲目》卷十三说："经验方治产后遍身青肿疼痛，及产后血水疾（青肿者，血瘀也，以血化为水，故用此，乃简便良法）。"武之望所说的血水疾，就是瘀血化水引起的疾病。

明代茅友芝在《茅氏女科秘方》中称："产后四肢肿者，因生子讫，例服黑神散及芎归汤，驱逐瘀血以生新血也。若不服此，则恶露未尽，停留胞络，病生多端，轻者为胀、为痛、为寒、为热，甚者月水不调，经闭不通，久成血瘕，以致尫羸。又有产后面目四肢浮肿，此败血乘虚，停聚五脏，循经流入四肢，流注日久，腐坏如水，以致浮肿。医者作水气治之，用大戟、甘遂等导其水气，因虚复虚，以致枉死者多矣。但服调经散，血行肿消，自然痊脱。"产后面目四肢浮肿，行血可以消肿。此文当与第9条参照阅读。

《郑氏女科·郑氏女科八十二法》称："珀射散治产后浮肿，恶露不尽或少行，乃瘀化成水，散瘀调身。琥珀、没药、桂心、白芍、当归、麝香、细辛。共研末，每服与姜汤调服，陈酒亦可。"

清代唐容川《血证论》卷四说："（产后）如发为水肿，是血从水化而变为水，与血变为脓无异。既从水化，则从水治之，五苓散加蒲黄、丹皮以利之。"此处虽称血从水化，则从水治，其结果还是水血并治。

清代陈佳园所传的《妇科秘方》说："（产后）如奔下两腿如车轮之肿大者，不能展动，为恶血流滞入四肢之症。"其认为产后血崩时两腿水肿，是由于恶血流入两腿所致。这也印证了《血证论》卷一提出的论点："瘀血化水，亦发水肿，是血病而兼水也。"

明代陶本学《孕育玄机》卷下说："产后之泻多从饮食所伤，脾胃困弱，不能通调水道，膀胱不利，水道混杂而然。其瘀血流入大肠而泻者，所下必黑，产下恶露去少，可辨也。此千百而一二耳。"

明代王肯堂《证治准绳·女科》卷五引朱丹溪说："治产后泄泻，恶露不行，此余血渗入大肠为泻，洞泄不禁，下青白黑色。用荆芥大者四五穗，于盏内烧灰，不得犯油火，入麝香研，汤三呷调下。此药虽微，能治大病。"此为瘀血渗入大肠，水血并下而成腹泻，故需用入血分的荆芥炭和活血的麝香治疗。

《郑氏女科·郑氏女科八十二法》称："益脾健运汤治产后或未满月腹胀如孕，乃脾虚之故耳。苍白术、茯苓、陈皮、甘草、泽泻、大腹、人参、血珀、没药。"郑氏虽然诊断为脾虚，但在治疗时，仍然是健脾与活血、利水同用。

清代张璐《张氏医通》卷十一称："（产后）若面赤呕逆欲死曰冲肺，二味参苏饮，甚则加芒硝荡涤之。"方中人参益气救逆，苏木活血化瘀，芒硝涤痰消饮，因"水壅即为痰饮"，故治疗之中仍然未离干水血同治的范畴。

清代唐容川《血证论》卷六称："盖人身气道，不可有塞滞，内有瘀血，则阻碍气道，不得升降，是以壅而为咳。气壅即水壅，气即是水故也。水壅即为痰饮，痰饮为瘀血所阻，则益冲犯肺经……须知痰水之壅，由瘀血使然，但去瘀血，则痰水自消，宜代抵当丸加云茯苓、法半夏，轻则用血府逐瘀汤，加葶苈、苏子。"虽然此论立于咳嗽条中，但与产后败血冲肺的病因、病机以及治疗十分契合。

2.历代医案选评

（1）难产案

吴荗山（明代）治一妇产难，三日不下，服破血行经之药，俱罔效。吴因制一方，以车前子为君，冬葵子为臣，白芷、枳壳为佐使，已服午产。众医异之。吴曰：《本草》谓催生以此为君，《毛诗》采苤苢以防产难是也。（《王肯堂医学全书》）

按语：胎儿在胞，以水载胎。不治血，而治水，行水下胎，如顺水推舟也。

（2）产后浮肿案

案1：杜壬（宋代）治张宣徽侍宠产后浮肿，产科治不效，病势转剧。杜曰：诸医作何病治？张曰：皆云水气浮肿。杜曰：非也，且水气发咳嗽，小便涩。今爱宠不咳嗽，小便不涩，惟手足寒，乃血脏虚，气塞不通，面身浮肿。用牡丹皮散而愈。牡丹皮散：牡丹皮，大黄，芒硝各一两，冬瓜子半合，桃仁三十粒。水煎。（《女科指掌》）

按语：产后浮肿，所用方为牡丹皮散，实即《金匮要略·疮痈肠痈浸淫病脉证并治》之大黄牡丹汤。杜医称其"乃血脏虚，气塞不通"所致，其实不确，乃系瘀阻湿滞为是，所用之法，当属开支流。

案2：一妇产后四肢浮肿，寒热往来，盖因败血流入经络，渗入四肢，气喘咳嗽，胸膈不利，口吐酸水，两胁疼痛，遂用旋覆花汤，微汗渐解；频服小调经，用泽兰梗煎汤调下，肿气渐消。（《王旭高临证医案》）

按语：产后下肢浮肿者，常责其瘀；产后四肢浮肿者，常责其虚。西医学当甄别产后腹部深静脉血栓形成抑或贫血所致。

（3）产后癃闭案

张，寒气客于下焦，瘀凝停于小腹中央，乃膀胱之部也。寒气瘀凝，阻塞胞门，膀胱阳气失化，以致癃闭。产后八日而小溲不通，脉细肢寒，腹中觉冷，恐其气逆上攻发厥。法以温通下焦，化瘀利水。全当归八钱，川芎四钱，山楂炭五钱，炮姜五分，桃仁三钱，车前子五钱，益母草汤、陈酒各一碗煎药。另研桂心五分、血珀五分、甘遂三分，为末，药汁调下。

又：小溲癃闭已通，恶露瘀凝未下，少腹板痛。再以温通。肉桂、延胡索、红花、桃仁、丹参、归尾、山楂炭、牛膝、炮姜炭、冬葵子、两头尖、车前子。（《王旭高临证医案》）

按语：前方系生化汤加减而成；后方因瘀阻癃闭，水血同病，化瘀利水为正治。

（4）恶露不行案

产后恶露不行，小腹作痛，渐见足肿面浮喘咳。此血滞于先，水渍于后。宜兼治血水，如甘遂、大黄之例。

紫菀、茯苓、桃仁、牛膝、青皮、杏仁、山楂肉、小川朴、延胡索。

再诊：瘀血不下，走而上逆。急宜以法引而下之，否则冲逆成厥矣。

归身、滑石、蒲黄、通草、牛膝、瞿麦、五灵脂、赤芍。

三诊：膈宽而腹满，血瘀胞中。宜以缓法下之。

大黄、青皮、炙甘草、牡丹皮、桃仁、赤芍、归身。

又丸方：牛膝一两，赤芍、延胡索、蒲黄、五灵脂、川芎、桂枝、桃仁各五钱，归尾、牡丹皮各八钱（《尤在泾医学全书·静香楼医案》）

按语：先恶露不行，后腹痛、浮肿、喘咳，是血病。三诊之中，除二诊水血同治之外，首末两诊均以活血化瘀为治。

（5）产后血肿案

血肿一症，尤为奇害，其为状，四肢浮肿，皮肉间必有红痕赤缕，皆由血溢离经，留滞于中，与水湿相化，因变为水也（宜调荣饮，或酌用代抵当汤）。而产妇败血留滞，以致化水，亦能成肿，必四肢浮，面皮黄（宜小调经散）。不论妇人、女子，经水为患，亦能化水，四肢肿，小便不通，此血不归经之故（宜椒目丸）。三者皆不易治，皆水肿病之类也。（《沈金鳌医学全书》）

按语：血肿而见皮肉间红痕赤缕者，当属淋巴管炎出现的现象。产后血肿且见赤缕，为水血同病。

（6）恶露不行案

吴某，女，25岁。1984年12月3日诊。

产后5日，恶露不行，少腹刺痛，渐致肢肿面浮，不饥少纳，甚则泛恶；肠鸣腹泻，为黏液稀便，每日4次；胸次闷然，肢体困重，苔薄腻，脉濡。此血滞于先，水积于后，拟予活血利水，疏导脉络。川芎、三棱、红花、泽泻、焦白术各10g，生山楂、焦山楂各15g，猪苓、茯苓各12g，上肉桂6g（焗），干姜5g。上方连服4剂，排出紫黑血液及血块数枚，腹痛顿减，唯面浮依然。再予上方加生黄芪、通草、瞿麦、蒲黄出入调治半个月，诸症皆愈。[王兵，柳成刚，姜德有.吴惟康运用化瘀利水法治验举隅.河南中医，2012，32（10）：1394-1395.]

按语：恶露不行，当属血病，肢肿面浮，血病及水。案中五苓散配伍活血之品，水血同疗。

（7）产后腰痛案

李某，女，29岁，职工。主因产后腰痛、乏力、头沉月余就诊。

自诉：产后右侧腰痛，痛甚如折，体倦乏力，少气懒言，头重如裹，纳呆，口黏，胸闷泛恶。面色黯黄，形体丰腴，舌质淡黯而胖、边有齿痕，舌苔白而黏腻，脉细滑。证属脾虚湿盛，气血瘀滞。治宜健脾祛湿，活血通络。方用三仁汤化裁：滑石30g，半夏10g，炒杏仁12g，薏苡仁30g，红花15g，续断12g，川厚朴10g，石菖蒲10g，白蔻仁8g，淡竹叶6g，肉桂8g。服8剂后，仅有腰痛作祟，余症消失。又予解痉镇痛酊药水涂于腰部，一日四五次，加强活血化瘀、镇痛通络之功，治疗15天后痊愈。1年后随访无复发。（《吴熙妇科精粹·医话医案》）

按语：产后水湿瘀血留滞腰间作痛，用三仁汤健脾化湿，用大剂红花逐瘀，水血同治。

（8）产后水血结于血室案

杨某，女，32岁，农民。孕第三胎，妊娠6⁺月。

半个月前在当地医院行中期引产术，胎儿娩出后胎盘滞留，行人工剥离，并钳刮取出数块胎盘组织，患者腹痛持续不减，阴道出血不多，第二天转入我院妇产科，诊断为胎盘残留、产后感染。妇产科再行清宫亦未清出残留物，遂给输血、输液、抗感染等治疗10余日，患者体温不降，波动在37.5~38.5℃，腹胀痛，食欲差。请朱老会诊。

初诊见患者四肢消瘦，面色萎黄，少腹胀满、疼痛拒按，纳差，小便量少，大便三日未行，恶露量少色淡，舌暗红，苔薄白，脉沉细弦。证属水血互结，仍拟大黄甘遂汤治之：大黄、阿胶各9g，甘遂6g。将甘遂为末，余二味同煎取汁两盅，先用一盅冲服甘遂末一半，4小时后再用前法服余药。

二诊：服药一次后，即泻下黑燥便半便盆，第二次服药后又泻下稀黑便约2000mL，腹胀痛略减，食欲稍增，舌暗淡，苔薄白，脉沉细涩。邪去其半，阳气衰微，浊阴之气充塞三焦。治宜温阳化气，佐以祛瘀，方用桂枝去芍药加麻辛附子汤加味：桂枝、生姜、泽兰各9g，乌附块6g，麻黄4.5g，细辛、炙甘草各3g，茜草6g，大枣3枚。用法同上。

三诊：患者服药后又排稀黑便数次，食欲大增，腹不胀而痛，按之软，左少腹可触及胎儿头大的一个包块、固定不移、压痛明显，舌质暗红，苔薄白，脉沉缓而涩。此阳气渐复，气机已得通利，水邪去，正气亏，瘀血独留，已成癥积。法当补气活血，化瘀消坚。依法立方：血竭12g，当归15g，黄芪、桃仁、泽兰叶各18g，红花、血灵脂各9g，生蒲黄4.5g，炙甘草6g，黄酒100mL。用酒浸药数分钟后，加水煎两次兑入，日分3次服。

四诊：上方服3剂后腹痛止，能下床活动，腹部包块明显缩小，压痛减轻，脉较前有力。上方加牛膝9g，继服。3剂后，已能在院内散步，饮食、二便均正常，腹部包块缩小到拳头大，无明显压痛。因属计划生育手术后遗症，妇科提出手术治疗，于1983年1月4日手术，术中见子宫破裂已自行修复，腹内包块系被大网膜包裹的胎盘组织。术后于1月20日痊愈出院。［吴长浩.朱有德老中医治疗产后水血结于血室验案.陕西中医，1985，6（9）：403-404.］

（9）引产后水血互结案

周某，农妇，32岁。因采用外用之药纳入阴道中打胎，胎下，初不觉，数日后腹满疼痛如刺，于1978年4月10日抬入我院求余诊治。患者面色暗黄，蹙眉捧腹，冷汗涔涔，不停呼叫腹痛，少腹肿满如瓮，口燥不渴，大便尚可，小便涩痛，脉一息十至，促而有力，舌色紫暗。此乃肆用剧毒之药，损伤冲任胞宫，以致气血逆乱，水血互结，遂成猖狂危急之疾。追忆《金匮要略·妇人杂病脉证并治》篇载有"妇人少腹满如敦状，小便微难而不渴，生后者，此为水与血俱结在血室也"，所言与本病极似。血瘀于下则少腹刺痛，新血无以上荣故面色暗黄，水血结于胞宫故少腹肿满如瓮。其证属实，虑及打胎后（产后）有虚，故治疗宜破血逐水、养血扶正，方用大黄甘遂汤合生化汤去甘草，药用生甘遂6g，大黄、阿胶、当归、川芎、桃仁各10g，炮姜5g。1剂，水煎服。服药2小时，下血水数升，病家惊恐急求复诊。症见神疲气怯，形瘦目闭，汗出肢冷，腹满稍平，脉微细数，此为邪去正虚所致，易方胶艾四物汤加红参以扶正却邪、益气固脱。2剂尽少腹满胀消除，疼痛大止。末用归芍六君子汤补脾胃助气血以善其后，又服药数剂，诸症悉除，苦疾告痊。（《曹颖甫先生医案》）

按语：以上两案，均为产后下腹胀痛者，水血互结所致，十分符合《金匮要略·妇人杂病脉证并治》的条文："妇人少腹满如敦状，小便微难而不渴，生后者，此为水与血俱结在血室也，大黄甘遂汤主之。"

（10）产后尿潴留案

李某，26岁。1970年1月就诊。第一胎足月横位难产，产后3日，除小腹微胀微肿外，别无不适。后腹胀日重，疼肿加剧。诊脉沉涩，舌质红暗苔滑。腹部压迫难受，少腹与脐周隆起，如孕六七月状，从脐的右上部至脐的左下部有一隆起斜条，按之硬。小便不利，滴沥可下，尚不甚急迫。《金匮要略》说："妇人少腹满如敦状，小便微难而不渴，生后者，此为水与血具结在血室也，大黄甘遂汤主之。"拟方：川大黄10g，甘遂4.5g，阿胶10g，1剂煎服。服后小便有所增加，仍无大进展。药既稍效，增量而再进。川大黄30g，甘遂6g，阿胶12g，木通15g，1剂。服药后，一日夜尿量大增，腹消而愈。[宋同勋.大黄甘遂汤治愈产后尿潴留.河南中医，1983（4）：30.]

按语：病案、条文完全符合，故信手投用即效。

（11）产后腹水案

王某，女，26岁。医G1P0，孕45^{+1}周，过期妊娠、妊娠水肿而入院，住院号：1628。

1984年3月30日在"会阴侧切+胎吸"下娩一男婴，产后3天发现腹部膨隆，有移动性浊音，肝肋下1.5cm。腹水常规符合漏出液。西医诊断：肝硬化失代偿期、肝腹水。西药治疗效果不显而转请中医诊治。顷诊：产后6天，腹大如鼓，腹皮绷紧，青筋显露，腹围95cm，纳减神疲，便溏尿少，舌暗红，苔白根腻，脉细弦。此为宿有肝疾，络脉瘀阻，木郁土壅，水湿潴留，而成腹水。治以健脾理气、化瘀利水。处方：香砂仁3g（后下），煨木香6g，潞党参15g，苍术、白术各10g，茯苓皮10g，薏苡仁30g，大腹皮12g，赤小豆30g，当归10g，赤芍10g，丹参15g，益母草60g（煎汤代水）。2剂见效，增泽兰、泽泻各15g又进2剂，腹软、尿增，胃纳转佳，唯感口干舌红，证属脾湿潜消，肝阴未复。转用归芍柔肝，余药同前。又服4剂，腹水已退，腹围77cm。前方去泽兰、益母草，益黄精、山药各15g平补脾胃，以善其后，两个月后随访一切正常。[李虹."水血同治"妇产科疾病举隅.吉林中医药，1991（6）：18.]

按语：产后腹水，治以健脾理气、化瘀利水法，属于缓图。缓图的原因是患者属于肝硬化失代偿期。

（12）产后股白肿案

王某，女，25岁。1984年4月12日初诊。

患者自述，于3月正常分娩生一男孩，会阴损伤，经缝合处理1周左右，感觉左下肢不适，继之战寒发热，体温38~39℃，疼痛肿胀日渐加重，延及整个下肢，活动艰难、足不任地，膝屈困难，步覆不能。腿粗如檩，皮紧白亮，实属罕见。汗出，胃纳呆滞，大便秘结、数日一解，小溲短赤。妇产科诊断：股白肿。迭经抗生素和血管扩张药治疗，效果欠佳。邀余诊治。诊见表情苦闷，面色㿠白少华，舌绛苔黄少津，左腿明显肿胀、色白光滑，活动艰难，大腿周粗92cm，小腿周粗66cm（髌骨下缘3寸处），比健侧分别粗32cm和27cm。大腿内侧触及条索状物和触痛。脉有力。检验：血红蛋白8g/L，红细胞计数2.99×10^{12}/L。余均属正常。证属：产后体虚，失血伤津，会阴受损，毒邪内侵，血热毒结，阻塞脉络，气血瘀滞。治宜：清热解毒，化瘀通经。四妙勇安汤加味：金银花50g，玄参、连翘、黄芪、刘寄奴各30g，当归20g，甘草、牛膝、桃仁、红花、蟅虫、水蛭、王不留行、川大黄、天花粉各10g。

二诊（4月17日）：服药4剂，寒热退，便秘稍缓，小便尚佳，腿疼稍减。上方加乳香、没药各10g，丹参30g，鹿蹄草20g。服药12剂。

三诊（5月5日）：患者已能下地行走，腿痛止，腿肿见消，大腿粗76cm。上方加减服12剂，左腿痛止肿退，活动自如，腿粗分别为60cm和39cm，但活动量大时有沉重感，微肿。巩固疗效，继服4剂，以善其后，追访6个月未见复发。[史文祥.罕见股白肿一例治验.中医药学报，1985（6）：37.]

按语：股白肿是深静脉栓塞造成髂股静脉主干急性闭塞，表现为全下肢肿胀、皮肤苍白及皮下小静脉的网状扩张，可以发生于正常分娩，以及剖宫产、输卵管结扎等手术之后。从西医学的病因分析，血栓是因，是血病；水肿是果，属于水病。由于病属于血分，当以行瘀为要务。

（13）产后血栓性静脉炎案

周某，女，27岁。因产后发热20余天、右下肢肿痛3天入院。

患者20天前顺产一女婴，曾行会阴侧切，伤口愈合良好，产后出血不多，20天来体温波动在37.4~37.8℃，伴全身倦怠，纳呆，溲赤而少。近3天体温升高达38.5℃左右，右下肢肿痛，活动受限，右下肢踝上20cm处较左粗4cm，膑骨上20cm处较左粗4.5cm，肤色如常，扪之稍热，有压痛，无凹陷。患者面色萎黄，精神萎靡，腹软，未触及肿块，肝脾不大，舌黯红、苔黄微腻，脉稍数。血常规：白细胞计数15.6×10⁹/L，中性粒细胞比例88%，淋巴细胞比例12%，红细胞计数2.52×10¹²/L，血红蛋白7.8g/L。尿常规：蛋白（+），白细胞（++），红细胞（+），血沉22mm/h，抗"O"1∶800。西医诊断为急性深部静脉炎，治用青霉素、丹参液等静脉滴注。中医诊为产后流注，病由产后气血亏虚，脉道迟滞，恶血胞水不行，化为邪毒，流注下焦，阻滞下肢经脉而致。治宜清热解毒、活血祛湿通络，方用自拟消炎通脉汤加减。处方：银花藤50g，连翘、玄参、当归各20g，海风藤、川牛膝、土茯苓、赤芍各15g，红花、土鳖、桃仁、生甘草各10g，丹参25g，防己12g，水煎服，日一剂。又以透骨草、芒硝各30g，生艾叶、乳香、没药各15g，大黄12g，水煎外洗。加减治疗月余，收效不显，仍见低热，下肢肿痛。10月22日，体温37.8℃，患者自述腹胀痛3天，当日加重，以下腹为甚，伴呕吐，不能进食。查见下腹部压痛、反跳痛，腹肌紧张，上腹部叩鼓音，肠鸣音亢进。舌黯红、苔黄腻滑润，脉弦稍数。X线检查：全腹肠管有气体，右下腹有小液平面。B超检查：肝、脾、胰腺、子宫均呈不同程度增大。似为肠梗阻，拟转外科治疗，应患方要求，先行中药保守治疗。因忆仲景有水血互结血室之证与本证颇相似，故处方：大黄12g，甘遂3g，阿胶10g（烊化），1剂，水煎频服。

23日诊：体温37℃，患者自述服后虚恭频出，服药约4小时后排出一次柏油样便，随之腹痛缓解，查无腹肌紧张，肠鸣音正常，随腹痛之缓解，其右下肢疼痛亦大减，肿胀亦见消。

24日诊：体温正常，无腹痛，右下腹稍显酸胀痛，踝上20cm处较左粗1.5cm，膑骨上20cm处较左侧粗2cm；血常规：白细胞7.4×10⁹/L，中性粒细胞比例66%，淋巴细胞比例

34%，红细胞计数26.2×10^{12}/L，血红蛋白8.5g/L。治拟健脾开胃以充养经脉气血，活血祛湿解毒以尽除余邪。处方：清半夏、佛手、藿香、川黄连、云茯苓、延胡索、当归、谷芽、麦芽、防风各10g，银花藤、黄芪各30g，丹参、白术各15g，木香12g，水煎服。

11月21日：上方出入治疗近一个月，患者一般情况良好，右下肢轻肿，走动久尚觉疲劳，余无不适，临床基本痊愈。[齐文升.大黄甘遂汤产后血栓性静脉炎一例报告.新中医，1991（8）：41.]

按语：该案发病与前者相同，所用之方均以大黄甘遂汤取胜，可见该方是一张产后十分实用的方剂，绝非虚设。

（14）产后股肿成痈案

海滨黄鸿师之室人，产后四肢浮肿，右腹近脐处结一硬块肿痛成痈，右股内侧潮红水肿并皆作痛，痛甚则寒热，厉三月未已。望江某医以泻药下之，竟至呕逆不食，气喘咳嗽，自汗烦渴，前症益加，乃延余诊视。脉数无力，询之因产后恶露淋漓，弥月未净，循例洗浴。盖水湿与败血乘虚停积循经流入四肢，故令面身浮肿，元气虚损，毒不能外发，败血内聚成痈，下渗入股作痛，未可作水气治之。遂拟小调经散改汤以祛瘀生新，先治其受病之源。服后浮肿渐消，诸症悉减，改投参苓白术散，饮食倍进，继投十全大补汤，气血平复。其腹部痈肿并红赤成脓，仍用前方加入排脓之品，掀顶而溃，脓尽痛止，其夫求取收敛疮口药，余谓气血旺则肌生，令服十全大补原方，不数剂而敛矣。[朱拯.珊山医案.福建中医药，1958（5）：34.]

按语：该案产后腹痛肢肿，断为水湿与败血乘虚停积循经流入四肢所致，先以小调经散治其肢肿，续以参苓白术散倍其饮食，十全大补汤平复气血，痈溃后仍以十全大补汤补气血敛痈。

（15）脑出血案

颅脑水瘀证的治疗：脑为元神之府，清灵之窍，贵在通利，瘀血水浊互结于脑内，阻塞脑络，致使邪害空窍，脑神失养，脑窍不通而表现出一系列神机失用，脑窍失灵以及瘀血、痰浊之征。而在颅脑水瘀证治中，纯化瘀则水不去，单利水则瘀不散，唯有化瘀利水同施才是正治，如唐容川在《血证论》中所云："须知痰水之壅，由瘀血使然，但去瘀血则痰水自消。"故张教授以醒脑通窍、活血利水为其治法，在通窍活血汤基础上化裁出脑窍通方，以祛除瘀血水浊之邪，使脑窍恢复清灵通利，再现脑神之功能。主要药物为丹参15~30g，赤芍10~12g，桃仁10~15g，红花10~12g，益母草15~30g，川芎10~12g，川牛膝15~30g，茯苓15~24g，白茅根15~30g，水蛭6g，麝香0.1~0.2g（冲服），若无麝香者可以白芷、冰片合用来替代。方中丹参活血化瘀而不伤正，赤芍、川芎行血活血，加强化瘀之力，桃仁、红花活血通络，益母草、白茅根既可化瘀又能利水，再用茯苓健脾利水化浊，而川牛膝活血利水，引水引血引热从下而行，并有补益肝肾之功。用通络活血之水蛭以缓化慢消人体之瘀血，而又不伤新血，张教授喜用其治疗中风、胸痹等心脑血管疾病中的顽病痼疾。方中并用小量麝香，取其辛香走窜之力而协诸药上行，共奏醒脑通窍、活血利水、升清降浊之功。全方化瘀利水、醒脑通窍，临证用之，每获显效。[周海哲.从《金匮要略》"血不利则为水"解析张学文教授论治颅脑水瘀证.新中医，2015，47（4）：323.]

按语：张学文教授的经验显然并不局限于某一性别，它是适用于某一证型的所有患者。对于分娩高血压引起的脑出血，在出血控制、逐渐康复的时候，活血消瘀、利水消肿的方法是十分可取的。尽管没有现成的医案作为佐证，但其思路仍然可以启迪临床。

3.现代临床研究

（1）产后尿潴留临床报道

①血瘀者治宜养血活血、祛瘀通利，方选加味四物汤，药物组成：熟地黄10g，白芍10g，当归10g，川芎10g，蒲黄10g（包煎），瞿麦10g，桃仁10g，牛膝10g，滑石10g（包煎），甘草梢6g，木香10g。上述药物水煎服，日1剂，早晚分服。[郝爱荣.中医药辨证治疗产后尿潴留56例疗效观察.山西中医学院学报，2010，11（1）：41.]

按语：这是水血互结型产后尿潴留的治疗方法，方中含有《金匮要略·消渴小便利淋病脉证并治》的蒲灰散。

②基本方：当归、黄芪、茯苓、泽泻、白术、桂枝、猪苓、杏仁、木通、皂刺、甘草。临床报道经治结果45例全部治愈。药后记录首次排尿时间，一般最短者1小时20分，最迟为12小时，多数为4~6小时，服药1~2剂，次数为1~3次。[卓宏英.利尿通窍汤治45例产后尿闭.新中医，1987（6）：27.]

按语：此方集温阳、补气、活血、宣肺、利水于一炉。

（2）产后痹临床报道

产后痹是临床上一种常见病、多发病，病程长，缠绵不愈，是风湿病的一种特殊形式，在治疗上比较困难。笔者应用自拟中药汤剂发汗，配合"蚂蛇散"治疗产后痹40例，取得满意疗效。药物配制：取麻黄、桂枝、川芎、防风、羌活、细辛、乳香、没药等10味中药煎汤100mL备用。选用制剂蚂蛇散[沈卫药制字（99）N244-50号]配合做对照观察。用法：治疗组晚饭后1小时温服中药汤剂然后盖被发汗。要求汗出至足踝，不限时，汗出透即可，然后逐渐散汗，擦干身体入睡。12小时后再进行如上治疗1次。药物剂量方法同前。用药后1周之内，特殊饮食忌生冷、辛辣、解毒之品。治疗室严格保温避风。患者住院1周后出院。口服蚂蛇散5克/次，3次/日，巩固治疗3个月。两组类风湿性关节炎治疗结果对比：$\chi^2=4.083$，$0.025<P<0.05$，差别显著。两组风湿性关节炎治疗效果对比：$\chi^2=4.087$，$P<0.05$。A、B组总体治疗结果比较：$\chi^2=10.0514$，$P<0.005$。[潘宗秋.中药发汗治疗产后痹40例疗效观察.时珍国医国药，2003，14（2）：95.]

按语：运用服药促发患者大量出汗治疗产后痹的报道极其少见，正是遵循《金匮要略·痉湿暍病脉证治》"风湿相搏，一身尽疼痛，法当汗出而解"的教导，取得良好的效果。大量发汗是治疗水病的方法，配用乳香、没药以活血化瘀，合而成为水血同治之法。

4.个人临床验案及体会

（1）胎物残留案

黄某，27岁。2006年2月13日初诊。

2006年1月13日行人工流产术，因阴道出血不止，于1月24日再行清宫术，术后阴道仍有少量出血，大便稍结。于2月13日B超检查：子宫内膜厚7mm，宫腔内可见14mm×10mm×13mm不规则的稍强回声，边界不清；彩色多普勒检查显示：内无明显血流信号。生育史：1-0-1-1。舌淡红，苔薄白，脉细。西医诊断：宫内胎物残留。治法：逐下水血。方剂：大黄甘遂汤合旋覆花汤加味。制大黄9g，甘遂10g，阿胶10g（烊冲），旋覆花12g，茜草15g，葱14茎，蒲黄10g，五灵脂10g，川牛膝30g，益母草30g，3剂。

二诊（2006年2月17日）：诸症如上，舌脉如上。中药守上方加当归9g，川芎9g，枳实15g，3剂。

三诊（2006年2月20日）：阴道出血将净，血色鲜红。B超检查：子宫内膜9mm，内回声不均匀。彩色多普勒检查显示：内无明显血流信号。舌淡红，苔薄白，脉细。

体会：胞宫属于水血之脏，是洁净之腑，容不得水血异物残留。大黄甘遂汤是治疗"水与血俱结在血室"的方剂，具有逐水与活血的作用，所以能够排除残留的异物。

（2）产后腹痛案

黄某，30岁。2014年5月3日初诊。

4月16日剖宫产后两侧少腹阵发性隐痛，至今不止，排出粉红色血性恶露，腰酸明显，伴口干口苦，时觉乏力头晕，腹胀气，大便难，2天一解，胃纳及夜寐正常。妊娠期曾有血糖升高，产后已正常。生育史：1-0-0-1。目前无哺乳。舌稍黯，苔腻，脉细。治法：泄热活血。方剂：大承气汤加味。枳壳10g，玄明粉6g（冲），厚朴10g，炙大黄6g，益母草15g，川芎10g，当归10g，炙甘草6g，炒白芍15g，3剂。

二诊（2014年5月6日）：两少腹痛除，阴道出血未净，昨日腹泻3~4次，脐腹隐痛2天，口干，腰酸，局部轻压痛，腹部叩诊呈鼓音，舌脉如上。治法：行气燥湿。方剂：赤小豆15g，槟榔10g，木香6g，天仙藤10g，炒莱菔子10g，麦芽15g，枳壳6g，乌药5g，神曲10g，3剂。

三诊（2014年5月9日）：进药1剂，下腹痛除。昨天下午起小腹隐痛，现痛消，大便正常，矢气，腹部叩诊鼓音已消失，恶露已除。舌脉如上。方剂：中药守上方，5剂。四磨汤口服液1盒，每次2支，每日2次口服。

四诊（2014年5月14日）：上症均除，口烦渴，饮而不解，口臭，大便正常。舌淡红，苔薄腻，脉细。方剂：天花粉15g，牡蛎30g，北沙参12g，竹叶10g，竹茹10g，芦根30g，5剂。

体会：产后腹痛，以瘀居多，患者舌黯可验。又见腹胀便难，口干口苦，苔腻，腑气实热水阻可征。治疗用张从正汗、吐、下三法中的下法，用大承气汤合四物汤，去熟地、白芍，加益母草、炙甘草。药后连续腹泻，水邪已清，少腹痛除，瘀血已去。脐腹隐痛，叩之如鼓，转为气滞，调理气机善后。

（3）产后掌指关节疼痛案

卢某，30岁，陕西省汉中市人。2019年11月11日初诊。

曾因不孕症特意前来就诊，之后怀孕，现因"产后3个月，掌指关节疼痛、弹响"，专程坐飞机前来就诊。患者7月分娩后出现产后贫血，室内开空调24℃，出汗量多湿衣，哺乳期间奶水过少，晨起双手掌指关节疼痛，伸、握手时指关节活动不利，发出声响，遇冷水疼痛加重，泡热水后疼痛稍稍缓解。双肩及双下肢、髋部筋吊样疼痛。咽干，舌根经常疼痛，四肢易麻木，畏寒，腰痛无法直立；偶有头晕、眼前发黑，久坐久站后更甚。纳可，寐浅易醒，大便2~3一解，质干。舌淡红，苔薄白，脉细。诊断：产后指痛，弹响指（屈指肌腱狭窄性腱鞘炎）。治法：温经散寒，活血发表，通络止痛。方药：①当归四逆加吴茱萸生姜汤加味。当归12g，桂枝9g，炒白芍9g，细辛3g，通草10g，炙甘草6g，制吴茱萸3g，鸡血藤30g，威灵仙10g，桑枝15g，桑寄生15g，丝瓜络10g，羌活10g，大枣5个，生姜5片，7剂，口服。②生麻黄15g，淡附片15g，细辛15g，7剂。①方水煎分2次内服，将药渣合②方同煎，趁热浸洗两手。

二诊（2019年11月27日）：患者因面部皮肤季节性过敏复发，上药仅服5剂，中药泡手7天。因挂不到门诊号，今日预约坐飞机前来就诊。自诉掌指关节疼痛十分已去其七，晨起时稍疼痛，偶有僵硬，声响仍存，触冷水加重。目部干涩疼痛，视物模糊，头晕头痛，眼前发黑，无视物模糊，偶有耳鸣、恶心，无反酸，胃脘部顶胀感，大便2~3天/次。舌淡红，苔薄白，脉细。方药：中药守①方去桑枝，加党参15g，淡附片6g，7剂，口服；中药守②方7剂，用法同上，外洗。

体会：弹响指俗称扳机指、弹拨指，西医称为屈指肌腱狭窄性腱鞘炎。患者因产后贫血，营卫已虚，腠理开疏，汗多湿衣，空调取凉，外湿入侵引起。当归四逆汤是一张温经散寒、养血通脉的方剂。如果将方中的通草看作利水药物，这又是一张温经散寒、活血利水的方剂。手掌指关节疼痛，伸、握手时指关节活动不利，是一种寒湿凝滞、水湿停留关节的症状。用当归四逆加吴茱萸生姜汤加味内服，合麻黄附子细辛汤外洗，以温经散寒、活血利水、通络止痛。内外合治，事半功倍。

（五）与水血相关的妇科杂病

1.历代医论选析

清代沈金鳌《妇科玉尺》卷六说："妇人之疾，关系最巨者，则莫如乳。"

隋代巢元方《诸病源候论》卷四十四称："任娠之人，月水不通，初以养胎，既产则水血俱下，津液暴竭，经血不足者，故无乳汁也。"指出产后血水俱下，津液暴竭，因血虚水乏而无乳汁形成。书中还说："妇人手太阳、少阴之脉，上为乳汁，其产虽血水俱下，其经血盛者，则津液有余，故乳汁多而溢出也。"认为虽然经产，水血俱下，但若经血依然旺盛者，仍可使乳多而自溢。

清代孟葑《仁寿镜》卷三称："乳汁乃气血所化，气血盛者，乳汁必多，多而不出，必系痰壅所致，故可用疏利之药以通之。"乳汁为气血所化，乳多不出，为痰壅所致。乳多不出，以痰壅立论，颇为新颖。书中还称："凡妇人乳汁不通，用赤小豆一斗，煮粥食之，乳脉便通利。"孟氏认为水血闭阻引起的乳汁不通，可以使用活血利水的单味赤小豆来治疗。

清代莫枚士《研经言》称："胞宫血气之生，源有灵机，故有化机，不可有一物入留其中，有之则血气随物而裹，即令经闭腹大，谓之胎也。第其入留之物，有内外之别。由内入留者，本气所结，故无所成；由外入留者，他气所感，故有所成。二者皆于经行初净得之，有所成者，必如其所感。当经行后，感男子之精，即成为人；感虫蛇异物之精，即成为虫蛇异物。至其生时，皆有可验，此自外入留者二也。其自内入留者四：一为气。多怒之妇，当其经行胞净，气乘虚入，则血与气结，令人经闭腹大，方书谓之气胎，治之下其气而消。一为液。多痰之妇，当其经行胞净，痰乘虚入，则血与痰结，令人经闭腹大，方书谓之痰胎，治之下其痰而消。一为水。《灵枢》谓之石瘕，与气、液二胎同法，治之下其水而消。一为血。当经行时，或因举重，或因犯房，致经事不卒，血瘀胞宫，亦令人经闭腹大，绝似真胎，治之下其血而消。以上四者，系妇人本气所结，法与感异，而与积聚同。"只有胞中血与水结、血与痰结而成异物者，才是水血为患，当以水血互结论治。

绝经之后"七七任脉虚，太冲脉衰少，天癸竭，地道不通"，因而阴道缺乏分泌物而干燥。天癸为水，太冲脉指血。故天癸竭、太冲脉衰少，就是水、血两亏，治疗必须补益肝肾、养血滋水。《中医妇产科学》称："肝肾阴虚者年过七七，带下极少或全无，阴道干涩灼痛，或伴瘙痒，头昏耳鸣，眼目干涩昏花，腰膝酸软，口干便结，五心烦热。舌红少苔或薄黄苔，脉细数无力。方用二甲地黄汤。炙龟甲（先煎）15g，炙鳖甲（先煎）15g，干地黄、怀山药、山萸肉、炒丹皮、茯苓各10g，天冬、麦冬各9g，夜交藤15g，莲子心3g。"其主张采用滋肾水养阴血的药物治疗。

清代吴鞠通《温病条辨》称："治水与血之法，间亦有用通者，开支河也；有用塞者，崇堤防也。"开支河者，泻下大便也；崇堤防者，补脾胃也。

2.历代医案选按

（1）术后粘连案

段某，女，48岁。1983年12月23日初诊。

病史：1982年端午节前，因患子宫肌瘤，行子宫摘除术后，腹痛腰疼，少腹拘挛，不能伸展，大便里急后重、下坠窘迫，小便淋沥涩痛，小腹、腰及臀部畏寒喜暖，脉沉缓，舌淡红无苔。辨治：证属阴阳气血被阻，致血瘀阻滞，冲任受累，治以温经活血化瘀利水之法。处方：桂枝茯苓丸、活络效灵丹合剂。当归15g，川芎10g，赤芍10g，炙甘草5g，牛膝15g，桂枝10g，吴茱萸10g，牡丹皮15g，木香7.5g，寸冬15g，茯苓15g，通草15g，延胡索10g，三七粉3g（冲服），10剂，水煎服。

二诊：腹痛、腰痛减轻，小便频数淋沥已愈，大便无里急后重和下坠窘迫感，小腹、腰及臀部已不畏寒。当归15g，丹参20g，乳香10g，没药10g，桂枝10g，茯苓15g，桃仁10g，牡丹皮10g，赤芍、白芍各15g，30剂，水煎服。

三诊：疼痛基本停止，腰能伸展、运动自如，能下地工作，临床治愈。桂枝10g，牡丹皮10g，桃仁10g，茯苓20g，赤芍、白芍各15g，丹参20g，当归15g，乳香10g，没药10g，红花10g，郁金10g，20剂，水煎服。［王兵，柳成刚，姜德有.吴惟宸运用化瘀利水法治验举隅.河南中医，2012，32（10）：1394-1395.］

（2）多囊卵巢综合征案

高某，27岁。以逐渐肥胖、结婚3年未孕为主诉来诊。

患者16岁月经初潮，逾半年经事趋常，但18岁起月经渐稀、量少，继而停闭不行。渐趋肥胖，唇生短髭，24岁结婚，至今未孕（配偶体健无病，婚后一直同居）。曾多方求医诊治，外院诊为"多囊卵巢综合征"。因惧怕手术前来要求中医治疗，并诉困倦嗜卧。望其面色黯滞，舌胖苔白腻，切其脉弦滑。马老师沉思良久后说："根据脉证表现，结合西医诊断，证属痰瘀交结，正如《丹溪心法》所云：痰夹瘀血，遂成窠囊。"遂疏以大黄甘遂汤合浚血丸化裁，隔日一服，间隔日给服大黄䗪虫丸日2次，每次1丸。如此坚持用药两个月后经行但量少，形盛有减。效不更方，前方继服，配以八珍益母丸间服，半载而月事几调，形盛大减。遂停服汤药，以大黄䗪虫丸、八珍益母丸、金匮肾气丸等交替服用，并嘱调畅情志，加强锻炼，前后不经年而珠胎已结。后经随访，得一千

金，经事基本正常，惟形体仍较肥盛。[张晓峰.活血利水祛痰法在妇科的临床运用.吉林中医药，1993（6）：12.]

按语：多囊卵巢综合征出现肥胖、闭经、不孕者，从痰瘀论治，不失为是对证的治疗方法之一。

（3）卵巢过度刺激综合征案

王某，女，32岁。因"促排卵治疗后，下腹胀2天，血HCG升高半天"由门诊拟"妊娠状态、卵巢过度刺激综合征"收住院。

末次月经2016年8月8日。患者因多囊卵巢综合征门诊予来曲唑、HMG、FSH促排后受孕。8月31日患者始觉腹胀，小便减少；9月2日门诊查血HCG 98.92mIU/mL，雌二醇454pg/mL。9月3日妇科彩超：子宫肌瘤；盆腹腔积液（右侧髂窝处见积液约3.4cm，左侧腹腔见积液、较深处约5.2cm，右侧腹腔见积液、较深处约6.0cm）；双侧附件液性为主包块（左侧包块6.4cm×5.2cm，似为增大的卵巢，右侧包块6.7cm×6.3cm，似为增大的卵巢）。患者腹胀明显，腰腹部怕冷喜暖，尿量减少，饮食正常，大便每天2~3次、质偏稀，舌质淡，苔薄白润，脉滑。考虑本病属中医腹胀范畴，辨证属脾肾阳虚，水湿内停，予温肾健脾、活血利水之剂：黄芪30g，炙黄芪30g，大腹皮20g，茯苓皮20g，生姜皮20g，丹参30g，当归15g，赤芍15g，冬瓜皮20g，盐杜仲10g，炒白术25g，防己15g，干姜6g；同时每日针灸治疗，取穴及治疗方法同上。治疗后患者尿量较前增加，腹胀感未见明显改善。

9月8日查血HCG 902.48mIU/mL，雌二醇2184pg/mL。妇科彩超：宫腔异常回声；子宫肌瘤；双侧附件液性为主包块（左侧包块约7.5cm×4.2cm，右侧包块约为10.6cm×6.4cm）；盆腔大量积液（左侧腹腔见积液直径6.2cm，右侧腹腔见积液直径9.5cm）。继原方治疗。

9月9日始，患者尿量明显增加，出量为1400~2400mL，出入量基本平衡，患者感腹胀逐渐减轻，腹围每天减小0.5cm、体重每天下降0.5kg。9月18日妇科彩超：早孕，胎心待查；子宫肌瘤；双侧卵巢增大；盆腹腔积液（直肠子宫陷窝见积液直径4.1cm，左侧腹腔见积液直径3.0cm）。患者腹水较前明显减少，原方继用。

9月26日妇科彩超：早孕双胎，一胚胎存活，一胎心待查。予以出院。10月8日复查妇科彩超：双胚胎存活。目前随访，患者胎儿宫内发育良好。[侯莉莉，刘婷，宋影莹.中药结合针灸治疗卵巢过度刺激综合征.吉林中医药，2017，37（12）：1273.]

按语：卵巢过度刺激综合征是一种人体对促排卵药物产生的过度反应，以双侧卵巢多个卵泡发育、卵巢增大、毛细血管通透性异常、异常体液和蛋白外渗进入人体第三间隙为特征而引起的一系列临床症状的并发症。卵巢过度刺激综合征主要临床表现为卵巢囊性增大、毛细血管通透性增加、体液积聚于组织间隙，引起腹腔积液、胸腔积液，伴局部或全身水肿。从临床所见的卵巢增大、腹胀疼痛，及血液的高凝状态、血栓形成来看，应该属于一种血瘀证；从毛细血管通透性增加，异常体液和蛋白外渗进入人体第三间隙来看，应该属于水积病。水血同病而使用活血利水之剂，应该是一种十分合理的治疗选择。

3.现代临床研究

（1）输卵管积水临床报道

以自拟化瘀利水汤治疗。药物组成：桃仁15g，红花12g，三棱15g，莪术15g，当归12g，白芍12g，熟地黄12g，赤小豆30g，薏苡仁30g，茯苓12g，瞿麦15g，萆薢15g，蒲公英18g，败酱草30g，夏枯草15g，枳壳9g。小腹冷痛、带下量多质稀而偏寒湿瘀结者，加小茴香、炮姜等；带下黄赤、质稠，口干、尿黄而夹湿热者，伍土茯苓、马鞭草等。每日1剂，水煎服。每逢月经干净之日开始服药，25天为一个疗程，一般3个疗程为一个阶段。有效病例均予建中、益肾等法调理而善其后。治疗结果：临床治愈17例（38%），显效19例（42%），有效6例（12%），无效3例（8%），总有效率为92%。[王虹.化瘀利水法治疗输卵管积水45例.吉林中医药，2006，26（5）：29.]

按语：正常的输卵管中含有少量的液体。由于输卵管是两边开口的管道，所以不会产生过量的积水。只有当输卵管开口受阻，如输卵管伞端粘连时，才会出现积水。组织粘连属于血瘀之证，积水属于水停之象，水血同病，活血利水，正是得法。

（2）异位妊娠保守治疗临床报道

治疗方法A组：予常规西药治疗：肌注氨甲蝶呤（MTX）50mg/d，连用5天。如血清β-HCG下降不明显，再开始第2疗程治疗。B组：在A组治疗基础上于第3天加用自拟活血化瘀方。处方：柴胡6g，枳壳6g，赤芍10g，白芍10g，清甘草6g，丹参30g，桃仁10g，郁金10g，红花6g，三棱10g，莪术10g，大血藤15g，败酱草15g，益母草10g，炒茜草10g，每日1剂，水煎分两次服，连服5天。C组：在B组治疗基础上加用利水中药。处方：柴胡6g，枳壳6g，赤芍10g，白芍10g，清甘草6g，丹参30g，桃仁10g，郁金10g，红花6g，三棱10g，莪术10g，大血藤15g，败酱草15g，益母草10g，炒茜草10g，土茯苓30g，苍术10g，白术10g，生薏苡仁30g，车前子10g，通草6g，六一散20g（包煎），每日1剂，水煎分两次服。连服5天，7天为1个疗程。3组均治疗4周后评定疗效。观察指标及方法：①治疗期间严密观察生命体征及腹痛、阴道出血情况，若有异位妊娠破裂征象，随时手术。注意观察药物的副反应。②血β-HCG监测：用药后两周内，每隔3天监测血β-HCG，若每次下降>30%，即为有效。两周后每7天监测1次。直至血β-HCG值达到正常范围。③彩超监测：用药第3天进行彩超检测，动态观察盆腔内异位妊娠包块，包括妊娠囊、胚芽等的变化，检测异位妊娠发生破裂或流产时的情况，子宫直肠陷凹积液的变化。④随时观察血常规及肝肾功能变化。结果：A组治疗42例，治愈17例，有效19例，无效6例，治愈率40.48%；B组治疗46例，治愈27例，有效16例，无效3例，治愈率58.70%；C组治疗52例，治愈41例，有效10例，无效1例，治愈率78.85%。结论：利水活血方对异位妊娠保守治疗血清β-HCG恢复有显著疗效；活血化瘀方消宫旁包块作用优于单纯西药组，利水活血方更优于A、B两组。[施燕.利水活血方保守治疗异位妊娠及对β-HCG的影响.中国中医药科技，2011，18（2）：168-169.]

按语：正常的妊娠囊中含有羊水，异位妊娠形成的包块也不例外，以往只认识到异位妊娠包块属于中医领域中的瘀血，如果结合存在的羊水，就可以认为此包块是水血互结的产物。活血利水方剂能取得更好的疗效，其原理大概就在于此。

（3）潘敏求治疗卵巢癌方

基本药物：白参、黄芪、白术、茯苓、香附、枸杞子、女贞子、菟丝子、益母草、蚤休、半枝莲、白花蛇舌草、全蝎、甘草等。气滞血瘀明显者，加桃仁、红花、当归、川芎、赤芍、莪术、山慈菇、枳实等；湿热瘀毒偏盛者则改茯苓为土茯苓，加败酱草、金钱草、车前草、苦参、夏枯草等；痰湿偏盛者，加陈皮、半夏、土贝母、生牡蛎等；肝肾阴虚明显者则加生地黄、山茱萸、当归、沙参、鸡血藤、旱莲草等。[杜小艳.潘敏求主任医师治疗卵巢癌经验.湖南中医杂志，2011，27（3）：54-55.]

（4）庞潘池治疗卵巢癌医案

乐某，69岁。1994年8月15日初诊。

因"双侧卵巢低分化腺癌伴腹水"于7月28日行肿瘤减灭术，术后腹腔化疗1次，2周后仍有腹水。症见精神委顿、脘腹胀痛、下肢浮肿、纳食不香、小便量少、舌质红苔薄。辨证为正气损伤，癥阻下焦，气滞水聚。治拟扶正软坚、利水消肿、理气止痛。药用：生黄芪15g，葶苈子10g，炙鳖甲10g，大腹皮15g，葫芦瓢10g，干蟾皮9g，生米仁12g，八月札30g，半枝莲30g，白花蛇舌草30g，蜂房10g，僵蚕10g，制香附15g，丹参、丹参皮各9g，徐长卿30g。随症加减治疗3周后，肿胀消，腹水减，纳食渐香，下肢肿退，腹围自98cm减至86cm；仍感饭后胸腹不舒，口干，脉细，苔薄质红较减。证属同前，击鼓再进。宗原方加砂仁6g（后下）。1个月后，患者进行第2次化疗，腹水少量，呕恶厌食，腹胀难忍，大便6日未解，脉弦细数，苔根薄黄。证属癥聚下焦，气滞湿阻，腑气不通。治拟软坚化瘀，利湿通腑。药用：防己10g，葶苈子10g，椒目6g，制大黄9g，炙鳖甲12g，炙乳香6g，炙没药6g，半枝莲30g，白花蛇舌草30g，大腹皮15g，生米仁12g，枳实9g，黄芪15g，木香6g，制半夏9g，砂仁6g（后下）。药后腑气通，呕恶减，再拟益气养阴、理气和营之剂续服，共完成4个疗程化疗，以后失访。（《中医妇科名家经验心悟》）

按语：卵巢癌属于癥积，系血瘀所致，当出现腹水时，是血病涉及水病，所以方中会使用大量利水和活血的药物。

（5）卵巢癌术后案

黄某，女，50岁。2001年10月因反复下腹部胀痛至当地医院检查发现卵巢癌，遂于2001年10月25日行卵巢癌根治术，术后病理示：（卵巢）浆液性乳头状腺癌，Ⅲa期。术后患者精神疲倦，自觉身体虚弱，拒绝接受术后辅助化疗。之后患者于2001年11月20日至本院求医。初诊时症见：精神疲倦，反复下腹部疼痛，腹胀，纳呆，不欲饮食，口干苦不欲饮，小便黄短。舌质黯红，苔黄腻，脉弦数。中医诊断为癥积（湿热蕴毒型）；西医诊断为卵巢浆液性乳头状腺癌术后（Ⅲa期）。治疗上以清热利湿、解毒散结为法，选用四妙丸加减治疗。药用：生薏苡仁、半枝莲、龙葵、白花蛇舌草、白英、土茯苓、大腹皮各30g，莪术、八月札各15g，黄柏、怀牛膝各10g，䗪虫6g。

经治疗1周后，患者精神明显好转，腹部疼痛减轻，无明显腹胀，胃纳好转，口干口苦减轻，小便仍偏黄，时腹胀，遂以上方减半枝莲、大腹皮，加车前草15g。

继续治疗1周后，患者症状消失，精神佳，纳眠可，二便调，无明显口干口苦，体重逐渐恢复，自觉身体康复，能够接受化疗，遂继以紫杉醇加顺铂方案化疗6周期，化疗期间以健脾和胃、补肾固本之中药口服，具体用药以下方加减：黄芪、党参、白术、茯苓、女贞子、鸡血藤、旱莲草各15g，法半夏9g，陈皮、炙甘草各6g。

化疗过程中未出现明显毒副作用，化疗顺利结束后患者又坚持门诊中医药治疗，配合平消胶囊口服，随诊至今患者仍能坚持正常工作，生活如常人，未见异常。[谭开基.卵巢癌的中医治疗体会.□医药学刊，2006，24（3）：505-506.]

按语：卵巢癌术后所用的方剂大致分为四类。清热解毒类，如半枝莲、龙葵、白花蛇舌草、白英、黄柏；活血化瘀类，如莪术、牛膝、䗪虫；利水类，如生薏苡仁、白花蛇舌草、半枝莲、土茯苓、车前草；调气类，如大腹皮、八月札。方中贯彻了水血同治的思想。

（6）缺乳案

梁某，26岁，农民，初产。1988年6月24日初诊。

患者平素喜食辛辣，产后大便干结，便血甚多。产后6日而乳汁不行，邀余往诊。诊见：两乳肿胀，乳汁不行，舌苔黄腻，脉细数。此乃湿热蕴结，血络受损则便血，乳脉受阻则乳汁不行。治宜清利湿热、和血润燥，方用《金匮》赤小豆当归散原方：当归60g，赤小豆90g。水煎服，每日1剂。病家见只开一味中药（赤小豆自觅），心甚疑之。不料连服4剂后，大便调润，乳汁亦通畅充沛。[仝宗景.产后缺乳经方治验三则.河南中医，1993（2）：93.]

按语：缺乳者有气血不足者，为虚；有乳络阻塞者，为实。乳房为水血之地，实者用活血、通络、利水之法，用当归赤小豆汤正合拍。

（7）乳腺增生案

仝某，41岁，有多年乳腺增生病史。近因乳房酸沉胀痛加重前来诊治。

刻诊：乳房酸沉胀痛经期加重，急躁易怒，情绪低落，肢体沉重，舌质暗淡边夹瘀紫，苔白厚腻，脉沉涩。辨为痰饮阻滞，气滞瘀阻证。治当攻逐痰浊，行气解郁，活血化瘀。给予甘遂半夏汤、四逆散与桂枝茯苓丸合方加味。药用：甘遂5g，生半夏12g，白芍15g，柴胡12g，枳实12g，桂枝12g，茯苓12g，桃仁12g，牡丹皮12g，海藻24g，牡蛎24g，炙甘草12g。6剂，第1次煎35分钟，第2次煎20分钟，合并分3服，每日1剂。

二诊：急躁缓解，情绪较前好转，以前方6剂。

三诊：经期适来，乳腺酸沉胀痛较前减轻，以前方6剂。

四诊：肢体沉重基本消退，以前方6剂。

五诊：诸症缓解，未有明显不适，以前方6剂。

六诊：病情稳定，又以前方150余剂，经彩超复查乳腺增生消失。随访1年，一切尚好。[王付.学用甘遂半夏汤方证的思考与探索.中医药通报，2015，14（1）：16.]

按语：乳腺增生属于乳癖范畴，多系痰瘀互结所致。痰饮者，津液熬炼所生，攻逐痰饮，实为除水之法。

（8）贫血水肿案

孙某，女，31岁。面色苍白，萎黄，疲乏无力，短气懒言，心悸食少，头昏晕时欲倒，周身浮肿月余，浮肿压之没指。舌淡，体胖嫩，苔薄白，脉虚细。化验：红细胞 2.8×10^{12}/L，血红蛋白5.5g/L，白细胞 6.6×10^9/L，L65%，N30%，E5%。诊断为血虚水肿（贫血）；辨证为血虚水泛，脾肾两亏；治法为补气血退水。处方：黄芪30g，党参

30g，当归10g，川芎5g，熟地黄15g，阿胶10g（烊冲），茯苓15g，炒白术10g，酸枣仁10g，五味子10g，怀山药20g，泽泻15g，车前子15g（布包），附片10g。上方5剂，证情好转，水肿消退，面色红润，食欲增加。继服10剂诸症消失，1个月后复查血常规为正常。［毕工佐.试论水病治血.黑龙江中医药，1987（6）：8.］

按语：气血虚而水肿者，必以补益气血为首务，其次才是渗湿以治标。

（9）特发性水肿案

毛某，女，45岁。1983年3月7日初诊。

主诉：全身浮肿10天，2年前曾犯过一次，诊断为特发性水肿，并伴有心悸，少食。检查见患者全身呈现高度凹陷性水肿，皮色发亮。检查心、肝、肾、血浆蛋白均正常，舌质稍红，舌有紫斑，舌苔薄白，脉象沉涩。证属脾虚水停，血瘀湿阻。治宜温阳健脾，行血利水。处方：焦白术18g，茯苓16g，泽泻15 g，猪苓12g，桂枝10g，陈皮9g，茯苓皮10g，大腹皮20g，桑白皮10g，二丑各10g，葶苈子10g，泽兰15g，桃仁10g，红花12g，益母草30g。每日1剂，水煎分早晚2次温服。上方连服9剂，饮食进增，浮肿全消，病告痊愈，追访1年，未见复发。［程广里.活血利水法的临床应用.北京中医杂志，1986（1）：23.］

按语：五苓散合五皮饮温阳化气行水，再加活血导水之品，取效迅捷。

（10）淋证案

李某，女，40岁。1980年5月初诊。

患本病3年，发作1周。前医治以知柏地黄丸、滋肾通关丸、补中益气汤合六味地黄丸等罔效，延诊于余。刻诊尿意窘迫，尿频，尿时刺痛，淋漓不畅，尿色黄，伴头面轻度水肿，心烦易怒，口干苦，腰疼，苔薄白，质正有瘀点，脉弦细。尿检：白细胞（++），红细胞（+）。当属淋证，乃湿热阻滞州都，膀胱气化不利，水停血瘀，累及肾。治宜活血化瘀、利尿通淋：桂枝12g，茯苓12g，牡丹皮12g，桃仁12g，赤芍20g，木通10g，车前草30g，瞿麦30g，滑石18g，柴胡15g，桔梗10g，1日2剂，连服5日，诸症好转，尿检阴性，更以六味地黄丸善后。随访2年，未见复发。［聂天义.水血相关论治举隅.湖北中医杂志，1985（4）：32.］

按语：淋证者尿意窘迫、尿频、尿时刺痛、淋漓不畅是常见症状，舌见瘀点，才是血瘀证据。用桂枝茯苓丸为主方，加清热利湿通淋之品治疗。病情类似者虽不多见，却值得品味。

（11）膏淋案

邱某，女，28岁，农民。

主诉：小便混浊如米泔，排尿时尿道口热涩疼痛，痛势放散至小腹及两股侧，尿时淋沥不畅，舌质红，苔白根腻，脉数。素来嗜食辛辣炙煿食物，湿热久蕴，结于下焦，气化不行，致尿色混浊，排尿淋沥，热涩疼痛。诊断为湿热久蕴下焦之膏淋，宜利水通淋、清化湿热。用蒲灰散加三妙散：蒲黄24g，滑石24g，苍术10g，黄柏12g，牛膝12g，连服7剂而取效。［郑大正.《金匮》蒲灰散的应用.云南中医学院学报，1997，9（1）：31.］

按语：蒲灰散出自《金匮要略·消渴小便不利淋病脉证并治》中"小便不利，蒲灰散主之、滑石白鱼散、茯苓戎盐汤并主之"。蒲灰散仅蒲灰、滑石两味药。所谓蒲灰，当今均以蒲黄为用。蒲黄具有祛瘀与利尿作用，故本案表现为尿痛，痛势放散至小腹及两股侧，当属瘀血所致。因此，治法中当有"化瘀"两字为妥。

（12）腹胀便涩案

港桥邹钰燊君令正，年五十（盛夏劳作日内致病，经中西医针药兼施，历治不瘥。迨仲冬，其病增剧），患小腹隆起如敦状，气促，不能食，大便秘结，小便滴沥兼下血尿而涩痛。余曰：此为水与血俱结在血室，属《金匮》大黄甘遂汤之证也。时有某医学大家，诊为腹水，欲穿腹以决水。余引《千金方》曰：凡水病忌腹上出水，出水者一月死，况水同瘀血两相弥漫耶？非以大黄甘遂汤水血并攻不可，因此争持未决。直待次年仲春，邹君复来求诊，始用此方，少少甘遂为剂，轻泻以逐水血，一月内服至二十余剂，胸中气平，腹胀渐损，知饥用食。复续服经月，诸症尽瘥。［朱拯.珊山医案.福建中医药，1958（5）：34.］

按语：水血互结便秘腹胀，历时三季，以其日久正亏，故以甘遂少少为剂，唯有缓图，不求速愈。

（13）白塞综合征案

贾某，女，25岁。1883年4月14日诊。

3个月前即患双侧小阴唇溃疡，经治无效。刻诊：双侧小阴唇内分别可见0.7cm×1.0cm及0.6cm×0.8cm两个溃疡灶，覆有白色脓膜，局部红肿，阴道内脓样分泌物增多。同时发现右眼疼痛，球结膜充血，瞳孔边缘角膜3点处见高粱米粒大凸起的溃疡灶，舌尖部见绿豆大溃疡灶。右颈部淋巴结肿大，双腿内侧散在大小不等结节性红斑。舌红苔黄腻，脉弦细。中医诊为狐惑（白塞综合征四联征）病。治宜清热解毒、活血化瘀，方选赤小豆当归散化裁：赤小豆40g，当归25g，黄芩15g，黄连10g，甘草12.5g。连续服用43剂后，舌、前阴溃疡均减轻；右眼疼痛消失，瞳孔边缘角膜3点处见谷粒大白翳；舌尖溃疡缩为针尖大；双侧小阴唇溃疡均缩至0.3cm×0.5cm。病情已明显好转，但瘀热尚未尽除，药用赤小豆当归散加牡丹皮25g，生地黄、白芍各20g。连服本方52剂，病愈。经追访16个月，未见复发。［杨成山，陈大志.白塞病四联症一例.辽宁中医杂志，1988（2）：46.］

按语：狐惑病的描述，与西医学白塞综合征的临床表现近似。赤小豆当归散就出自《金匮要略·百合狐惑阴阳毒病脉证治》之中，原文："病者脉数，无热微烦，默默但欲卧，汗出。初得之三四日，目赤如鸠眼，七八日眦黑；若能食者，脓已成也。赤小豆当归散主之。"对于表现为口、眼、生殖器溃疡的症状，选用清热活血利水的赤小豆当归散加味，是一种辨病选方的方法。

（14）紫斑案

杨某，女，38岁。1979年7月20日初诊。

皮肤出现瘀点已1周，经玉女煎加减治疗效果不佳，遂延诊于余。刻诊：全身皮肤散在瘀斑，以四肢为多，色紫红，时轻时重；间有齿衄，色红。伴头晕、心烦、口干喜饮，盗汗，五心烦热。舌质红苔少，脉细数。证属肺胃津亏，津不润血，血乏水载而溢于肌肤。治拟滋肺胃津液，充水宁血，以白虎汤加减。处方：沙参30g，石膏60g，麦冬、女贞子各20g，黄芩、知母、山药、玉竹、芦根各15g，甘草5g。1日1剂，水煎，日3服。3剂之后，紫斑大减，再进5剂，紫斑痊愈。随访1年，未再发作。[匡民华."赤小豆当归散"加味治愈瘾疹一例.江西中医药杂志，1984（3）：55.]

按语：皮肤出现紫斑，称为肌衄。衄者，均属血分之病。此案病因分析和治则独特，称为"肺胃津亏，津不润血，血乏水载而溢于肌肤所致。治拟滋肺胃津液，充水宁血"，其中的"津不润血，血乏水载"尤多发明，体现了水血学说中以水为倡导的地位。

（15）过敏性紫癜案

刘某，女，12岁。1987年12月20日诊。

1周前始觉乏力不适，几天后双小腿见密集的针尖至粟粒、蚕豆大紫红色斑疹，稍高出皮面，压之不褪色，个别皮疹上附血疱、水疱，下肢热胀，微痒。化验：出凝血时间、血小板计数均正常。尿常规：蛋白（++），红细胞1~3/HP，白细胞1~2/HP。诊为肾型紫癜。辨属湿热蕴结，灼伤血络。治以除湿热，化瘀消斑。处方：生蒲黄、滑石各12g，赤芍、红花、黄柏、泽泻、车前子各6g。水煎服6剂后，皮疹基本消退，复查尿常规蛋白（±），续服3剂，诸症消失。[马建国.蒲灰散加味治疗过敏性紫癜.四川中医，1989（9）：40.]

按语：此案仍为肌衄，辨证为湿热蕴结，灼伤血络。所用之方亦为《金匮要略·消渴小便不利淋病脉证并治》之蒲灰散，加活血清利湿热之品。由此可见，蒲灰散的使用不应局限于小便，应该是一张治疗水血同病的常用方剂。

（16）非化脓性关节炎膝关节积液案

刘某，女，34岁，农民。1989年5月12日初诊。

左侧膝关节肿大3天。2周前有腹泻史，3天前晨起左膝关节肿胀，逐渐加重并有灼热感，无恶寒发热，纳可，大便正常，小便微黄，舌暗淡、苔厚微黄，脉沉细。检查：左侧膝关节肿大，表皮光亮，关节功能活动正常，浮髌试验（+）；血沉20mm/h，抗"O"125U。结核菌素试验（-），膝关节X线摄片检查未见异常。西医诊断：膝关节滑膜炎并积液。中医诊断：着痹（经络痹阻，水湿流注）。予以活血利水汤（苏木15g，木瓜18g，防己、川牛膝各12g，薏苡仁、滑石包煎各30g）加猫爪草10g、忍冬藤30g。水煎服，每天1剂。服6剂，关节积液等症消失。随访3个月未见复发。[王淑琴.活血利水汤治疗非化脓性关节炎膝关节积液126例.新中医，2003，35（7）：58.]

按语：关节腔之液，属于"其流而不行者为液"，液病亦即水病。关节局部肿胀、灼热，说明有瘀有热。故选用活血利水清热的治疗方法。

（17）血臌（腹水）案

夏某，女，68岁。1988年2月初诊。

1964年患子宫肌瘤，全宫切除术后患黄疸型肝炎，经治疗黄疸消退。现症见腹胀大，脉络显露，厌食乏力，两肋下疼痛，面色晦暗，四肢枯瘦，上臂、手背有血丝缕，曾在夜间出少量黑紫色鼻血，肝未触及，脾在肋下3cm。舌质及唇色紫黯，两脉弦涩。实验室检查，肝功能：黄疸指数5U，麝浊8U，锌浊18U，谷丙转氨酶190U，总胆红素3.42μmol/L，总蛋白66g/L，白蛋白34g/L，球蛋白32g/L，乙肝表面抗原1：32。B超检查：腹部有液性暗区。腹水色淡黄，比重1.015，细胞计数0.07×10⁹/L，蛋白阴性。证属血臌，治以活血利水。处方：生桃仁、红花各15g，全当归、云茯苓各20g，生大黄

25g，生乳香、生没药、白商陆各10g，泽兰叶30g，大腹皮15g。每日1剂，连服3天。服药期间，每日大便3~4次，小便量>3000mL，两肋下疼痛和腹胀均减轻。上方去生乳香、生没药、白商陆，加血丹参、车前子各30g，生黄芪40g，连服50天后B超检查：腹部液性暗区消失。将汤剂改作丸剂，连服4个月，肝功正常，腹水完全消失。随访至今未见复发。［王玉茹.活血利水治血臌.新中医，1992（7）：11.］

按语：子宫肌瘤手术切除引起的损伤属于金创，属于血病，而金创之后出现的一系列病变以及腹水，应该属于血病引起的水血同病，治疗采用活血利水的方法，使患者获得痊愈。

（18）慢性闭角型青光眼案

陈某，女，47岁。

因右眼反复胀痛，伴眉骨痛3个月，曾在省人民医院诊断为"右眼慢性闭角型青光眼"。查视力：右0.4，左1.0。右眼前部轻度混合充血，角膜后色素性KP（角膜后沉着物），Tyndall征（－），前房浅，周边前房约1/3CK，房角关闭，虹膜膨隆，瞳孔散大约5mm，对光反射迟钝，眼底检查可见视神经乳头L/D=0.7，血管呈屈膝状爬出。左眼前房浅，周边前房约1/2CK，虹膜膨隆，瞳孔约4mm大小，眼底视神经乳头L/D=0.5。测眼压：右37mmHg，左21mmHg。视野：右眼周边缩小，左眼旁中心暗区。诊断：双眼慢性闭角型青光眼（虹膜膨隆型）。采用活血利水法。药用茯苓30g，车前子20g，泽泻10g，丹参20g，红花6g，地龙10g，益母草20g，生地黄20g，甘草5g。每日1剂，配合口服A.T.P（三磷酸腺苷）和维生素B$_1$。服12剂后，测眼压右28mmHg，左19mmHg。继服半个月，眼压右20mmHg，左19mmHg；视力右0.7，左1.0。嘱继服原方1个月。8个月后复查，患者眼压仍控制在正常范围内，视力维持。［彭清华.活血利水法治疗慢性高眼压临床体会.实用中医药杂志，1994（6）：12.］

按语：房水的总量为0.13~0.3mL，其主要成分是水，此外还有蛋白质、电解质、抗坏血酸、乳酸、葡萄糖、脂类、酶类等，pH为7.3~7.5。房水是由睫状体中睫状突产生的，然后进入后房，并经瞳孔流入前房，再经前房角排出。一般情况下，房水的产生和排出保持着一种动态平衡，即在一定时间内，产生的房水和排出的房水的量是相等的。如果房水的排出通道受阻，或某种原因使房水产生的量增加，都可导致房水蓄积，使眼压升高。活血利水法可以改善房水的循环，从而降低眼压。

（19）水毒血虚案

李某，女，35岁。头晕6年，近2个月加重，已请病假。

患者中等身材，稍稍偏胖，面色㿠白，没有血色，面部轻微浮肿。西医诊断为缺铁性贫血（血红蛋白9.3g/L），治疗效果一般；中医补气补血药服用不少，不见起色。家中父母、丈夫、两个子女身体健康。半年前，在丈夫陪同下求诊于余。当时的症状有头重、眩晕、心悸心慌、气短、眠浅易醒、手足冰冷、肠鸣便软、月经色淡量少，腹诊可见胃脘有振水声、腹部有明显悸动应手、腹直肌挛急。舌体淡白水滑，脉象细柔。诊脉时发现其皮肤颜色为缺血样苍白，于是考虑为水毒造成的血虚，并告诉患者及家属要排掉水毒为主，补血为辅，服药要半年以上才能有疗效。患者及家属同意，余遂投连珠饮（苓桂术甘汤与四物汤的合方）。服药1个月，患者气色开始好转，服药3个月就去上班了，各种症状几乎消失，血红蛋白也有所升高（10.2g/L）。患者再次来诊，原方不变，再服1个月，除血红蛋白没有完全正常外，身体其他方面都正常，月经量增多。（《娄绍昆经方医案医话》）

按语：患者因为贫血导致水肿，是血病而致水病，所以治疗需要补血利水，因而选用了连珠饮。

3.现代临床研究

（1）女性生殖道人乳头瘤病毒感染临床报道

目的：探讨益气除湿解毒汤治疗宫颈人乳头瘤病毒（HPV）感染的临床疗效。方法：将2010年2月—2014年1月在医院中医妇科门诊就诊符合中医带下病气虚湿热、湿毒蕴结证170例生殖道高危型人乳头瘤病毒（HR-HPV）阳性感染患者，依据宫颈病变"三阶梯"式诊断程序（细胞学筛查—阴道镜检查—组织病理学检查）结果分成3组：A组，HR-HPV，新柏氏液基细胞学检测（TCT）阴性；B组，HR-HPV，宫颈上皮内瘤变Ⅰ级（CINⅠ）；C组，HR-HPV CINⅡ、CINⅢ。A、B、C三组分别设治疗组A1、B1、C1，以及对照组A2、B2、C2。A1、B1两治疗组口服益气除湿解毒汤（炙黄芪15g，炒党参10g，炒陈皮10g，炒苍术10g，炒黄柏10g，生薏苡仁15g，炒白术10g，当归10g，炒柴胡10g，五灵脂10g，白花蛇舌草15g，半枝莲15g，土茯苓10g，贯众10g，生甘草6g。每日1剂，水煎，分2次服，经期停药，连服3个月经周期）结合阴道塞复方沙棘籽油栓（沙棘籽、蛇床子、乳香、没药、苦参、炉甘石等组合配制而成）。C1治疗组在宫颈环形电切术（Leep术）后口服益气除湿解毒汤结合阴道塞复方沙棘籽油栓。A2、B2组均自愿接受无治疗而采取随访观察，C2组行Leep术后随访。结果：治疗组A1、B1治疗前与治疗3个疗程后的证候积分，经比较P<0.01；A1、B1比较，P<0.05。3组的HPV转阴率，治疗组与对照组比较，P<0.05。结论：益气除湿解毒汤可治疗HPV感染，疗效较好。具体数据：对HR-HPV阳性、TCT阴性的患者，通过中药益气除湿解毒汤结合复方沙棘籽油栓阴道塞药，入组后第4个月和第7个月的HPV转阴率分别为71.9%和81.3%，高于对照组的46.9%和53.1%，差异有显著性意义（P<0.05）。对HR-HPV阳性、病理诊断CINⅠ的患者，通过中药益气除湿解毒汤结合复方沙棘籽油栓阴道塞药，入组后第4个月和第7个月的HPV转阴率分别为65.6%和68.9%，高于对照组的43.8%和46.9%，差异有显著性意义（P<0.05）。对HR-HPV阳性、病理诊断CINⅡ和Ⅲ的患者，行Leep术后，运用中药益气除湿解毒汤结合复方沙棘籽油栓阴道塞药，入组后第4个月和第7个月的HPV转阴率分别为95.2%和95.2%，高于对照组的80.9%和85.7%，差异有显著性意义（P<0.05）。［孙红.益气除湿解毒汤治疗宫颈HPV感染的临床研究.南京中医药大学学报，2017，33（3）：232-234.］

按语：宫颈HPV病毒感染，是宫颈癌的诱发因素。益气除湿解毒汤除了解毒益气药物之外，还包括利水药物生薏苡仁、白花蛇舌草、半枝莲、土茯苓，以及活血药物五灵脂、乳香、没药，取得比较满意的疗效，这也是一种水血结合的治疗方法。

（2）卵巢囊肿临床报道

治疗方法：治疗组均内服理气利水散结汤。基本方：生牡蛎30g，橘核30g，海藻

15g，枳壳 10g，炮甲片 10g，浙贝母 20g，姜夏 15g，瞿麦 20g，泽泻 15g，刘寄奴 15g。随证加减：气虚者，加党参、生黄芪各 30g，生白术 15g；血虚者，加阿胶 15g，制首乌15g，当归 15g；带多色黄者，加大血藤 30g，川柏 10g，半枝莲 15g，椿根皮 15g；大便干结者，加生大黄 10g；经行血块多，或舌质紫暗者，加桃仁 10g，红花 10g，三棱、莪术各 10g。每天 1 剂，水煎服，日服两次，20 剂为 1 个疗程，经期停服，治疗 1~3 个疗程。治疗结果：治疗组：治愈 69 例，占 67%，显效 21 例，占 20.4%，有效 7 例，占 6.3%，无效 6 例，占 5.8%，总有效率为 94.2%。对照组（口服桂枝茯苓丸）：治愈 6 例，占 17.1%，显效 7 例，占 20%，有效 7 例，占 20%，无效 15 例，占 42.8%，总有效率为 57.1%。经统计学处理，两组有显著性差异（$P<0.05$）。[朱文仙.理气利水散结汤治疗卵巢囊肿 138例.中国中医药科技，2001，81（1）：57.]

按语：卵巢囊肿属于癥瘕范畴，而癥瘕的形成离不开血气的阻结。如果将癥瘕再细分，实质性者偏于血瘀，囊性者则多考虑水积。这是运用活血利水法治疗卵巢囊肿的机理。

（3）卵巢癌去水方治疗恶性腹水

猪苓、大腹皮、薏苡仁各 15g，车前子 12g，莪术 10g，商陆 5g 等，上述药物研粉加蜜外敷腹部，具有活血利水消肿之功，适用于卵巢癌并腹水患者。有报道用本方外敷加中药内服（车前子 12g，泽泻 10g，猪苓、茯苓皮、大腹皮各 15g，半边莲 30g，莪术 9g，薏苡仁 30g 为基本方）配合腔内化疗治疗 35 例恶性腹水患者（其中卵巢癌 8 例），结果：完全缓解 21 例，部分缓解 11 例，无变化 3 例；完全缓解率 60%，总有效率 91.4%；缓解期 5~30 个月，平均 11.2 个月。[楼银妹，楼丽琴.中药内服外敷加腔内化疗治疗恶性腹水疗效观察.浙江中西医结合杂志，2004，14（7）：430—431.]

按语：卵巢癌去水方包括外敷与内服，但无论外敷还是内服，均体现了水血同治的原则。

（4）卵巢癌大量腹水临床报道

42 例晚期卵巢癌并大量腹水患者采用腹腔灌注、介入治疗及中药相结合的综合治疗方法。腹腔灌注控制腹水治标以缓解症状，介入治疗动脉给药治本以使肿瘤缩小，肿瘤压迫减轻有利于淋巴管回流通畅，便于腹水的消退。给予益气活血、健脾利水中药（黄芪 30g，太子参 30g，白术 15g，白扁豆 15g，泽兰 30g，丹参 30g，三棱 15g，茯苓 15g，大腹皮 15g，赤芍 30g，鸡血藤 30g，砂仁 10g，甘草 10g）。一方面能减轻化疗药物的毒副作用，增加食欲，恢复体力，利于治疗；另一方面能消肿散结、祛瘀利水，使肿瘤缩小，减少腹水。[谭开基.卵巢癌的中医治疗体会.中医药学刊，2006，24（3）：505-506.]

按语：恶性肿瘤患者都存在易栓、高凝的现象，这是血病，治疗时需要选用活血化瘀的药物。卵巢癌出现大量腹水，这是水病，治疗时必须选用利水的药物。所以，卵巢癌大量腹水的治疗，需要水血同治。

（5）宫颈癌根治术盆腔淋巴囊肿临床报道

宫颈癌根治术后出现盆腔淋巴囊肿时，可将用大黄、芒硝压成粉末状，用食用醋调成稀糊状，装入纱布袋中，1 剂药可使用 3 天，每日 2 次，用时热水袋加温，敷用 1 个疗程，每个疗程15天。患者合并发热，使用抗生素3~6天。另同时予桃仁、赤芍、当归、路路通各10g，川牛膝、怀牛膝、生薏苡仁、土茯苓、龙葵、蒲公英、金银花各10g，炮山甲5g，生牡蛎30g，生甘草9g，水煎服，每日2次，连续服用15天。结果：经1个疗程中药外敷及中草药口服，患者自觉症状消失，经过盆腔B超复查，淋巴囊肿完全消失者39例，大者缩小至1~2cm，需继续使用1个疗程者1例。有效率97.5%。[金艳霞.中药治疗宫颈癌根治术后盆腔淋巴囊肿40例分析.内蒙古中医药，2012（4）：9.]

按语：宫颈癌根治术后出现的盆腔淋巴囊肿，其原因就是局部组织血管和淋巴管损伤，组织外伤属于血病，而淋巴回流的障碍，这是血病引起的水病，所以治疗时要使用清热解毒药，如土茯苓、龙葵、蒲公英、金银花；活血化瘀药，如桃仁、赤芍、当归、炮山甲；利水药，如生薏苡仁、龙葵、路路通、川怀牛膝等。

（6）恶性肿瘤下肢淋巴水肿临床报道

目的：探讨膝红汤合消肿止痛膏外敷治疗恶性肿瘤下肢淋巴水肿临床疗效。方法：选择恶性肿瘤下肢淋巴水肿患者90例，随机分为治疗组60例，对照组30例。对照组采用局部功能锻炼及全身治疗方法。治疗组在对照组治疗的基础上加服自拟膝红汤（川牛膝、怀牛膝各30g，红花15g，鸡血藤30g，木瓜15g，泽兰12g，桃仁9g，茯苓30g，黄芪30g，全蝎6g，蜈蚣3条，炙甘草6g）及外敷消肿止痛膏（苏木60g，赤芍60g，虎杖50g，三棱30g，莪术30g，三七30g，大黄40g，黄柏20g，泽泻30g，防己30g）治疗，两组均治疗2个疗程。结果：治疗组有效率86.7%，对照组有效率46.7%，治疗组在改善临床症状、提高生活质量方面明显优于对照组。结论：膝红汤合消肿止痛膏外敷是治疗恶性肿瘤下肢淋巴水肿的有效方法。[李楠.膝红汤合消肿止痛膏治疗恶性肿瘤下肢淋巴水肿临床研究.中医学报，2011，26（6）：651.]

按语：恶性肿瘤下肢水肿，应该包括子宫颈癌、卵巢癌等妇科肿瘤引起的下肢水肿。所使用的方法虽然分为内服和外用，但用药原则仍离不开活血利水。

（7）子宫内膜异位症临床报道

用化瘀通腑的内异1号丸（由大黄、鳖甲、琥珀等中药以2：2：1比例组成，加入适量醋调制），每日2次，每次2.5g，食前开水送服。月经期不停药，连服3个月为1个疗程。临床疗效：76例中61例有效，总有效率为80.26%。其中痛经、盆腔痛、性交痛有效率分别为88.89%（56/63）、66.67%（28/42）、60.00%（15/25），卵巢囊肿或结节缩小21.15%（11/52），不孕症3例怀孕占13.64%（3/22）。[王大增.化瘀通腑法治疗子宫内膜异位症临床及实验研究.中西医结合杂志，1991，11（9）：524-526，515.]

按语：子宫内膜异位症通常病灶部位有充血、增生、疼痛，所以在治疗上用活血化瘀药物，属于正治；某些病灶由于充血而见水肿，所以也可以结合利水的药物进行治疗。内异1号丸中大黄、鳖甲、琥珀、醋都属于活血化瘀药物，其中大黄、琥珀既是活血药，又是利水药物，所以该方应该是水血同治的方剂。

（8）慢性盆腔炎临床报道1

采用化瘀利湿汤（瞿麦12g，车前子12g，赤芍12g，丹参30g，延胡索12g，川楝子9g，蒲公英20g，败酱草30g，大血藤20g，茯苓20g，醋香附12g，橘核12g，益母草

15g。气血虚加党参20g，白术12g，当归10g；有炎症包块加炙山甲5g，昆布20g，大贝10g；白带多加山药20g，芡实25g，白果10g；腰痛加续断15g，菟丝子15g）治疗慢性盆腔炎48例。结果：总有效率96%。结论：化瘀利湿汤治疗慢性盆腔炎效果良好。［刘淑君.化瘀利湿汤治疗慢性盆腔炎48例临床观察.四川中医，2011，29（5）：87.］

（9）慢性盆腔炎临床报道2

52例患者，年龄28~50岁，平均39岁，病程3个月~10年，平均6.25年，均为急性盆腔炎或子宫内膜炎未及时诊断或治疗不当所致，临床均有下腹痛、腰骶痛及白带多等表现。按中医辨证属湿热瘀结型41例，寒凝气滞型11例。治疗以活血化瘀为主，辅以理疗。方药：金银花、连翘、蒲公英、败酱草、丹参、赤芍、当归、桃仁、五灵脂、丹皮、生地黄、延胡索、香附。湿热者加薏苡仁、萹蓄、瞿麦、黄柏、黄芩、玄参；寒凝者加川楝子、小茴香、木香、肉桂、穿山甲；气虚者加党参、黄芪、白术。每日1剂，水煎服。结果：痊愈10例，显效22例，好转10例，无效10例，有效率80.77%，其中湿热型有效率为85.35%，寒凝型有效率69%。22例炎性包块患者治疗后包块消失者10例，明显缩小者12例。文中并对盆腔炎形成血瘀证及中药作用的机理做了讨论。［单若男.活血化痰法治疗慢性盆腔炎52例.中西医结合杂志，1988，8（10）：613.］

按语：盆腔炎通常是由于湿热互结所致，但久治不愈的慢性盆腔炎，其中往往有瘀的因素，那是由于湿热长期胶结阻滞，影响血脉运行之故。所以治疗慢性盆腔炎选用清热活血利水的方剂，是大有裨益的。

（10）乳腺癌术后上肢水肿临床报道

目的：研究"益气活血利水法"对乳腺癌术后上肢水肿患者消肿效果的影响。方法：选择我院门诊及住院乳腺癌术后上肢水肿病例进行随机分组，治疗组给予"益气活血利水法"药物（基本方用黄芪30g，太子参、白术各12g，当归10g，益母草30g，川芎15g，桃仁9g，红花6g，赤芍9g，泽泻、桑枝、路路通各15g，地龙6g，车前草15g，王不留行18g）进行治疗，对照组未予治疗，用药30天后对比患肢臂围前后变化，计算有效率，并进行组间比较。结果：治疗组有效率高于对照组，$P<0.05$。结论："益气活血利水法"能明显减轻乳腺癌术后患肢肿胀程度，值得临床推广应用。［金军，张董晓.益气活血利水法治疗乳腺癌术后上肢水肿临床分析.中医药学刊，2005，23（8）：1529.］

按语：恶性肿瘤患者大都存在血液的高凝状态，加上手术创伤，破坏了淋巴液的回流。手术损伤属于血病，上肢水肿，属于水病，是血病导致的水病，所以治疗采用活血利水的方法。

（11）乳痈初起用发汗法治疗临床研究

乳痈初期发汗解表以辛凉辛温同用，宜采用短煎频服法，煎煮药物以武火快煎，服药后发热不退，增加服药频次，取其微汗之功，达到遍身微似有汗，忌大汗，热退即停用汗法解表，使邪气得退，正气得护。故外吹乳痈初期见发热恶寒、头身疼痛、脉象浮数等表证，乳房局部焮红肿痛等热证，通过汗法解表，以辛温辛凉轻剂，通过短煎频服、汗出热退即止的煎服方法，给该病的早期症状缓解及治愈提供了新的思路。［蔡国英.浅析汗法在外吹乳痈初期治疗中的应用.中国中医急症，2017，26（9）：1576-1578.］

按语：外吹乳痈虽然有发热恶寒等症状，但从发病机理看其显然不属于外感。治疗不及时，局部很快红肿化脓，这是血热之毒化水为脓。乳痈初起不属于外感而使用发汗解表药物，其机理是什么呢？其一固然是因为患者有发热恶寒，似表而实非表之症状；其二主要是发汗解表属于行水的一种手段，水行则血行，血行则痛消。在病理状态下对患者施治，使用利法从小便排出的尿量增加最多、下法从大便排水的水分增加居中、汗法从皮肤排出的水分增加最少，虽则如此，结合患者发热恶寒的症状，汗法仍不失为治疗乳痈初起的首选方法。

4.个人临证验案及体会

（1）亚急性盆腔炎案

林某，22岁。药物流产50天，阴道出血3天净，术后下腹疼痛，逐渐加重难耐，疼痛向会阴及下肢放射，伴腰酸痛，曾住院诊治，经腹部B超、腹部摄片、骨盆CT平扫、腰椎核磁共振等检查，未见异常。妇科检查：左侧附件压痛，右侧增厚。静脉肾盂造影提示：左侧输尿管下端扩张。会诊后拟诊为左侧输尿管结石。经多方治疗，下腹疼痛未能控制，呻吟叫号昼夜不已，主动出院。来诊时患者痛苦不堪，呻吟不迭，弯腰挽扶，腰腹疼痛，手足逆冷，大便秘结，胃纳不馨。舌淡红，苔厚腻，脉细。妇科检查子宫及两侧附件压痛明显，两侧子宫骶韧带触痛明显。诊断为亚急性盆腔炎。治法：通腑活血，清利湿热。方剂：大黄牡丹汤加味。制大黄10g，牡丹皮10g，桃仁10g，冬瓜子30g，玄明粉10g（冲），延胡索10g，蒲公英20g，大血藤20g，血竭4g，3剂。同时用活血化瘀灌肠液每次50mL，每日1次保留灌肠。药后大便下如糜粥，下腹疼痛顿除，手足转温，嗣后再用其他中药调理而安。

体会：盆腔炎往往是由气血阻滞，湿热胶结而成，其中湿之积即是水。因此，盆腔炎也是一种水血之病。使用通腑活血、清利湿热的方剂治疗盆腔炎，用药之后大便泻下如糜粥状，是促使人体排出体内大量的水分、大便及其污物，往往可以立竿见影。

（2）盆腔结缔组织炎案

任某，41岁。2013年2月27日因"经期腰腹疼痛10余年，加重1年"就诊。

患者平素月经规则，周期26~30天，经期5天。末次月经2月14日来潮，经量中等，经色偏黯、无血块，无痛经。反复出现经期腰腹疼痛10余年，持续4~5天，坠痛、酸痛，伴肛门坠胀感，寐纳可，二便调。既往史：2012年12月6日因"左侧输卵管系膜囊肿"行腹腔镜手术。生育史：1-0-1-1，顺产1次，人流1次。妇科检查：双合诊未发现异常，三合诊两侧子宫骶骨韧带均触痛。舌淡红，苔薄白，脉细。西医诊断：盆腔结缔组织炎。治法：活血通下，益肾清热。方剂：桃核承气汤加味。桃仁10g，制大黄9g，玄明粉5g（冲），炙甘草6g，桂枝6g，蒲公英15g，大血藤20g，败酱草15g，野荞麦根20g，续断10g，升麻10g，7剂。活血化瘀灌肠液，每日50mL保留灌肠。吩咐以达到大便下如糜粥状为最佳。

二诊（2013年3月27日）：月经3月20日来潮，腰腹疼痛明显好转。舌脉如上。方剂：中药守上方，14剂。保留灌肠14天。

三诊（2013年4月17日）：无腰腹疼痛，经期将近。舌脉如上。方剂：中药守上方，

7剂。保留灌肠14天。

（3）盆腔瘀血综合征案

颜某，38岁。经期下腹疼痛剧烈3年多，需服止痛片缓解，近来痛经加重，步履维艰。经量正常、色暗红夹血块，经前乳房胀痛，下腹胀，右侧少腹疼痛，性交下腹疼痛，有尿意时下腹亦痛。白带量少，有异味，大便常秘。B超检查：盆腔积液56mm×31mm。妇科检查：子宫颈肥大、色紫，宫体后位、质地中等、压痛，两侧附件压痛。舌淡红，苔薄白，脉细。诊断：盆腔瘀血综合征。治法：活血通下，清理湿热。方剂：抵当汤合桂枝茯苓丸加味。水蛭10g，虻虫6g，桃仁10g，制大黄10g，桂枝6g，茯苓10g，白芍10g，牡丹皮10g，大血藤30g，蒲公英15g，延胡索15g，血竭4g，7剂。吩咐以达到大便下如糜粥状为最佳。

二诊：经期将近，下腹疼痛减轻。治法：活血化瘀，理气止痛。方剂：下瘀血汤合桂枝茯苓丸加味。制大黄10g，桃仁10g，䗪虫10g，桂枝6g，茯苓10g，白芍10g，牡丹皮10g，益母草30g，延胡索15g，香附10g，蒲黄10g，五灵脂10g，7剂。药后经潮无痛经，量较多，3天净。此后守上方加减继续服用，连续3个月经周期无痛经发生。

体会：活血通下法中的下泻，就是通过泻下，达到排除体内水湿的一种快捷方法，犹如倾囊倒仓，故活血通下法也就是活血利水法。

（4）输卵管积水案

案1：揭某，34岁。2013年5月15日初诊。

2010年以前因"左侧输卵管妊娠"行保守治疗，2012年再次因"左侧输卵管妊娠"行"腹腔镜下左侧输卵管开窗取胚术"。术后输卵管造影显示：两侧输卵管伞端扩张积水，左侧尤甚。现无不适，纳可，寐浅，二便调畅。平素月经规律，周期28~32天，经期4天，末次月经4月28日来潮，量中，色暗，无痛经，无血块；白带量中，白色无异味。生育史：0-0-3-0（自然流产1次，异位妊娠2次）。既往史：梅毒。妇科检查：外阴无殊，阴道通畅，分泌物量少、色白、质稠；宫颈光滑，宫体后位，正常大小，质地中等，活动，轻压痛；左侧附件无压痛，右侧附件轻压痛。舌淡红，苔薄白，脉细。中医诊断：不孕症（瘀热证）；西医诊断：两侧输卵管积水。治法：活血化瘀，行气利水。方药：积水汤（自拟方：穿山甲6g，䗪虫10g，泽兰10g，王不留行30g，水蛭9g，大腹皮20g，益母草30g，制大黄9g，琥珀吞服5g，乌药9g），14剂。活血化瘀灌肠液（丹参30g，制乳香、制没药各10g，三棱15g，莪术15g，海藻15g，桃仁10g，大血藤30g，水煎成100mL而成），12剂，保留灌肠。

二诊（2013年6月4日）：月经2013年5月29日来潮。药后阴道排液量多。妇科B超检查显示：左侧卵巢边缘囊肿17mm×14mm，子宫未见异常，子宫内膜4mm。中药守上方，14剂。活血化瘀灌肠液，12剂，保留灌肠。

三诊（2013年6月25日）：B超检查：子宫内膜10mm，左卵巢旁囊肿16mm×14mm，无输卵管积水。方药：当归芍药散加味。当归9g，川芎9g，炒白芍10g，茯苓10g，泽泻10g，炒白术10g，柴胡10g，枳壳10g，大血藤20g，蒲公英15g，白花蛇舌草10g，延胡索10g，14剂。活血化瘀灌肠液，12剂，保留灌肠。

四诊（2013年11月5日）：B超检查：输卵管积水已经消失。

案2：范某，25岁。2015年6月11日初诊。

未避孕未孕半年就诊。患者既往月经尚规则，周期29~30天，经期6天、量中、色红、夹血块，无痛经，无腰酸，无乳胀。带下正常。纳寐可，二便调。舌淡红，苔薄白，脉细。生育史：1-0-0-1，顺产1次。妇科检查：外阴无殊，阴道通畅，分泌物量中等、色白、无异味，宫颈轻度柱状上皮外移，宫体前位，质地中等，正常大小，活动，无压痛，左侧附件压痛，右侧无压痛。2015年6月5日输卵管造影：两侧输卵管远端阻塞伴积水、扩张。2015年6月10日B超：子宫内膜厚度7mm，两侧输卵管积水可能，左侧最宽内径13mm，右侧16mm。西医诊断：两侧输卵管积水。治法：清热利水，活血逐瘀。方药：三七红藤汤（自拟方：三七4g，大血藤30g，莪术12g，三棱12g，皂角刺15g，乳香4g，没药4g，水蛭10g，蒲公英20g，败酱草20g，丹参15g，石见穿30g，路路通12g）加神曲10g，7剂。配合活血化瘀灌肠液保留灌肠及物理治疗。

二诊（2015年6月18日）：症如上。方药：积水汤（自拟方：穿山甲6g，䗪虫10g，泽兰10g，王不留行30g，水蛭9g，大腹皮20g，益母草30g，制大黄9g，琥珀5g，乌药9g），7剂。配合活血化瘀灌肠液保留灌肠及物理治疗。

三诊（2015年6月25日）：月经6月25日来潮。方药：当归芍药散加味，7剂。

四诊（2015年7月2日）：经水已净。方药：通水汤（自拟方：葶苈子15g，威灵仙20g，大血藤30g，水蛭9g，制大黄9g，藁本15g，皂角刺30g，三棱15g，莪术15g，地龙10g，泽兰20g），7剂。配合活血化瘀灌肠液保留灌肠及物理治疗。

五诊（2015年7月9日）：症如上。方药：积水汤，7剂。配合活血化瘀灌肠液保留灌肠及物理治疗。

六诊（2015年7月16日）：病史同前，无不适。方药：通水汤，7剂。配合活血化瘀灌肠液保留灌肠及物理治疗。

七诊（2015年7月23日）：经期将近。方药：积水汤，7剂；当归芍药散加味，6剂。

八诊（2015年8月5日）：病史同前，末次月经7月25日来潮，量色质如前。B超：子宫内膜3mm，两侧卵巢可见小卵泡，最大9mm×7mm，两侧输卵管积水消失。方药：中药守6月11日方，7剂。配合活血化瘀灌肠液保留灌肠及物理治疗。

案3：章某，30岁。

原发不孕5年，B超检查提示：两侧输卵管积水，右侧61mm×26mm×27mm，左侧23mm×11mm×10mm，输卵管形态不规则，管壁毛糙、厚，内部透声好。舌淡红，苔薄白，脉细。治法：逐水破结，祛瘀行气。方剂：大陷胸丸合五苓散加减。制大黄9g，葶苈子12g，玄明粉10g（冲），杏仁10g，桂枝6g，茯苓皮20g，泽泻12g，猪苓10g，白术10g，丹参30g，益母草30g，川牛膝30g，大腹皮15g，7剂。

二诊：大便溏频，加厚朴10g，14剂。

三诊：月经来潮，用四逆清带汤（自拟方：柴胡10g，枳壳10g，白芍10g，败酱草10g，红藤15g，椿白皮15g，半枝莲15g，土茯苓15g，蒲公英15g，大蓟15g，小蓟15g，萆薢15g，生甘草6g），7剂。

四诊：经净后用首方加路路通10g，郁金10g，14剂。药后B超检查，两侧输卵管积水征象消失。

体会：输卵管积水顾名思义属于水邪为患，而其实质则常是由于输卵管粘连阻塞引起。输卵管原本是一条中空、两头开口的管道，所以管内只能够有少许的液体存在，唯有输卵管的开口出现粘堵时，才产生输卵管积水。任何组织的粘连，无疑都属于中医的血瘀范畴，故输卵管积水是由于血病引起的水病，治疗原则是活血化瘀、行气利水。

（5）输卵管积脓案

胡某，31岁。2017年5月15日初诊。因"发现急性盆腔炎1个月"就诊。

患者4月4日于外院放置宫内避孕环，末次月经4月19日来潮，行经时腹痛明显，于当地医院门诊抗感染治疗未愈，5月2日转外院住院治疗。B超显示：宫腔内节育环位置正常，两侧卵巢内囊性结构，左附件区条状低回声，盆腔积液。5月8日血常规检查：白细胞计数6.8×10^9/L，中性粒细胞比例61.2%，超敏反应蛋白3.78mg/L。5月9日B超复查：两侧卵巢旁包块，考虑输卵管来源，左卵巢内囊性块（液稠）30mm×22mm×29mm，考虑两侧输卵管积脓，医院予抗感染治疗后3周，疼痛仍未控制，建议行两侧输卵管切除术。患者拒绝，前来治疗。现腹部仍有隐痛，大便软，下腹胀，纳欠。生育史：1-0-3-1。5月15日B超检查：子宫内膜厚度7mm，子宫小肌瘤14mm×8mm×12mm，内膜回声欠均，宫内节育器，两卵巢旁包块，考虑输卵管来源，左侧51mm×14mm，右侧32mm×23mm×27mm；左卵巢内囊性块，内液稠，内见细密光点回声，约30mm×22mm×29mm；左侧卵巢 50mm×29mm×38mm，右侧卵巢35mm×18mm×25mm。妇科检查：外阴无殊，阴道通畅，分泌物量较多，微黄透明质黏；宫颈光滑，宫体前位，大小正常，质地中等，活动，压痛，两侧附件压痛。舌稍红，苔薄白，脉细。中医诊断：内痈。治法：清热通腑，行气活血。方药：大黄牡丹汤加味。制大黄9g，牡丹皮9g，桃仁10g，玄明粉5g（冲），冬瓜子（鲜）50g，皂角刺15g，大血藤20g，败酱草15g，蒲公英15g，制乳香4g，制没药4g，厚朴10g，延胡索10g，7剂。

二诊（2017年5月22日）：腹痛、腹胀消失。舌脉如上。方药：中药守上方，7剂。活血化瘀灌肠液保留灌肠。

三诊（2017年5月29日）：月经5月19日来潮，无不适。舌脉如上。方药：中药守上方加贯众20g，7剂。活血化瘀灌肠液保留灌肠。

四诊（2017年6月5日）：经水方净。B超检查：子宫内膜厚度6mm，宫腔内节育环位置正常，子宫肌瘤12mm×9mm×10mm，右侧卵巢囊肿10mm×9mm，两侧附件区异常回声包块，左侧37mm×12mm×21mm，右侧21mm×12mm×17mm。舌脉如上。方药：中药守5月22日方，7剂。活血化瘀灌肠液保留灌肠。

五诊（2017年6月12日）：带黄，舌脉如上。方药：中药守5月15日方，加三棱10g，莪术10g，7剂。活血化瘀灌肠液保留灌肠。

六诊（2017年6月26日）：月经6月19日来潮，量多，色鲜。水牛角30g（先煎），生地黄25g，生白芍20g，丹皮炭10g，地榆炭20g，炒槐花20g，侧柏炭10g，海螵蛸20g，荆芥炭10g，贯众炭15g，仙鹤草20g，7剂。

七诊（2017年7月3日）：B超检查：子宫内膜厚度5mm，宫腔内节育环位置正常，子宫肌瘤13mm×9mm×11mm，右侧卵巢囊肿8mm×7mm，右侧卵巢异常回声

25mm×12mm×15mm，右侧卵巢异常回声26mm×11mm×18mm。方药：消癥汤。白花蛇舌草15g，三棱10g，莪术10g，制没药4g，橘核10g，皂角刺15g，海藻30g，牡蛎30g，石见穿15g，荔枝核10g，制乳香4g，半枝莲15g，21剂。活血化瘀灌肠液保留灌肠。

体会：清代唐容川《血证论》卷四说，产后"如发为水肿，是血从水化而变为水，与血变为脓无异"。因此，体内的局部脓肿，当从水、血和热毒方面论治。大黄牡丹汤是泻下湿热与活血化瘀的方剂，泻下法是张从正排除水湿的常用方法，配伍清热解毒药物，故对于内痈疗效非凡。

（6）盆腔囊性包块案

钟某，48岁。2017年12月5日初诊。因"发现盆腔囊性包块半个月"就诊。

患者于2017年11月16日查腹部CT示：右侧附件区囊性占位，11月17日查B超提示：盆腔内囊性包块，囊性瘤？平素偶有左腰腹部疼痛，可自行缓解。月经周期25天，经期5~6天。末次月经2017年10月28日来潮，经量中等、无血块，经来下腹坠胀感，伴腰酸。胃纳一般，胃痛，尿频，大便正常，夜寐欠安，有阴道排液现象。生育史：1-0-0-1（顺产1女）。既往史：行通液术发现输卵管堵塞，后未复查。妇科检查：外阴无殊，阴道通畅；宫颈轻度柱状上皮细胞外移，少量接触性出血，无举痛；宫体前位，正常大小，活动，质地软，无压痛；两侧附件无压痛，未触及痛性结节。2017年11月17日B超检查：子宫内膜厚度11mm，宫腔形态异常。右侧卵巢内见27mm×20mm囊性暗区，盆腔内见109mm×48mm囊性暗区，可见数个偏强回声结节附壁，大的约17mm×5mm，内见絮状及少许点样强回声。2017年12月5日B超检查：子宫内膜厚度7mm，单角子宫可能，右卵巢见20mm×16mm囊性暗区，盆腔子宫右上方见一97mm×38mm×58mm暗区，输卵管积水可能？舌淡红，苔薄白，脉细。中医诊断：癥瘕（水血互结）。治法：行气活血，利水散结。方药：枳实芍药散合桂枝茯苓丸加味。枳壳30g，炒白芍15g，茯苓10g，牡丹皮9g，桂枝6g，赤芍10g，桃仁10g，大腹皮20g，透骨草30g，葶苈子15g，7剂。

从2018年1月11日开始至2018年3月27日，使用消癥汤（三棱10~20g，莪术10~20g，半枝莲15~30g，白花蛇舌草15~30g，皂角刺12~30g，石见穿20~30g，牡蛎30g，海藻20~30g，荔枝核12~15g，橘核12~15g，制乳香4g，制没药4g）加味治疗，共服药70剂。2018年3月27日B超检查：子宫内膜厚度8mm，单角子宫可能。右侧附件囊肿12mm×9mm。盆腔包块完全消失。

体会：大凡盆腔囊性包块，均可以作为水血互结的癥瘕来治疗，治疗的原则是行气活血利水。

（7）慢性阑尾炎（阑尾积粪）案

麻某，35岁。2019年11月29日初诊。

4天前突发右中下腹部胀痛，矢气多，排气难，曾在当地医院注射硫酸异帕米星针，矢气后腹痛减轻，腹部压痛，大便软、日解1~2次。辅助检查：C反应蛋白16ng/L，白细胞计数5.93×10⁹/L，红细胞计数4.5×10¹²/L。B超检查：右下中腹腊肠样回声28mm×10mm。诊断：阑尾炎？妇科检查：外阴无殊，阴道通畅，分泌物量中等；轻度宫颈柱状上皮细胞外移；宫体前位，质地中等，正常大小，无压痛；两侧附件无压痛。三合诊：子宫骶韧带触痛。腹诊：右下腹麦氏点轻压痛，无反跳痛，腹软。舌淡红，苔薄白，脉细。中医诊断：肠痈（湿热气血阻滞）。西医诊断：慢性阑尾炎（阑尾积粪）。治法：清热理气活血。方药：大腹皮20g，枳壳12g，木香10g，槟榔10g，大血藤30g，制大黄10g，乌药10g，青皮10g，制乳香5g，制没药5g，皂角刺10g，六神曲10g，蒲公英30g，3剂。

二诊（2019年11月1日）：右中下腹部胀痛消失，无压痛。舌淡红，苔薄白，脉细。治法：清热导滞，理气活血。方药：小承气汤加味。制大黄10g，厚朴10g，枳壳12g，大腹皮20g，木香10g，槟榔10g，大血藤30g，乌药10g，青皮10g，制乳香5g，制没药5g，皂角刺10g，六神曲10g，蒲公英30g，7剂。

三诊（2019年11月8日）：右中下腹胀痛未发作。B超检查：右腹部见阑尾样回声，炎症可能，53mm×11mm×12mm呈腊肠样，其壁厚约3.2mm，其管腔内径最宽约2.8mm，舌脉如上。治法：泻下清热，行气活血。方药：大承气汤合大黄牡丹汤加味。制大黄10g，厚朴20g，枳壳30g，玄明粉9g（冲），牡丹皮10g，桃仁10g，冬瓜仁30g，大腹皮15g，大血藤30g，蒲公英30g，制乳香6g，制没药6g，5剂。

四诊（2019年11月14日）：服药期间腹泻，日解3~4次大便，右中下腹胀痛未发作。B超检查：右腹麦氏点腹腔内见一36mm×6mm×7mm腊肠样回声，壁厚约2.3mm。其管腔内径最宽约2.8mm。舌脉如上。方药：中药守上方续进。制大黄10g，厚朴20g，枳壳30g，玄明粉9g（冲），桃仁10g，牡丹皮10g，冬瓜仁30g，大腹皮15g，大血藤30g，蒲公英30g，制乳香6g，制没药6g，7剂。

五诊（2019年11月21日）：末次月经11月15日来潮，今已净，大便日解4~5次，或软或如水样，舌脉如上。方药：小承气汤合大黄牡丹汤加减。制大黄9g，厚朴20g，枳壳30g，桃仁10g，牡丹皮10g，冬瓜仁30g，大腹皮15g，蒲公英30g，败酱草15g，大血藤20g，制乳香5g，制没药5g，7剂。

六诊（2019年12月18日）：末次月经12月10日—12月15日，右下腹稍胀，大便软。B超检查：右腹部见阑尾样回声长50mm×1.8mm×4.1mm。舌淡红，苔薄白，脉细。方药：小承气汤加减。制大黄9g，厚朴20g，枳壳30g，桃仁15g，冬瓜仁30g，大腹皮30g，大血藤30g，制乳香10g，制没药10g，延胡索10g，川楝子10g，蒲公英20g，7剂。

七诊（2019年12月25日）：右下腹胀减，大便不畅，舌脉如上。方药：大承气汤合大黄牡丹汤加减。制大黄9g，厚朴20g，枳壳30g，玄明粉10g（冲），桃仁15g，冬瓜仁30g，大腹皮30g，大血藤30g，制乳香10g，制没药10g，延胡索10g，川楝子10g，蒲公英20g，败酱草20g，木香10g，7剂。

八诊（2020年1月2日）：右下腹胀消失，B超检查未见异常，舌脉如上。方药：中药守上方，7剂。

体会：慢性阑尾炎属于内痈，用下法结合活血化瘀、清热解毒方治疗，其中包含了水血同治的方法。

（8）水肿不孕案

麻某，31岁。2006年8月22日初诊。

因未避孕2年未孕，经量甚少，经色浅咖啡色1个周期就诊。平素月经周期20天至5个多月不等，经量较多，经色鲜红，无痛经，经前无不适。月经3月17日来潮，末次月经8月1日来潮，相隔将近5个月。下肢脚踝处凹陷性水肿3年，小便短频，尿常规检查正常，白带不多，大便溏、日解3~4次，纳可。生育史：0-0-2-0，2002年下半年孕3

个多月自然流产，胎物残留行清宫术；2004年5月孕2个多月胚胎停止发育行清宫术。B超检查：子宫三径之和为10.6cm。舌淡红，苔薄白，脉细。妇科检查：外阴无殊，阴道通畅，宫颈光滑，宫体后位，略小，活动，质地中等，无压痛，两侧侧附件无压痛。西医诊断：①功能性水肿；②继发不孕；③子宫偏小；④月经稀发；⑤反复自然流产。治法：通阳清热，健脾利水。方剂：越婢加术汤加味。炙麻黄6g，石膏10g，生姜6片，甘草5g，炒白术10g，大枣6个，当归9g，杏仁10g，薏苡仁30g，赤小豆30g，5剂。

二诊（2006年8月28日）：检测性激素结果：雌二醇、睾酮、泌乳素均在正常范围，孕酮0.6nmol/L（黄体期正常值为10.62~81.28nmol/L），B超检测子宫内膜厚度为5mm。舌脉如上。治法：通阳清热，健脾利水。方剂：越婢加术汤合五苓散加味。炙麻黄6g，石膏10g，生姜6片，甘草5g，炒白术10g，大枣6个，茯苓皮30g，猪苓12g，泽泻10g，桂枝5g，赤小豆30g，薏苡仁30g，7剂。河车大造丸每次3粒，1日3次吞服。

三诊（2006年9月4日）：下肢水肿减退，月经未潮，舌脉如上。中药守上方加益母草30g，7剂。

四诊（2006年9月25日）：经水未转，下肢水肿已经完全消退，尿妊娠试验阳性。舌淡红，苔薄白，脉细。建议住院保胎治疗。

体会：该案下肢水肿3年，继后经少渐至闭经5个月，这是先水肿、后闭经，属于"水分"。陈自明《妇人大全良方》引《圣惠方》妇人脚气论中说："妇人脚气与丈夫不同……女子以胞络气虚，为风毒所搏……致令月候不通。"立论之下有小字注说："凡妇人有脚气疾者，必无生育。"可见，脚气是一种与妇女生育关系密切的疾病。水湿缠身，外溢而成肢体水肿；内渍胃肠，而成腹泻；伤及胞宫，则导致经少、闭经、流产或不孕。患者水湿为病，内症外症，一应俱全。由于患者是因不孕症前来就诊的，如果离开水湿的病因去治疗不孕症、腹泻、经少、闭经，必定是舍本求末，误入歧途。虽然越婢加术汤只是一张治疗"里水"的方剂，本与不孕症无关，但因为此方可以通阳清热、健脾利水，故也是一张调节月经、消退水肿、治疗不孕的方剂

（9）痰湿不孕案

高某，27岁。2012年3月21日初诊.

原发不孕2年余。男方精液检查：活动率54.45%，正常形态精子比率为2%。月经周期15~30天，经期7~10天，末次月经2012年3月8日来潮，经量中等，经色紫暗、有血块，经期乳胀，腰痛，腹痛。平素纳可，寐安，二便正常。身高160cm，体重96kg，身体质量指数37.5，属于非常肥胖。血脂过高。妇科检查：外阴无殊，阴道通畅；宫颈中度柱状上皮外移，宫体前位，正常大小，活动，质地中等，无压痛；两侧附件无压痛。2012年2月15日性激素检测：LH 13.42IU/L，FSH 8.21IU/L，P 1.83mmol/L。今日B超检查：子宫内膜厚度5mm。舌淡红，苔薄白，脉细。治法：化痰利湿。方剂：小半夏加茯苓汤合礞石滚痰丸加味。半夏10g，茯苓10g，生姜5片，礞石15g，制大黄10g，炒黄芩10g，沉香4g，荷叶15g，苍术10g，蚕沙10g，菖蒲10g，车前子10g，7剂。

二诊（2012年3月28日）：药后无不适。E_2 528pmol/L，P 1.16nmol/L，PRL 124.10mIU/L。舌脉如上。中药守上方，7剂。

三诊（2012年4月3日）：药后无不适，带下稍多。舌脉如上。中药守上方，7剂。

四诊（2012年4月11日）：药后无不适。舌脉如上。中药守3月21日方，加郁金10g，

玫瑰花12g，7剂。

五诊（2012年4月18日）：B超检查：子宫内膜厚度18mm，盆腔积液20mm。舌脉如上。治法：疏肝理气调经。方剂：逍遥散加味。柴胡10g，炒白芍10g，当归6g，茯苓10g，白术10g，炙甘草5g，薄荷3g（后入），香附10g，益母草15g，7剂。黄体酮针20mg×3支，每日肌注20mg。

六诊（2012年5月2日）：月经未转，尿妊娠试验阳性。

体会：患者属于非常肥胖，痰湿之体，使用化痰利湿的小半夏加茯苓汤合攻下化痰的礞石滚痰丸，加苍术、菖蒲燥湿化浊，蚕沙除湿活血，车前子利水滑窍，荷叶、郁金、玫瑰花活血疏肝，随着痰水消除，瘀血化逐，不久获麟。

（10）瘀血不孕案

罗某，25岁。2019年10月9日初诊。

婚后2年未孕，因丈夫属于少精症行体外受精-胚胎移植术（IVF-ET），连续失败2次，均显示孕卵未着床，现存冻胚2个。平素月经规则，周期29~30天，经期6天，末次月经2019年10月9日来潮，经量中等，经色红、有血块，无痛经，伴腰酸，无乳胀，无白带，纳可，大便偏干、1~2天1次，小便正常。既往史：过敏性鼻炎、过敏性哮喘。婚育史：0-0-0-0。妇科检查：经期暂缓。2019年8月1日B超检测子宫动脉血流：左侧RI 0.92，S/D 12.17；右侧RI 0.89，S/D 9.17。予口服西地那非片50mg，每日1次；环孢素片100mg，每日1次；硝苯地平片10mg，每日2~3次；硫酸羟氯喹片0.2g，每日1次；强的松片5~10mg，每日1次；皮下注射速碧林针0.4mL，每日1次。2019年9月27日B超复查子宫动脉血流：左侧子宫动脉峰值流速34cm/s，RI 1.0；右侧子宫动脉峰值流速41cm/s，RI 1.0，子宫动脉舒张期血流消失。2019年7月5日辅助检查：抗磷脂抗体IgM 21.988MPL。2019年8月1日复查：抗磷脂抗体IgM 27.758MPL；抗核抗体阴性；自然杀伤细胞9.6%。2019年9月27日检测封闭抗体阳性；抗精子抗体阴性，抗卵巢抗体阴性，抗子宫内膜抗体阴性；同型半胱氨酸12μmol/L。舌淡红，苔薄白，脉细。诊断：磷脂抗体综合征。由于患者要求首先使用中药调理，之后择期行体外受精-胚胎移植术，故停用一切西药，改用中药治疗。并暂时采取避孕措施。治法：活血利水化瘀。方药：加味当归芍药散。当归6g，炒白芍10g，茯苓10g，川芎6g，泽泻10g，炒白术10g，牡丹皮9g，丹参10g，莲房10g，益母草10g，7剂。

二诊（2019年10月16日）：症如上，胃脘不适，舌脉如上。中药守上方加半夏10g，陈皮10g，7剂。

三诊（2019年10月23日）：症如上。中药守上方加制乳香、制没药各5g，7剂。

四诊（2019年10月30日）：末次月经2019年10月9日。中药守10月9日方加三七10g，大腹皮15g，制乳香、制没药各5g，7剂。

五诊（2019年11月6日）：末次月经2019年11月6日来潮，经量不多，舌脉如上。中药守上方去制乳香、制没药，7剂。

六诊（2019年11月13日）：经净，舌脉如上。当归6g，炒白芍10g，茯苓10g，川芎6g，泽泻10g，炒白术10g，莲房10g，益母草10g，丹参10g，三七12g，牡丹皮9g，制乳香、制没药各6g，7剂。

七诊（2019年11月20日）：无不适，舌脉如上。中药守上方加䗪虫10g，7剂。

八诊（2019年11月27日）：恶心，舌脉如上。当归6g，炒白芍10g，茯苓10g，川芎6g，泽泻10g，炒白术10g，莲房10g，牡丹皮9g，丹参10g，益母草10g，三七12g，延胡索10g，半夏12g，䗪虫10g，7剂。

九诊（2019年12月4日）：无不适，末次月经2019年12月3日，舌脉如上。当归6g，炒白芍10g，茯苓10g，川芎6g，泽泻10g，炒白术10g，莲房10g，牡丹皮9g，丹参10g，益母草10g，三七12g，䗪虫10g，7剂。

十诊（2019年12月11日）：经行5天净，无不适，舌脉如上。中药守上方，7剂。

十一诊（2019年12月28日）：B超检查：左侧子宫动脉峰值流速38cm/s，RI舒张早期见反向血流信号；右侧子宫动脉峰值流速35cm/s，RI 0.88，S/D 8.15。舌脉如上。益母草50g，丹参30g，䗪虫10g，制乳香、制没药各10g，枳壳15g，大腹皮30g，桃仁15g，红花15g，水蛭10g，当归20g，川芎20g，虻虫6g，7剂。另外，生木耳水浸泡洗净，每日取适量加调味品食用。

十二诊（2019年12月25日）：症如上，末次月经2019年12月3日，舌脉如上。中药守上方加香附10g，7剂。

十三诊（2020年1月2日）：尿妊娠试验阳性，绒毛膜促性腺激素2189mIU/mL。抗磷脂抗体阴性，β_2糖蛋白阴性，D-二聚体0.28mg/L，雌二醇1447pmol/L，孕酮86.79mmol/L，病原体检查阴性，促甲状腺素1.42nmol/L，游离甲状腺素16pmol/L，抗甲状腺球蛋白抗体、甲状腺过氧化物酶抗体均正常。同型半胱氨酸9.8μmol/L。方药：当归6g，炒白芍10g，茯苓10g，川芎6g，泽泻10g，炒白术10g，莲房10g，牡丹皮9g，三七15g，益母草20g，丹参20g，4剂。达肝素钠针5000U皮下注射，每日2次；阿司匹林片50mg，每日2次，口服；硝苯地平片10mg，每日2次，口服；西地那非片50mg，每日1次，阴道用药；复合维生素E，每日1片，口服。

十四诊（2020年1月6日）：绒毛膜促性腺激素10512mIU/mL，雌二醇2060pmol/L，孕酮90.45mmol/L，血小板聚集率AA 15.9%，ADP 69.5%。无不适，舌脉如上。中药守上方，4剂。西药用法同上。

十五诊（2020年1月10日）：绒毛膜促性腺激素28484mIU/mL，雌二醇2375pmol/L，孕酮90.110mmol/L，血小板聚集率AA 1.4%，无不适，舌脉如上。中药守上方，5剂。西药用法同上。

十六诊（2020年1月15日）：咽痛。绒毛膜促性腺激素62821mIU/mL，雌二醇2809pmol/L，孕酮80.88nmol/L。B超检查：宫内早孕（约6⁺周）。妊娠囊27mm×10mm×31mm，可见胚芽回声，长约5mm，可见心管搏动。子宫动脉阻力：左57cm/s，RI 0.82，PI 2.33，S/D 5.55；右65cm/s，RI舒张期血流信号缺失。方药：中药守上方加牛蒡子10g，桔梗6g，5剂。达肝素钠针5000U皮下注射，每日2次；西地那非片50mg，每日1次，阴道用药。

体会：患者IVF-ET两次失败，均是受精卵没有着床。而受精卵不着床，并非由于磷脂抗体综合征，而是子宫动脉血流阻力过高引起的子宫内环境不良所致。因此，改善子宫动脉血流阻力过高，是中药调整的重点。加味当归芍药散是一张活血利水的方剂，本案治疗时由于发现该方对于患者的子宫动脉血流阻力过高改善不明显，从而换成重剂的活血化瘀方剂，加用黑木耳食用。在王本祥编著的《现代中医药理与临床》中认为，木耳具有抗血小板功能活性的作用。在使用了70剂加味当归芍药散和14剂重剂活血化瘀药,辅佐黑木耳食用后,竟然使患者成功妊娠。在妊娠之后,立即使用抗凝、抗血栓形成等西药。之后遵照《素问·五常政大论》之训:"大毒治病,十去其六,常毒治病,十去其七,小毒治病,十去其八,无毒治病,十去其九。"妊娠当损其剂,用加味当归芍药散略增分量以善后。清代王清任的《医林改错》誉活血化瘀的少腹逐瘀汤"此方去疾,种子,安胎,尽善尽美,真良善方也",此言信而不诬也。

(11)湿热不孕案

熊某,33岁。2011年6月2日初诊。

未避孕未孕12年,男方精液待查。平素月经周期30天,经期4天,末次月经5月22日来潮,经量中等,经色深红、夹血块,经期腰酸。患梅核气1年未愈。生育史:1-0-1-1。妇科检查:外阴无殊,阴道通畅;宫颈轻度柱状上皮外移;宫体后位,正常大小,质地稍软,居中,活动,轻压痛;两侧附件轻压痛。B超检查显示:子宫内膜厚度9mm,卵泡11mm×9mm。舌淡红,苔薄白,脉细。中医诊断:不孕(湿热瘀阻型)。治法:活血清热,调气利水。当归芍药散加味(当归9g,川芎9g,炒白芍10g,茯苓10g,泽泻10g,炒白术10g,柴胡10g,枳壳10g,大血藤20g,蒲公英15g,白花蛇舌草30g,延胡索10g),7剂。

二诊(2011年6月9日):腰酸,舌脉如上。中药守上方,加野荞麦根20g,续断10g,7剂。

三诊(2011年6月16日):性激素测定雌二醇1073pmol/L,孕酮113.56nmol/L,泌乳素383.65mIU/L。当归芍药散加厚朴10g,佛手10g,7剂。

四诊(2011年6月23日):尿妊娠阳性。

(12)高同型半胱氨酸血症案

冉某,31岁。2016年7月18日初诊。

2年内不良妊娠2次,48天前孕前检查,发现同型半胱氨酸增高,达11.8mmol/L(正常值<10mmol/L),D-二聚体0.45mmol/L(正常),其余检查如夫妻双方染色体、封闭抗体、抗子宫内膜抗体、抗核抗体等正常。平素月经规律,周期30天,经期5天,末次月经2016年7月9日来潮。生育史:0-0-3-0。舌淡红,苔薄白,脉细。治法:活血利水。方剂:当归芍药散加味。当归15g,川芎9g,炒白术10g,茯苓10g,泽泻10g,赤芍30g,牡丹皮12g,泽兰15g,丹参30g,桃仁10g,益母草30g,炒留行子30g,14剂。

二诊(2016年8月10日):末次月经2016年7月9日。无不适。舌脉如上。方剂:当归芍药散加味,28剂。

三诊(2016年9月20日):末次月经2016年9月8日。无不适。舌脉如上。方剂:当归芍药散加味,14剂。

四诊(2016年10月7日):D-二聚体0.45mmol/L。舌脉如上。方剂:当归芍药散加味,7剂。

五诊(2016年10月14日):同型半胱氨酸10.7mmol/L。舌脉如上。方剂:当归芍药散加味,28剂。

六诊(2016年11月18日):无不适,末次月经2016年11月12日,同型半胱氨酸8.7mmol/L。方剂:当归芍药散加味,5剂。

体会：高同型半胱氨酸血症是指血浆或血清中游离及与蛋白结合的同型半胱氨酸和混硫化物含量升高，由甲硫氨酸代谢障碍引起。同型半胱氨酸是心血管疾病发病的一个重要危险因子。血液中升高的同型半胱氨酸因刺激血管壁引起动脉血管损伤，导致炎症和管壁斑块的形成，最终引起血流受阻。同型半胱氨酸升高常常引起妊娠并发症，如流产、先兆子痫、早产、新生儿体重偏低及某些新生儿缺陷。患者不良妊娠流产2次，没有生育，故妊娠之前必须解决高同型半胱氨酸血症。以活血利水的当归芍药散为基本方，调整各组成药物的比例，再加用其他活血化瘀药物，终使同型半胱氨酸降到正常水平。

（13）卵巢囊肿案

李某，27岁。2008年8月12日初诊。

B超发现右侧卵巢囊肿约54mm×38mm×51mm大小，月经周期45~50天，经期5~6天，经量中等，经色鲜红、夹血块，经期第2天小腹胀坠隐痛，经前乳胀明显触痛，带下色黄，纳便正常。末次月经6月22日来潮。生育史：0-0-0-0。妇科检查：外阴无殊，阴道通畅；宫颈光滑，子宫前位，大小正常，质地中等，活动，轻压痛；两侧附件压痛，右侧附件可及一囊性肿块。舌淡红，苔薄白，脉细。治法：活血利水调气。方药：桂枝茯苓丸加味。桂枝6g，茯苓12g，赤芍10g，牡丹皮10g，桃仁10g，黑大豆50g，苏梗20g（后入），7剂。

二诊（2008年8月25日）：月经8月14日来潮，6天净。B超检查：右侧卵巢囊肿45mm×31mm，子宫内膜厚度3mm，舌脉如上。中药守上方加蛇莓20g，7剂。

三诊（2008年9月2日）：无不适，舌脉如上。中药守上方续进7剂。

四诊（2008年9月18日）：B超复查示右侧卵巢囊肿消失，子宫内膜厚度8mm，乳房胀痛6天，小腹胀，舌脉如上。调冲汤（菟丝子15g，枸杞子15g，覆盆子15g，巴戟天12g，淫羊藿10g，续断10g，当归10g，鸡血藤15g，茺蔚子10g，何首乌10g，路路通10g，香附12g，丹参15g），5剂。

五诊（2008年9月25日）：月经按期于9月18日—9月24日来潮。

体会：卵巢囊性肿块不同于卵巢实质性肿块，应该从水血互结来考虑。经前乳房胀痛明显，属于激素失调引起的乳房组织水肿，治疗时使用疏肝利水的药物可以增效。桂枝茯苓丸中的芍药、牡丹皮、桃仁均属于活血药物，茯苓属于利水药物，为何要使用桂枝一味温阳的药物呢？《素问·调经论》称："血气者喜温而恶寒，寒则泣不能流，温则消而去之。"《金匮要略·水气病脉证并治》是治疗水湿停留身体发生疾病的专论，其中有治疗皮水的防己茯苓汤，有治疗黄汗的黄芪芍药桂枝苦酒汤，还有治疗黄汗出现的并发症，用桂枝加黄芪汤；气分，心下坚，大如盘，边如旋杯，水饮所作者，用桂枝去芍药加麻黄细辛附子汤。以上诸方，均离不开桂枝，因为桂枝具有温阳利水的作用。治水与治血一样，需要温药。方中为何加用黑大豆与苏梗呢？因为黑大豆功能活血、利水，苏梗可以调气，融活血利水调气于一方治疗卵巢囊肿，所以临床有效。

（14）宫颈癌根治术后下肢深静脉炎、激光性皮炎案

罗某，60岁。2012年7月25日初诊。

2012年3月4日因宫颈鳞癌Ⅱb1期在全麻下行"腹腔镜下子宫广泛性切除术＋双侧附件切除术＋盆腔淋巴结清扫术"。3月12日病理报告：宫颈浸润型中分化鳞癌（2cm），

浸润子宫颈壁深层3/4，老年性宫内膜，淋巴结未见癌转移。术后行放射治疗25次。术后两下肢酸麻无力，左下肢凹陷性水肿，两侧臀部皮肤充血剥落。纳欠，寐佳，尿频尿急，大便日解4~5次，先干后软。原患糖尿病、高血压（已用西药控制）。舌淡红，苔薄白，脉细。拟诊：左下肢静脉炎、激光性皮炎。治法：健脾清热，行气活血利水。方剂：防己黄芪汤加味。防己10g，生黄芪15g，炒白术10g，炙甘草5g，大枣5个，生姜5片，玉米须30g，炒黄柏5g，苍术10g，牛膝15g，赤小豆30g，大腹皮15g，冬瓜皮30g，7剂；黄柏100g，水煎，每日局部湿敷。

二诊（2012年9月5日）：下肢水肿明显减退。中药守上方加薏苡仁30g，7剂。

三诊（2012年9月14日）：臀部激光性皮炎痊愈，左下肢仍水肿。治拟健脾活血利水。方剂：防己黄芪汤加冬瓜皮30g，蟅虫10g，水蛭10g，虻虫5g，丹参10g，赤小豆30g，7剂。

体会：这是典型的宫颈癌根治术后下肢静脉炎，是由下肢静脉血栓形成导致的下肢水肿，属于血病引起的水病。防己黄芪汤具有益气健脾利水的功效，益气健脾利水是针对患者高龄术后正气受损而设，再配伍活血化瘀药物以善终。

（15）肾着病案

马某，21岁。2014年4月17日初诊。

因"腰冷1年，月经量少7个月"就诊。患者平素月经周期27~37天，经期4~5天，末次月经2014年4月16日来潮。近1年腰部冷感明显，月经量少已7个月，较前减少约2/3，经色暗红、有血块，无痛经，伴乳胀，腰酸，乏力。带下色淡黄、量少、有异味，纳可，寐安，二便调。舌淡红，苔薄白，脉细弦。治法：温脾利湿，活血化瘀。方药：甘姜苓术汤加味。甘草6g，干姜6g，茯苓10g，炒白术10g，蟅虫10g，蒲黄20g，益母草30g，五灵脂10g，水蛭10g，5剂。嘱经量过多停服。

二诊（2014年4月22日）：经行4天净，腰冷已除，舌脉如上。妇科检查：外阴无殊，阴道通畅，分泌物量中；宫颈中度柱状上皮细胞外移，宫体前位，正常大小，质地中等，活动，无压痛；两附件轻压痛。方药：当归芍药散加味，7剂。配合中药灌肠，6剂。

三诊（2014年4月30日）：无不适，舌脉如上。方药：中药守上方，7剂；灌肠6剂。

体会：肾着病为寒湿留滞腰间所致。肾着在先，经少在后，系寒湿导致血瘀，而瘀阻经络，又更加阻碍寒湿的化解，使腰痛加剧。故治疗中除了使用肾着汤之外，再加利水逐瘀的益母草、蒲黄、蟅虫、五灵脂、水蛭。由于方药对证，一诊而愈。

（16）阴茧（巴氏腺脓肿）案

胡某，35岁。2006年3月6日初诊。

外阴红肿刺痛2天，立则坠痛，如坐针毡，伴带下色黄。平素月经正常，经前乳房胀，小腹胀痛，经期小腹坠痛，偶有腰酸。末次月经2月20日来潮。妇科检查：左侧大阴唇红肿，触及一30mm×20mm×20mm大小的肿块，有波动感；阴道通畅；子宫颈轻度柱状上皮细胞外移；宫体前位，正常大小，活动，质地中等，压痛；两侧附件压痛。舌淡红，苔薄白，脉细。西医诊断：①巴氏腺囊肿伴感染。②盆腔炎症性疾病后遗症。治法：活血利水，清热解毒。方药：赤小豆当归散合栝楼牡蛎散加味。赤小豆45g，当归9g，天花粉15g，牡蛎20g，金银花15g，蒲公英15g，紫花地丁15g，3剂。地骨皮60g，水煎坐浴。

二诊（2006年6月24日）：患者回忆，当时用药仅2天，巴氏腺囊肿即破溃出脓，病情迅即骤减，不日而愈。

体会：清代唐容川《血证论》卷四认为，产后"如发为水肿，是血从水化而变为水，与血变为脓无异"。因此，体表局部的脓肿可以从水、血和热毒互结论治。赤小豆具有利水消肿、清热解毒、排脓消痈的功效，所以赤小豆当归散可以治疗巴氏腺脓肿；天花粉可以排脓，消肿毒，生肌长肉；牡蛎治痈消肿，软坚散结；金银花、蒲公英、紫花地丁清热解毒；地骨皮水煎坐浴，是治疗巴氏腺囊肿的专药。

（17）面部色素沉着案

卢某，42岁。2019年6月28日初诊。

患者5年前无明显诱因出现面部晦暗色素沉着，并逐渐加重，到了"面目全非"的地步。无奈今年做美容激光术一次，无效。面部除黑色色素之外，底色晦暗明显。夜间口渴，喜热饮，多饮则胃部不适，白带量多、色白。舌淡红、有齿痕，苔薄白；脉沉细。诊断：面皯（脾阳不振，饮停血瘀）。治法：通阳化饮，清热补虚，活血化瘀。方药：木防己汤合苓桂术甘汤加减。防己10g，石膏15g，桂枝6g，党参12g，茯苓10g，炒白术10g，炙甘草6g，三棱10g，莪术10g，7剂。大黄䗪虫丸每次6g，一日2次口服。

二诊（2019年7月4日）：症如上，口渴，舌脉如上。方药：中药守上方加天花粉20g，7剂。大黄䗪虫丸每次6g，一次2次口服。

三诊（2019年7月15日）：上药服3剂，面部色素略减，恶心，腹泻，口水多。舌淡红、水滑，苔薄白，脉沉细。治法：温胃化饮。方药：小半夏加茯苓汤合苓桂术甘汤加味。半夏9g，生姜3片，茯苓10g，桂枝6g，炒白术10g，炙甘草6g，白芥子5g，白芷10g，僵蚕10g，藁本10g，苍术10g，炒薏苡仁30g，7剂。

四诊（2019年7月22日）：无不适，面部色素明显减退，面色晦暗已除。舌脉如上。方药：木防己汤合苓桂术甘汤、小半夏汤加味。防己10g，石膏10g，桂枝9g，党参12g，茯苓12g，炒白术10g，炙甘草6g，半夏15g，白芥子10g，僵蚕10g，白芷10g，生姜5片，7剂。

五诊（2019年7月29日）：额部色素褪净，面部色素明显减退，夜间口渴好转，7月26日开始腹泻，便软，昨日解3次，今未解。舌脉如上。方药：中药守上方，去白芷，加苍术10g，7剂。

六诊（2019年9月12日）：面部色素基本褪净，进食辛辣后胃脘烧灼感1周，嗳气。舌脉如上。茯苓12g，桂枝9g，炒白术10g，炙甘草6g，瓦楞子50g，甘松10g，佛手10g，僵蚕10g，藁本10g，7剂。

体会：木防己汤是《金匮要略·痰饮咳嗽病脉证并治》治疗"膈间支饮，其人喘满，心下痞坚，面色黧黑"的方剂。根据患者夜间口渴、喜热饮、多饮则胃部不适、白带量多、脉沉细的临床表现，当属寒饮内停无疑。"病痰饮者，当以温药和之"，所以用苓桂术甘汤。大黄䗪虫丸是《金匮要略·血痹虚劳病脉证并治》治疗"内有干血，肌肤甲错，两目黯黑，缓中补虚"的方剂，考虑到寒饮常常与瘀血互结，以致日久难愈，故用之。这是一则水血互病的医案，由于方药对证，诊诊见效，七诊而愈。

（18）梅尼埃病

罗某，51岁。2019年10月31日初诊。

因"梅尼埃病反复发作3年"就诊。患者近3年来梅尼埃病反复发作，发作时恶心、眩晕、耳鸣，有身体摆动感，无视物旋转，需卧床平躺，伴腹泻，住院治疗半个月无效而出院，听力下降，高压氧舱治疗后听力无改善。每日饮水总量2000mL，晨起眼睑肿、口淡。近期早晚阵发性头眩，稍倦，后脑微痛、发紧。纳寐可，二便无殊。2017年8月颅脑CT检查正常，核磁共振增强检查考虑内耳淋巴液增多。舌淡红，苔薄白；脉缓，右脉沉细弦。中医诊断：眩晕（湿晕）。西医诊断：梅尼埃病。嘱减少每日饮水量。治法：健脾利水除饮。方药：泽泻汤合苓桂术甘汤加味。泽泻30g，炒白术12g，茯苓20g，桂枝6g，炙甘草6g，黄芪12g，天麻10g，僵蚕10g，川芎12g，7剂。

二诊（2019年11月7日）：无阵发性眩晕，后脑痛、发紧未再出现，口淡，日饮水量减至1000~1200mL。舌淡红，苔薄白，脉缓。方药：中药守上方，茯苓改茯苓皮20g，7剂。

三诊（2019年11月14日）：日饮水量减至800mL，无阵发性眩晕，无后脑发紧，晨起眼睑肿，经咨询之后发现，长期以来喜用薄枕头，习惯趴着睡觉，夜尿3次。舌淡红，苔薄白，脉缓。嘱增高枕头，改换睡姿。方药：中药守上方，茯苓皮加至50g，加益母草30g，7剂。

四诊（2019年11月21日）：阵发性眩晕、后脑发紧症状均未再发生，月经未转，舌脉如上。中药守11月7日方续进7剂。

体会：患者每日大量饮水，导致内耳淋巴液增多，出现内耳眩晕症状，中医有"无湿不成晕"的说法，故属于水病，选用泽泻汤合苓桂术甘汤；后脑疼痛发紧，属于水病引起的血病，故除了方中桂枝活血之外，加用川芎、益母草，以水血同治。

（19）下肢静脉曲张充血水肿案

陈某，23岁。2020年6月19日初诊。

因"下肢充血发紫水肿10年"就诊。检查两下肢皮肤充血，发紫如地瓜皮，并见轻度水肿，两下肢腘窝、小腿、脚背、脚踝内侧静脉曲张，轻微水肿。舌淡红，苔薄白，脉细。中医诊断：水肿（水血不利）。西医诊断：下肢静脉曲张。治法：温肾化气，利水活血。方药：济生肾气丸加减。熟地黄15g，山药15g，牡丹皮9g，茯苓10g，山萸肉10g，泽泻10g，桂枝5g，附片3g，车前子10g（包），川牛膝15g，桑寄生15g，丝瓜络10g，冬瓜皮30g，赤小豆50g，7剂。

二诊（2020年6月26日）：月经6月26日来潮，4天净，上症好转，舌脉如上。方药：中药守上方，7剂。

三诊（2020年7月3日）：经净，舌脉如上。熟地黄15g，山药15g，牡丹皮9g，茯苓10g，山萸肉10g，泽泻10g，桂枝5g，附片3g，车前子10g（包），川牛膝15g，鸡血藤45g，丹参15g，7剂。

四诊（2020年7月10日）：两下肢充血紫绀明显减轻，水肿已退，舌脉如上。方药：中药守上方改鸡血藤至60g，改丹参至20g，7剂。

五诊（2020年7月17日）：两下肢充血紫绀继续减轻，水肿消失，舌脉如上。方药：中药守上方改鸡血藤至90g，7剂。

六诊（2020年7月24日）：月经7月18日—7月22日。以往居家时两下肢紫绀色，近期居家时两下肢肤色正常，舌脉如上。方药：中药守上方加泽兰15g，7剂。

七诊（2020年7月31日）：就诊时两下肢肤色紫绀明显减退，仅踝上4cm之下略微充血，无水肿，舌脉如上。方药：中药守上方加益母草30g，7剂。

八诊（2020年8月7日）：症如上，舌脉如上。方药：当归芍药散加味。当归6g，炒白芍30g，泽泻10g，炒白术10g，茯苓10g，川芎3g，牛膝30g，车前子15g（包），丹参20g，鸡血藤90g，泽兰15g，益母草30g，7剂。

九诊（2020年8月14日）：症如上，舌脉如上。方药：中药守上方加黄芪30g，防己10g，7剂。

十诊（2020年8月21日）：月经2020年8月15日来潮，经量中等，无不适，今将净。建议穿医用静脉曲张弹力袜以善后。

按语：下肢在人体的下方，是气血易聚难散之地，也是水血积结之处。下肢静脉曲张、紫绀为血病，下肢水肿为水病。水血之病，必用活血利水之方。济生肾气丸加味、当归芍药散加味都是从肾、从脾入手的活血利水方剂，故用之有良效。

（20）横纹肌溶解综合征会诊医案

潘某，32岁。2019年1月17日因"双侧大腿酸痛3天，尿色加深1天"住院治疗。

患者3天前在健身房骑动感单车后出现双侧大腿肌肉酸痛，1天前自觉大腿酸痛加重，肌肉僵硬，膝关节屈伸不利，伴见尿色加深、偏黯红色如酱油，并尿量减少。1月17日检查血生化：谷丙转氨酶162U/L，谷草转氨酶628U/L，肌酸激酶50161U/L，肌酸激酶同工酶404U/L，乳酸脱氢酶1078U/L，α-羟丁酸脱氢酶567U/L，肌酐66μmol/L。尿常规：尿蛋白（++），尿隐血（+++），尿红细胞25/μL。拟诊"横纹肌溶解症"收住我院综合肾病科。入院后予静滴还原型谷胱甘肽针1.2g，异甘草酸镁针150mg，联合口服多烯磷脂酰胆碱胶囊护肝治疗，碳酸氢钠针125mL静滴碱化尿液，大剂量0.9%氯化钠针静滴扩容，当日补液量共1125mL；嘱患者频饮水，日出尿量约2000mL。1月18日患者自觉双侧大腿酸痛略缓解，膝关节可弯曲至约135°，小便颜色较前转淡，尿量增加，大便偏稀。复查血生化：谷丙转氨酶243U/L，谷草转氨酶860U/L，肌酸激酶66162U/L，乳酸脱氢酶1327U/L，肌酸激酶同工酶3144U/L，α-羟丁酸脱氢酶737U/L，肌酐65μmol/L；尿常规：尿蛋白（++），尿隐血（+++），尿红细胞16/μL。治疗时加0.9%氯化钠针500mL静滴进一步扩容。当天请我会诊。

会诊一：症状如上，无舌脉可查。辨证诊断：血淋（血热），痹证（湿热）。治法：清利湿热，止血活血。方药：四妙丸加味。白茅根50g，淡竹叶15g，海金沙15g，通草10g，炒黄柏10g，苍术10g，牛膝12g，薏苡仁30g，六一散30g，石韦30g，车前子10g（包），琥珀6g（吞服），3剂。当日补液量共1625mL，尿量约4100mL。1月19日患者觉双侧大腿酸痛进一步缓解，肌肉僵硬感明显缓解，膝关节能弯曲至90°，小便颜色转淡如洗肉水样，腹泻3次。查血生化：谷丙转氨酶350U/L，谷草转氨酶1146U/L，肌酸激酶80911U/L，乳酸脱氢酶1797U/L，肌酸激酶同工酶664U/L，α-羟丁酸脱氢酶974U/L，肌酐54μmol/L；改予静滴还原型谷胱甘肽针1.8g，异甘草酸镁针200mg，多烯磷脂酰胆碱针465mg进一步加强护肝治疗，加0.9%氯化钠250mL静滴加强扩容。当日补液量共2225mL，尿量约5300mL。1月20日患者诉双侧大腿疼痛感已缓解，仍有酸无力，肌肉僵硬感进一步缓解，膝关节弯曲<90°，小便颜色继续转淡，腹泻2次；因饮水过多，自觉口淡、纳欠佳。查血生化：谷草转氨酶1019U/L，肌酸激酶65376U/L，乳酸脱氢酶

1434U/L，肌酸激酶同工酶2640U/L，α-羟丁酸脱氢酶840U/L；肌红蛋白＞3000ng/mL。当日补液量共2225mL，尿量约4500mL。

会诊二（1月21日）：患者诉双侧大腿酸痛不明显，肌肉僵硬不明显，膝关节屈伸转利，小便颜色呈淡黄色，口淡纳差。查血生化：谷草转氨酶659U/L，肌酸激酶34912U/L，乳酸脱氢酶762U/L，肌酸激酶同工酶238U/L，α-羟丁酸脱氢酶499U/L；尿常规：尿蛋白（-），尿隐血（±）。明起停多烯磷脂酰胆碱针及碳酸氢钠针，改予多烯磷脂酰胆碱胶囊口服，减少0.9%氯化钠补液。微信传来照片：舌质稍淡，苔薄腻。治法：温阳利水，和胃活血。方药：五苓散加减。白茅根30g，海金沙12g，茯苓皮50g，猪苓10g，泽泻12g，桂枝5g，苍术10g，厚朴10g，陈皮10g，琥珀5g（吞服），通草6g，六一散15g，六神曲10g，4剂。当日补液量共1975mL，尿量约4300mL。

会诊三：1月23日患者诉双侧大腿已无酸痛，肌肉无僵硬感，膝关节屈伸自如，小便颜色如常，大便正常；口淡略缓解，纳可。复查血生化：谷丙转氨酶209U/L，谷草转氨酶169U/L，肌酸激酶5814U/L，乳酸脱氢酶271U/L，肌酸激酶同工酶64U/L，α-羟丁酸脱氢酶208U/L。明起停0.9%氯化钠补液，嘱自行饮水。当日补液量共1500mL，尿量约3500mL。1月25日患者诉口稍淡，二便如常，无明显其他不适。复查血生化：谷丙转氨酶133U/L，谷草转氨酶58U/L，肌酸激酶1520U/L，乳酸脱氢酶180U/L，肌酸激酶同工酶31U/L，α-羟丁酸脱氢酶151U/L；肌红蛋白195ng/mL；尿常规：尿蛋白（-），尿隐血（±）。患者目前病情稳定，当日出院，继续口服复方甘草酸苷片、多烯磷脂酰胆碱胶囊护肝治疗。微信传来照片：舌质转淡红，苔薄白。治法：清肝利水，和胃活血。方药：茵陈五苓散加味。茵陈12g，茯苓皮30g，白术10g，泽泻12g，猪苓10g，桂枝6g，垂盆草15g，琥珀（吞服）5g，车前子10g（包），陈皮10g，半夏10g，六一散15g，7剂。

2月2日复诊：患者诉已无明显不适。复查血生化：谷丙转氨酶34U/L，谷草转氨酶24U/L，肌酸激酶263U/L，乳酸脱氢酶158U/L，肌酸激酶同工酶12U/L，α-羟丁酸脱氢酶127U/L，肌酐64μmol/L。各项指标均已下降至正常范围，病愈。停服中药，嘱继续口服复方甘草酸苷片、多烯磷脂酰胆碱胶囊维持护肝治疗。（附：各项指标正常范围谷丙转氨酶9~50U/L，谷草转氨酶15~40U/L，肌酸激酶50~310U/L，肌酸激酶同工酶0~25U/L，乳酸脱氢酶120-250U/L，α-羟丁酸脱氢酶72~187U/L，肌酐57~97μmol/L。）

体会：横纹肌溶解综合征是指一系列影响横纹肌细胞膜、膜通道及其能量供应的多种遗传性或获得性疾病导致的横纹肌损伤。发病的原因是细胞膜完整性改变，细胞内容物如肌红蛋白、肌酸激酶、小分子物质等漏出，多伴有急性肾功能衰竭及代谢紊乱。虽然这些病变人们肉眼不能发现。但从微观的角度来看，仍可以归属于中医学的"肌衄"范围。该患者表现的症状是下肢肿胀疼痛和尿色改变，属于中医的湿热痹证和血淋，而防止急性肾功能衰竭，已成为治疗重点。横纹肌溶解综合征引起急性肾功能衰竭的机理是肌红蛋白对于肾脏的直接损伤，包括：①肾小管堵塞；②小管氧化物损伤；③肾缺血（包括血管收缩及低血容量）。因此，预防急性肾功能衰竭的治疗原则为利水化瘀，也就是水血同治。治疗湿热痹证，选用了四妙丸；治疗血淋和防止急性肾功能衰竭，选用活血通淋止血的白茅根、通草、滑石、车前子、琥珀，淡渗利水的淡竹叶、海金沙、石韦等。二诊时大腿肿痛好转，尿量甚多，尿色正常，有口淡、纳差、腹泻现象，改用温阳化气的五苓散与和胃燥湿的平胃散，加利水化瘀的白茅根、海金沙、琥珀、通草、六一散等。三诊时纳便正常，肝功能损伤成为需要纠正的重点，改用茵陈五苓散加护肝的垂盆草，以及利水活血的琥珀、车前子、六一散等，总计用药14剂，转危为安。虽然横纹肌溶解综合征并非中医妇科中的特有病种，但从这个医案中可以体现始终如一地运用水血学说治疗的亮点。

附：水血所致妇科疾病一览图

中医妇科水血学说治疗疾病范围图依照经、带、胎、产、杂五个方面划分。

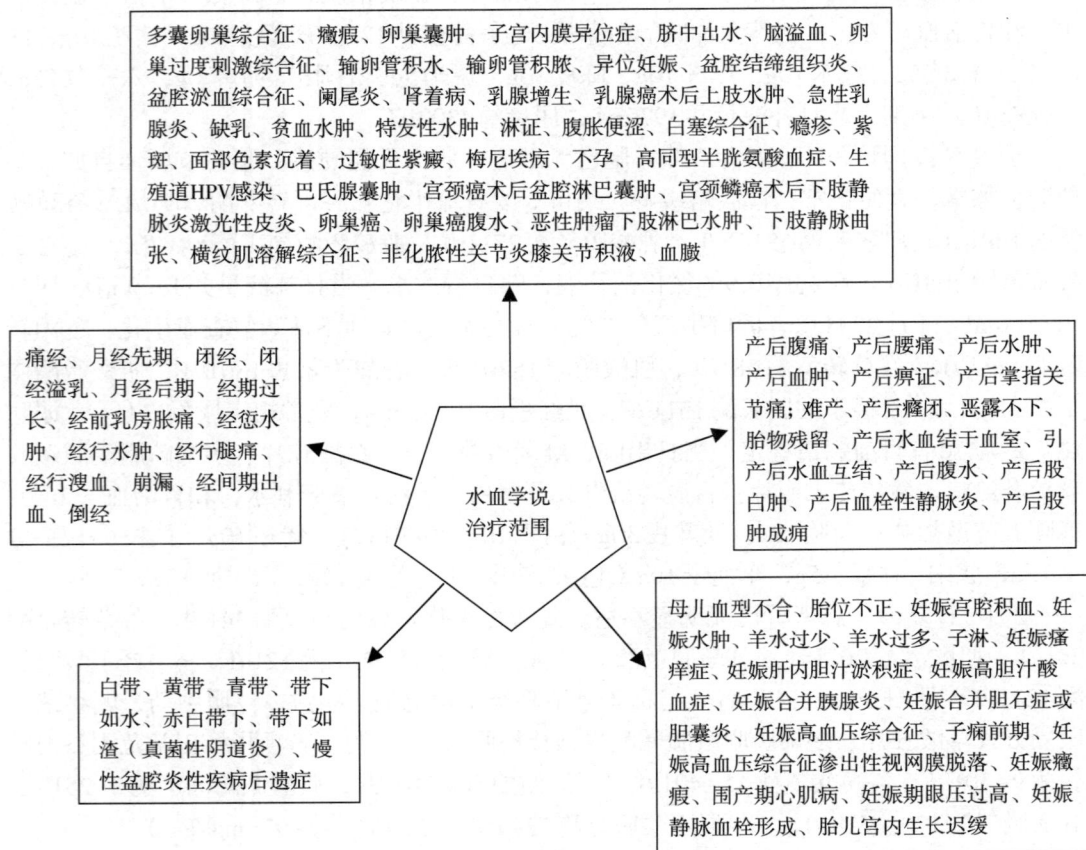

多囊卵巢综合征、癥瘕、卵巢囊肿、子宫内膜异位症、脐中出水、脑溢血、卵巢过度刺激综合征、输卵管积水、输卵管积脓、异位妊娠、盆腔结缔组织炎、盆腔淤血综合征、阑尾炎、肾着病、乳腺增生、乳腺癌术后上肢水肿、急性乳腺炎、缺乳、贫血水肿、特发性水肿、淋证、腹胀便涩、白塞综合征、瘾疹、紫斑、面部色素沉着、过敏性紫癜、梅尼埃病、不孕、高同型半胱氨酸血症、生殖道HPV感染、巴氏腺囊肿、宫颈癌术后盆腔淋巴囊肿、宫颈鳞癌术后下肢静脉炎激光性皮炎、卵巢癌、卵巢癌腹水、恶性肿瘤下肢淋巴水肿、下肢静脉曲张、横纹肌溶解综合征、非化脓性关节炎膝关节积液、血臌

痛经、月经先期、闭经、闭经溢乳、月经后期、经期过长、经前乳房胀痛、经愆水肿、经行水肿、经行腿痛、经行溲血、崩漏、经间期出血、倒经

产后腹痛、产后腰痛、产后水肿、产后血肿、产后痹证、产后掌指关节痛；难产、产后癃闭、恶露不下、胎物残留、产后水血结于血室、引产后水血互结、产后腹水、产白肿、产后血栓性静脉炎、产后股肿成痈

水血学说治疗范围

白带、黄带、青带、带下如水、赤白带下、带下如渣（真菌性阴道炎）、慢性盆腔炎性疾病后遗症

母儿血型不合、胎位不正、妊娠宫腔积血、妊娠水肿、羊水过少、羊水过多、子淋、妊娠瘙痒症、妊娠肝内胆汁淤积症、妊娠高胆汁酸血症、妊娠合并胰腺炎、妊娠合并胆石症或胆囊炎、妊娠高血压综合征、子痫前期、妊娠高血压综合征渗出性视网膜脱落、妊娠癥瘕、围产期心肌病、妊娠期眼压过高、妊娠静脉血栓形成、胎儿宫内生长迟缓

二、水血致病的预防原则

中医妇科水血疾病与其他疾病一样，总是预防优先于治疗，这种对于疾病的预防，归根结底就是一种治未病的思想，具有超前的思维。也就是说，当一位女性已经发生水病或者血病的时候，就要事先预防其因水病诱发的血病或者因血病诱发的水病。这种预防措施，从理论上来讲，应该是可行的。因为从水病发展到水血同病，或者从血病发展到水血同病，通常都是一个渐进的过程（当然也有突发例外者，例如妊娠高血压引起的脑出血，当颅内出血、水肿时，血病、水病几乎同时发生），而正是这个渐进的过程，给我们留下了思考与采取预防措施的时间。

水血疾病的预防原则：在发生水病的时候，除治疗水病，如失水者补水、滋水者利水（还要控制水的摄入量）之外，应该注意预防血病的发生，即在适当的时机预防性地对失水者加用某些既可滋阴又可养血的药物，或者对滋水者加用既能利水又能活血的药物；在发生血病的时候，除治疗血病，如失血者益血、血瘀者行瘀（还要防止止血药物的滥用）之外，应该注意预防水病的发生，即在适当的时机预防性地对失血者加用某些既可补血又可养阴的药物，或者对血瘀者加用既能活血又能利水的药物。因为这些药物在临床中都可以找到（参阅"与中医妇科水血学说紧密相关的主要药物"章节）。

如果我们治疗失水疾病在补水的同时适当加用一些养血的药物，或者治疗失血疾病在补血的同时适当加用养阴的药物，就会起到事半功倍的作用；如果我们治疗滋水疾病在利水的同时适当加用一些活血的药物，就会起到开山引渠的作用；如果我们在治疗血病的同时适当加用一些利水药物，就会起到推波助澜的作用。

此外，妇产科中既伤血又伤水的疾病颇多，涉及经、带、胎、产、杂各领域，而在临床表现中，往往只是突出表现为伤血或者伤水，而其背后却是水血两伤，气血两病，在治疗时就要做到水、血两治，而有所偏重。

三、治疗妇科水血致病的主要中药、方剂

（一）主要中药

与水血学说紧密相关的主要中药，是指在治疗水血疾病中发挥直接、重要作用的药物，这些药物大都兼具活血和利水的功效，而不包括在治疗水血疾病中仅仅起到辅助作用的药物，例如行气、温阳、清热、燥湿、化痰、补益之类的药物。

本文除了介绍这些中药的性能功用外，有的还附该药物活血（抗血栓形成、抑制血小板聚集、改变血液流变学）或者利水（利尿）的药理研究作为佐证。

中药按笔画顺序排列。

1.了哥王根

［药性］味苦、辛，性寒；有毒。

［功用］清热解毒，散结逐瘀，利水杀虫。

［文献摘要］《福建药物志》："破结散瘀，通经逐水，消肿止痛。主治腹水，肾炎，闭经，引产，乳腺炎。"

2.九牛造

［药性］味甘、苦，性温；有毒。

［功用］通便，利水，消积，破瘀，止痛。治二便不通，积聚腹胀，胸膈不利，肝硬化腹水，急性肠炎，消化不良，劳伤，跌打损伤，瘀血作痛，无名肿毒。

3.三棱

［药性］味辛、苦，性平。归肝、脾经。

［功用］破血行气，消积止痛。

［文献摘要］《医学入门·本草》："破血通经下乳汁。"

［现代药理研究］抗血栓形成：三棱水煎剂及总黄酮对SD大鼠均具较强的抑制血小板聚集作用；三棱水煎剂及总黄酮对胶原蛋白–肾上腺素诱导的小鼠体内血栓有显著的保护作用，与水煎剂相比三棱总黄酮具较强的抗血栓作用。对血液流变学的影响：本品

对家兔的全血黏度有明显降低作用，可使血液中血细胞压积减少，血沉速度降低。

4.土牛膝

[药性] 味苦、酸，性平。

[功用] 活血散瘀，祛湿利尿，清热解毒。治淋病，尿血，妇女经闭，癥瘕，风湿性关节炎，脚气，水肿……

[文献摘要]《本草图经》："治妇人血块。"

5.大戟

[药性] 味苦、辛，性寒；有毒。归肺、脾、肾经。

[功用] 泻水逐饮，消肿散结。

[文献摘要]《神农本草经》："主蛊毒，十二水，腹满急痛，积聚，中风皮肤疼痛，吐逆。"《药性论》："下恶血癖块、腹内雷鸣，通月水，善治瘀血，能堕胎孕。"

[现代药理研究] 利尿：对实验性大鼠腹水，灌服京大戟煎剂或醇浸液，有明显的利尿作用。小鼠灌胃生红大戟水煎浓缩液有明显的利尿作用。

6.大黄

[药性] 味苦，性寒。归胃、大肠、肝、脾经。

[功用] 攻积滞，清湿热，泻火，凉血，祛瘀，解毒。

[文献摘要]《药性论》："去寒热，消食，炼五脏，通女子经候，利水肿，能破实痰冷热结聚、宿食，利大小肠，贴热毒肿，主小儿寒热时疾，烦热，蚀脓，破留血。"

[现代药理研究] 大黄对血液流变性具有双向调节作用，能提高血浆渗透压，促进细胞外液向血管内转移，产生相当于血液稀释疗法样的止血作用，而对凝血因子、血小板数量与功能及超微结构无影响，故具有活血、止血作用。大黄的主要有效成分是蒽醌类衍生物，包括大黄酸、大黄酚、大黄素、芦荟大黄素、大黄素甲醚等物质。有实验表明，大黄素、大黄酸以30mg/kg的剂量灌胃给药，2~4小时兔尿量、排Na^+和K^+量达最高峰，比对照组明显增多，而芦荟大黄素和大黄酚的作用较弱，表明大黄中的蒽醌类衍生物起到了利尿作用。相关生理学研究发现，肾小管上皮细胞分布着较多的水孔蛋白（AQP），水孔蛋白主要介导水分子的扩膜转运，促进水的重吸收，对维持内环境稳态起重要作用。关于大黄利尿机制的研究，通过大鼠体内实验证实，大黄总蒽醌能下调肾髓质部肾小管上皮细胞AQP2、AQP4和mRNA表达，提示了大黄总蒽醌利尿作用的途径之一，即通过抑制水孔蛋白的表达，抑制水的重吸收过程。[张波.大黄利尿作用浅析.山东中医杂志，2015，34（8）：630.]

7.大血藤

[药性] 味苦，性平。归大肠、肝经。

[功用] 解毒消痈，活血止痛，祛风除湿，杀虫。

[文献摘要]《四川中药志》（1960年版）："能行血破滞，调气行瘀。"《常用中草药手册》（广州部队）："治肢节酸痛，麻拘挛，水肿，血虚头昏。"

[现代药理研究] 大血藤中绿原酸和总皂苷类成分能显著改善大鼠小肠组织微循环血流量，提高组织器官的血流灌注量，并能降低羟脯氨酸在粘连组织中的含量，降低

TNF-α、转化生长因子-β1、基质金属蛋白酶抑制剂-1、细胞间黏附因子和血管内皮细胞因子等细胞因子的表达水平，提高基质金属蛋白酶（MMP）-1的表达水平，进而减少粘连的形成。[张莹莹.大血藤现代研究进展.亚太传统医药，2018，14（11）：83.]

8.大叶凤尾

［药性］味甘，性凉。

［功用］清热，利湿，祛风，解毒。

［文献摘要］《陕西中草药》："驱风镇静，调经活血，解毒消肿，止痢通淋。治……月经不调，干血痨。"

9.大对经草

［药性］味苦、微辛，性平。

［功用］活血调经，止血止痛，利水消肿，除风湿。

［功用］《陕西中草药》："活血调经，止血止痛，利水消肿，除风湿。治月经不调，跌打损伤，骨折，出血，小便不利，蛇咬伤。"

10.千金子

［药性］味辛，性温；有毒。归肝、肾、大肠经。

［功用］逐水退肿，破血消癥，解毒杀虫。

［文献摘要］《开宝本草》："主妇人血结月闭，癥瘕疹癣。"《医林纂要·药性》："行水破血。"

［现代药理研究］泻下：种子的脂肪油中所含环氧千金二萜醇苯乙酸酯二乙酸酯，刺激肠道，产生峻泻，其泻下作用是蓖麻油的3倍。

11.川牛膝

［药性］味甘、微苦，性平。归肝、肾经。

［功用］活血祛瘀，祛风利湿。

［现代药理研究］在对川牛膝抗肿瘤作用初探中，证实了川牛膝多糖水煎液能降低急性瘀血模型大鼠的全血比黏度、血浆黏度，表明川牛膝多糖的抗肿瘤作用与改善血液流变性有关，这与中药川牛膝的活血化瘀功效是相吻合的。[叶品良，彭娟，刘娟.川牛膝研究概况.中医药学报，2007，35（2）：53.]

12.川木通

［药性］味淡、微苦，性寒。归心、小肠、膀胱经。

［功用］清热利尿，通经下乳。

［文献摘要］《中华本草》："用于妇人经闭。川木通具通脉络之功，治血瘀经闭，可配牛膝、桃仁等活血之品。单用可治妇女产后乳汁不通，或与奶浆藤、无花果同服。"

［现代药理研究］利尿作用：家兔静脉注射川木通水提醇沉剂1g/kg，有明显的利尿作用。大鼠灌胃川木通20g/kg的利尿作用与氢氯噻嗪0.25g/kg作用相似。川木通在增加家兔尿量的同时能促进Na^+、K^+、Cl^-的排出，特别是Na^+的排出。大鼠灌胃川木通灰分后未见利尿作用，故认为其利尿作用与川木通中所含电解质有关。

13.马鞭草

［药性］味苦、辛，性微寒。归肝、脾经。

［功用］清热解毒，活血通经，利水消肿，截疟。

［文献摘要］《日华子本草》："通月经，治妇人血气肚胀，月候不匀。"《宝庆本草折衷》："利小便不通。"

14.女娄菜

［药性］味辛、苦，性平。

［功用］活血调经，健脾行水。治月经不调，乳少，疳积，虚浮。

15.王瓜

［药性］味苦，性寒。

［功用］清热，生津，消瘀，通乳。治消渴，黄疸，噎膈反胃，经闭，乳汁滞少，痈肿，慢性咽喉炎。

16.王不留行

［药性］味苦，性平。归肝、胃经。

［功用］活血通经，下乳消痈。

［文献摘要］《药性论》："治风毒，通血脉。"《本草纲目》："利小便。"

［现代药理研究］王不留行具有抗凝血、降低全血黏度作用。［田怡，辛丹，高达.中药王不留行的研究进展.中国继续医学教育，2015，7（25）：201.］

17.天葵子

［药性］味甘，性寒。归肝、脾、膀胱经。

［功用］清热解毒，消肿散结，利水通淋。

［文献摘要］《重庆中药》："利尿，除湿热，消痈肿。有催胎作用。"

18.木通

［药性］味苦，性寒。归心、小肠、膀胱经。

［功用］清热利尿，活血通脉。

［文献摘要］《日华子本草》："下水，破积聚血块，排脓，治疮疖，止痛，催生下胞，女人血闭，月候不匀……乳结，及下乳。"

19.木防己

［药性］味苦、辛，性寒。归膀胱、肾、脾经。

［功用］祛风除湿，通经活络，解毒消肿。

［文献摘要］《中华本草》："主治风湿痹痛，水肿，小便淋痛，闭经……"

［现代药理研究］抑制血小板聚集作用：木防己碱无论体内与体外给药，均能抑制ADP诱导大鼠血小板聚集；体外给药0.5mg/kg、0.75mg/kg、1.0mg/kg，其抑制率分别为38.2%、68.2%和94.0%；20mg/kg、40mg/kg腹腔注射，其抑制率分别为47.6%、84.6%。木防己碱对血小板血栓烷A_2（TXA_2）的生成与活性也有明显的抑制作用，而对大鼠颈动脉壁PGI_2的生成无明显的抑制作用。其抗血小板聚集作用可能与抑制环氧化酶有关。

20.木馒头

［药性］甘，平。

［功用］通乳，利湿，活血，消肿。治乳汁不下……

21.五加皮

［药性］味辛、苦、微甘，性温。归肝、肾经。

［功用］祛风湿，补肝肾，强筋骨，活血脉。

［文献摘要］《本草正》："除风湿，行血脉。"《本草再新》："化痰，消水，理脚气腰痛，治疮疥毒。"

22.车前子

［药性］味甘、淡，性微寒。归肺、肝、肾、膀胱经。

［功用］清热利尿，渗湿止泻，明目，祛痰。

［文献摘要］《雷公炮制药性解》："主淋沥癃闭，阴茎肿痛，湿疮，泄泻，赤白带浊，血闭难产。"《科学的民间草药》："镇咳，祛痰，利尿。"

［现代药理研究］车前子有效部位为乙醇提取物，具有利尿作用，可增加水、电解质排泄。通过建立大鼠水负荷模型，用不同浓度的车前子提取物给药，同时从肾脏髓质水通道蛋白及钠、钾、氯离子通道的调节作用研究探讨其利尿功效及作用机制，发现车前子提取物能显著下调肾脏髓质AQP2的mRNA的表达，对AQP1的mRNA表达亦有下调作用。这表明车前子具有利尿作用，且温和持久，其机制与AQP及离子通道紧密相关。［雷蒙蒙.浅析车前子新药理作用.亚太传统医药，2017，13（15）：58.］

23.火麻仁

［药性］味甘，性平。归脾、胃、大肠经。

［功用］润燥滑肠，利水通淋，活血。

［文献摘要］《名医别录》："中风汗出，逐水，利小便，破积血，复血脉，乳妇产后余疾；长发，可为沐药。"

［现代药理研究］抗血栓：火麻仁醇提取物3g/kg和10g/kg灌胃，每日1次，连续3日，能延长电刺激大鼠颈动脉引起的血栓形成时间和凝血时间，但不影响凝血酶原时间和凝血活酶时间。

24.牛膝

［药性］味苦、酸，性平。归肝、肾经。

［功用］补肝肾，强筋骨，活血通经，引血（火）下行，利尿通淋。

［现代药理研究］对血液流变学的影响：怀牛膝煎剂10g/kg灌胃，每日2次，连续3日，对正常大鼠的高低切变率全黏度、血细胞比容、红细胞聚集指数均有显著降低作用；对急性血瘀模型大鼠，$1S^{-1}$切变率的全血黏度明显降低，其他指标也有一定程度降低。怀牛膝尚有抗凝作用，使凝血酶原时间及白陶土部分凝血活酶时间稍延长，血浆复钙时间明显延长（$P<0.01$）。上述实验可部分解释怀牛膝活血作用的机制。另有报道，怀牛膝有浓度依赖性纤溶抑制作用。

25.凤仙根

［药性］味苦、甘、辛；小毒。（《本草纲目》）

［功用］活血，通经，软坚，消肿。

26.巴豆

［药性］味辛，性热；大毒。归胃、大肠、肺经。

[功用]泻下寒积，逐水退肿，祛痰利咽，蚀疮杀虫。

[文献摘要]《名医别录》："疗女子月闭，烂胎。"《药性论》："主破心腹积聚结气，治十种水肿，癥瘕大腹，能落胎。"

27.平地木

[药性]味辛、微苦，性平。归肺、肝经。

[功用]化痰止咳，利湿，活血。

[文献摘要]《上海常用中草药》："活血止痛，利尿，健胃，止血。"

28.石韦

[药性]味苦、甘，性寒。归肺、肾、膀胱经。

[功用]利水通淋，清肺化痰，凉血止血。

[现代药理研究]以20%~40%的石韦煎剂按5mL/100g投大白鼠，有一定的利尿作用。抑制血小板聚集：石韦不溶于甲醇的水溶解部分能抑制ADP和胶原诱导的兔血小板聚集；其甲醇和水均溶解的部分对ADP诱导的兔血小板聚集有较好的抑制活性，而对胶原诱导的兔血小板聚集无活性。[陈丽君，马永杰，李玉鹏，等.石韦属植物化学和药理研究进展.安徽农业科学，2011，39（10）：5787.]

29.甘遂

[药性]味苦，性寒；有毒。归肺、肾、大肠经。

[功用]泻水逐饮，破积通便。

[文献摘要]《药性论》："能泻十二种水疾，能治心腹坚满，下水，去痰水，主皮肌浮肿。"

[现代药理研究]甘遂水煎剂动物试验无利尿作用，对实验性腹水大鼠亦无利尿作用，反而有尿量减少的倾向，对健康人也无利尿作用。但是临床无论是用炙甘遂研末内服治疗肾脏水肿，或是采用甘遂散外敷治疗不同疾病引起的小便不利，均能起到通利小便的效果，可见其利尿效果可能是与机体的功能状态有关。[刁茜.中药甘遂的药理作用研究进展[C].2010年中国药学大会暨第十届中国药周论文集，2010]

30.丝瓜络

[药性]味甘，性凉。归肺、肝、胃三经。

[功用]通经活络，解毒消肿。

[文献摘要]《滇南本草》："治月经闭，湿腹痛，蓐痨，室女逆经、衄、呕、吐血，红崩，白带，尿急淋漓……妇人赤白带下。"《全国中草药汇编》："清热解毒，活血通络，利尿消肿。"

[现代药理研究]利尿消肿、祛痛风：大剂量应用丝瓜络可以降低心衰大鼠血清醛固酮（ALD）水平，使其尿量明显增多，促进尿酸排出，具有利尿消肿和祛痛风的功效。[杨花，高昂，赵冰，等.丝瓜络药学研究概况.安徽农业科学，2011，39（34）：20990.]

31.丝瓜根

[药性]味甘，性平。

[功用]活血，通络，消肿。

［文献摘要］《重庆草药》："通经络，行血，消肿胀，下乳。治乳房肿痛，腰背胀痛。"

32.丝瓜藤

［药性］味苦，性微寒；小毒。

［功用］舒筋，活血，健脾，杀虫。治腰膝四肢麻木，月经不调，水肿……

［文献摘要］《本草求原》："和血脉，活筋络，滋水，止阴痛，补中健脾，消水肿。治血枯少，腰膝四肢麻木，产后惊风，调经。"

33.白芍

［药性］味苦、酸，性微寒。归肝、脾经。

［功用］养血和营，缓急止痛，敛肝平肝。

［文献摘要］《神农本草经》："主邪气腹痛，除血痹，破坚积……，利小便，益气。"《名医别录》："主通顺血脉，缓中，散恶血，逐贼血，去水气，利膀胱大小肠……"

34.白牛膝

［药性］味苦、淡，性凉。

［功用］凉血，活血，利湿，消肿。

［文献摘要］《云南中草药》："利尿消肿，催产。治疝气，水肿，肺结核，难产，死胎不下。"

35.白茅根

［药性］味甘，性寒。归心、肺、胃、膀胱经。

［功用］凉血止血，清热生津，利尿通淋。

［文献摘要］《神农本草经》："主劳伤虚羸，补中益气，除瘀血血闭寒热，利小便。"

［现代药理研究］利尿：白茅根水浸液和煎剂灌胃，对家兔有利尿作用。正常家兔口服煎剂有利尿作用，服药5~10天利尿作用最明显，20天左右即不明显。

36.白花蛇舌草

［药性］味苦、甘，性寒。

［功用］清热，利湿，解毒。

［文献摘要］《广西中草药》："清热解毒，活血利尿。"

37.冬里麻

［药性］味甘，性凉。

［功用］解表清热，活血，利湿。

［文献摘要］《四川常用中草药》："枝叶：祛风散寒。治跌打损伤，麻疹未透及妇女腹中包块。"

38.半边莲

［药性］味甘，性平。归心、肺、小肠经。

［功用］清热解毒，利水消肿。

［文献摘要］《福建民间草药》："清热解毒，利尿消肿。"《福建药物志》："主治……闭经，跌打伤痛。"

39.半边钱

［药性］味苦、辛，性寒。

［功用］利水通淋，散瘀，解毒。

［文献摘要］《南宁市药物志》："清热毒，散瘀积，利水通淋。"

40.半枝莲

［药性］味辛、苦，性寒。归肺、肝、肾经。

［功用］清热解毒，散瘀止血，利尿消肿。

［文献摘要］《南京民间药草》："破血通经。"《全国中草药汇编》："治肿瘤，阑尾炎，肝炎，肝硬化腹水，肺脓疡。"

41.生姜

［药性］味辛，性温。归肺、胃、脾经。

［功用］散寒解表，降逆止呕，化痰止咳。

［文献摘要］《本草纲目》引"杨氏产乳"称："产后血滞，冲心不下，生姜五两，水六升，煮三升，分三服。"《妇科用药400品历验心得》："生姜还有温经行水之功，治疗经期或妊娠水肿，用防己黄芪汤；治疗水肿不孕，用越婢加术汤。"

［现代药理研究］抗血小板聚集：生姜提取液对花生四烯酸（AA）、肾上腺素、ADP和胶原诱发的血小板聚集均有明显抑制作用。6-姜烯酮对160μmol AA诱发的兔血小板聚集，在低浓度时就有明显抑制作用，其IC50为2.2mol（吲哚美辛为4.3pmol）；对10μmol ADP诱发的血小板聚集，高浓度时才有轻度抑制作用；对胶原诱发血小板聚集的IC50为24μmol。

42.地龙

［药性］味辛，性温。归肺、胃、脾经。

［功用］清热止痉，平肝息风，通经活络，平喘利尿。

［文献摘要］《医林纂要·药性》："清肾去热，渗湿行水，去脾胃湿热，通大便水道。"《得配本草》："能引诸药直达病所，除风湿痰结，治跌扑，祛虫瘕，破血结。"

［现代药理研究］改善血液流变学和抗血栓：体外实验表明，地龙提取液具有很好的抗凝作用，能使凝血时间、凝血酶时间、凝血酶原时间均显著延长，且呈明显量效关系；能降低血液黏度，抑制血栓形成。该药的抗凝机制是对凝血酶-纤维蛋白原反应的直接作用。此外，该药还具有促纤溶作用。目前认为地龙液中含有一种高效抗凝和促纤溶物质，该物质不能被抗凝血酶Ⅲ抗体和鱼精蛋白中和，表明其活性不依赖于抗凝血酶Ⅲ，与肝素及其类似物、水蛭素等抗凝物质不同，它不是糖类和蛋白质，可能是一种耐热、耐碱的小肽或含双键的化合物。

43.地苦根

［功用］活血，止血，利湿，解毒。治痛经，产后腹痛，崩漏，白带，痢疾，瘰疬，牙痛。

［文献摘要］《岭南采药录》："治产后腹痛，赤白痢。"《闽东本草》："治痛经，崩带，血痢，痔瘘，风疹，疝气。"《常用中草药手册》（广州部队）："孕妇贫血，胎动不

安，月经过多。"

44.地锦草

［药性］味辛，性平。归肝、大肠经。

［功用］清热解毒，利湿退黄，活血止血。

［文献摘要］《嘉祐本草》："主通流血脉，亦可用治气。"《上海常用中草药》："止血，利尿，健胃，活血，解毒。"

45.扛板归

［药性］味酸、苦，性平。

［功用］利水消肿，清热，活血，解毒。治水肿，黄疸，泄泻，疟疾，痢疾，百日咳，淋浊，丹毒，瘰疬，湿疹，疥癣。

46.血余

［药性］味苦、涩，性平。归肝、胃、肾经。

［功用］止血，化瘀，利尿，生肌。

［文献摘要］《神农本草经》："主五癃，关格不通，利小便水道，疗小儿痫，大人痉。"《药性论》："能消瘀血。"

47.血竭

［药性］味甘、咸，性平；小毒。归心、肝经。

［功用］散瘀定痛，生肌敛疮。

［文献摘要］《妇科用药400品历验心得》："虽《新修本草》有血竭治'带下'之谓，《本草经疏》释'带下者，湿热伤血分所致也。（血竭）甘咸能凉血除热，故悉主之'。然血竭治疗带下者，世人少用。对于湿热瘀结引起的带下，添加一味血竭，确能起到事半功倍的作用。"此外，抑菌试验表明，血竭有较强的抗真菌作用。霉菌性阴道炎水煎外洗有效。

［现代药理研究］对血液流变学及血小板聚集功能的影响：血竭可以降低全血和血浆黏度，但不显著，而降低血细胞（RBC）比容，加快RBC在直流电流场中的电泳速度，抑制血小板的聚集和加快血小板的电泳速度很明显，所以，血竭可使血流通畅，防止血栓形成。用家兔动静脉旁路循环实验法，观察到血竭抗血栓的作用效果非常显著。

48.延胡索

［药性］味辛、苦，性温。归心、肝、脾经。

［功用］活血散瘀，行气止痛。

［文献摘要］《本草纲目》："活血，利气，止痛，通小便。"

49.赤芍

［药性］味苦，性微寒。归肝、脾经。

［功用］清热凉血，活血祛瘀。

［文献摘要］《神农本草经》："主邪气腹痛，除血痹，破坚积，寒热疝瘕，止痛，利小便，益气。"

［现代药理研究］①抗血栓形成：以相当于生药15~20g赤芍的水煎液分2次给大鼠灌胃，间隔1.5小时，于末次给药后1.5小时取血，观察体外血栓形成。给药组血栓形成

时间明显延长，血栓长度缩短，血栓的湿、干重量均降低，与对照组相比，抗血栓形成作用显著。②抑制血小板聚集：赤芍水煎液能使ADP诱导的血小板聚集功能显著降低，使ADP用量比对照组明显增加。③对凝血-纤溶系统酶活性的影响：体外实验结果显示，赤芍水煎液0.1mL，浓度分别为125mg生药/mL、250mg生药/mL、500mg生药/mL及1000mg生药/mL，可使大鼠血液凝固时间比对照组明显延长，并呈量效关系，当水煎液浓度达500mg生药/mL时，血浆完全不凝。赤芍水煎液达250mg生药/mL可使纤维蛋白原凝固时间比对照组明显延长，当浓度达500mg生药/mL时使纤维蛋白原不凝，说明赤芍有抗凝血酶作用。赤芍水煎液20μL（250mg生药/mL），于体外能激活纤溶酶原转变为纤溶酶，使已凝固的纤维蛋白溶解。

50.赤小豆

［药性］味甘、酸，性微寒。归心、小肠、脾经。

［功用］利水消肿退黄，清热解毒消痈。

［文献摘要］《医林纂要·药性》："清热解毒，去小肠火，利小便，行水，散血，消肿，通乳，下胎。"

51.杜衡

［药性］味辛，性温；无毒。（《名医别录》）

［功用］散风逐寒，消痰行水，活血，平喘定痛。治风寒感冒，痰饮喘咳，水肿，风湿，跌打损伤……

52.苏木

［药性］味甘、咸、微辛，性平。归心、肝、大肠经。

［功用］活血祛瘀，消肿定痛。

［文献摘要］《现代实用中药》："对于妇女子宫炎、赤白带下，可作煎剂灌洗之。"

［现代药理研究］保护血管：中医学认为苏木具有活血化瘀的作用，现代药理研究表明苏木提取物具有扩张血管，抗动脉粥样硬化、保护血管内皮作用。[皇甫海全，于海睿，孙静.苏木化学成分及药理作用研究进展.湖北中医药大学学报，2018，20（6）：111.]苏木乙酸乙酯提取物可使急性血瘀模型大鼠全血黏度明显降低，说明其能抑制红细胞聚集，降低红细胞脆性，增强其变形性。苏木乙酸乙酯提取物能够降低血小板最大聚集率、降低血浆中TXB_2含量，增加$6-Keto-PGF1\alpha$含量，提示其可能是通过改变血小板的花生四烯酸代谢途径，抑制血小板聚集，从而起到改善血液循环的作用。[牟艳玲，王鑫，李杰，等.苏木不同提取物行血祛瘀活性研究.中国药理学通报，2013，29（10）：1480.]

53.鸡血藤

［药性］味苦、微甘，性温。归肝、肾经。

［功用］活血舒筋，养血调经。

［文献摘要］《国医大师班秀文学术经验集成》："鸡血藤味苦、甘，性温，善入血分治血病……温通血脉，祛散阴邪，使血行湿也去，不但利于瘀阻之疏散，而且利于阴湿之清除……由于鸡血藤补中有通，善治妇人诸疾，且久服无伤身损体之虞，故可常用于治疗各种慢性炎症所致带下，如宫颈炎、盆腔炎，甚至某些盆腔肿块影响所致带下。"

　　［现代药理研究］采用腹腔注射盐酸苯肼辅以 ^{60}Co 全身辐射的方法造成小鼠骨髓抑制与溶血性贫血，实验表明，给药鸡血藤后能使小鼠白细胞和骨髓有核细胞数目增加，促进骨髓粒细胞分裂，对贫血小鼠的粒单系祖细胞的增殖也有明显的刺激作用。鸡血藤高、中、低剂量组均能抑制血小板聚集，且与剂量呈相关性；通过处死大鼠后研究胸主动脉血管舒张功能发现，不同浓度的鸡血藤提取物均具有血管舒张作用，且血管舒张率与浓度呈正相关。鸡血藤的水提物具有较强的抗血小板聚集作用，并推测其活性成分可能是缩合鞣质。［杨冉冉，刘新，姬蕾，等.鸡血藤质量控制及药理作用研究进展.环球中医药，2018，11（11）：1833.］

　　54.附子

　　［药性］味辛、甘，性热；有毒。归心、肾、脾经。

　　［功用］回阳救逆，补火助阳，散寒除湿。

　　［文献摘要］《中华本草》："主治阴寒水肿。李东垣：'除脏腑沉寒，三阴厥逆，湿淫腹痛，胃寒蛔动；治经闭；补虚散壅。'（引自《本草纲目》）"

　　［现代药理研究］抗凝、抗血栓：附子水煎剂（10mg/mL）对血小板聚集抑制率为36.4%，血液黏度比值为1.1，复钙时间测定为233秒，纤溶活性测定全溶，给大鼠灌胃附子水煎剂 10g/kg、20g/kg，能复白陶土部分凝血活酶时间及凝血酶原消耗时间明显延长，并能预防大鼠体内血栓的形成。

　　55.芫花

　　［药性］味辛、苦，性温；有毒。归肺、脾、肾经。

　　［功用］泻水逐饮，祛痰止咳，解毒杀虫。

　　［文献摘要］《药性论》："治心腹胀满，去水气，利五脏寒痰，涕唾如胶者。主通利血脉，治恶疮风痹湿，一切毒风，四肢挛急，不能行步，能泻水肿胀满。"

　　［现代药理研究］给麻醉犬静脉注射50%的芫花煎剂 0.4~1.0g/kg，可使尿量增加1倍以上，约维持20分钟。用3%氯化钠液腹腔注射形成腹水的大鼠灌胃 10g/kg 的芫花煎剂或醇浸剂，有利尿作用。大鼠灌服 10g 生药/kg 的芫花煎剂组与对照组相比，排尿与排钠率有明显升高，排钾量相近。芫花浸剂或醇浸剂均能增加尿量，产生利尿作用，并可使 Na^+、K^+ 排出率明显升高。

　　56.连翘

　　［药性］味苦，性微寒。归肺、心、胆经。

　　［功用］清热解毒，消肿散结。

　　［文献摘要］《药性论》："主通利五淋，小便不通，除心家客热。"《日华子本草》："通小肠，排脓，治疮疖，止痛，通月经。"《医林纂要·药性》："活血止痛生肌。"

　　57.玫瑰花

　　［药性］味甘、微苦，性温。归肝、脾经。

　　［功用］理气解郁，和血调经。

　　［文献摘要］《中华本草》："主治肝气郁结所致胸膈满闷，脘胁胀痛，乳房作胀，月经不调，痢疾，泄泻，带下，跌打损伤，痈肿。"

[现代药理研究] 玫瑰花具有营养心肌、增加心肌血流量、降低血黏度和血小板聚集率等作用，其抗心肌缺血、缩小心肌梗死范围，作用强度与硝苯吡啶相似。玫瑰精油对小鼠局灶性脑缺血（大脑中动脉栓塞模型）损伤有保护作用，进一步发现玫瑰精油具有抗血栓和抗血小板聚集作用，玫瑰精油可能是其主要活性部位。[贾佼佼，苗明三.玫瑰花的化学、药理及应用分析.中医学报，2014，29（9）：1338.]

58.郁金

[药性] 味辛、苦，性寒。归心、肝、胆经。

[功用] 活血止痛，行气解郁，清心凉血，疏肝利胆。

[文献摘要]《新修本草》："主血积，下气，生肌，止血，破恶血，血淋，尿血，金疮。"《本草述》："治发热，郁，咳嗽，齿衄，咳嗽血，溲血，头痛眩晕，狂痫，带下，淋，并眼目、鼻、舌、咽喉等证。"

59.郁李仁

[药性] 味辛、苦、甘，性平。归脾、大肠、小肠经。

[功用] 润燥滑肠，下气利水。

[文献摘要]《本草再新》："行气下水，破血消肿，通关节，治眼长翳。"

60.刺五加

[药性] 味辛、微苦，性温。归脾、肾、心经。

[功用] 补肾强腰，益气安神，活血通络。

[文献摘要]《黑龙江常用中药手册》："治慢性关节炎，风湿痛，腰痛，足膝痛，遗尿，水肿，囊湿，小便余沥，女子阴痒。有祛风湿、壮筋骨、逐瘀、活血作用。"

[现代药理研究] 家兔耳静脉注射刺五加提取物，分别于给药前及给药后隔时从静动脉取血，分离富含血小板血浆（PRP）和贫含血小板血浆（PPP），取PRP分别加入花生四烯酸（AA）及二磷酸腺苷（ADP）等诱导剂，观察血小板聚集情况，与生理盐水组做对照，发现刺五加提取物（0.275~2.2mg/mL）能明显抑制AA诱导的家兔血小板TXB_2的生成，效应与剂量无关。[张祎.刺五加药理作用研究进展.沈阳药科大学学报，2002，19（2）：144.]

61.刺蒺藜

[药性] 味苦、辛，性平。归肝经。

[功用] 平肝，解郁，祛风明目。

[文献摘要]《神农本草经》："主恶血，破癥结积聚，喉痹，乳难。"《中国民族药志》："治浮肿，高血压，肝炎黄疸及感冒发烧（蒙古族）。润燥通便，消石，通经，利尿。"

[现代药理研究] 抗凝、抗血栓：蒺藜总黄酮通过抑制血小板的释放和影响血小板受体与胶原的结合从而抑制血小板的黏附和聚集，进而起到抗凝、抗血栓的作用。通过注射蒺藜皂苷观察血瘀大鼠体内血栓湿重、血栓形成时间，以及体外血栓长度和干、湿重的影响，结果表明蒺藜皂苷能降低红细胞的聚集性并提高其变形能力，从而降低血液黏稠度。白蒺藜有效成分提取物具有干扰花生四烯酸代谢的作用，通过调节血小板聚附、抗血小板凝集预防心血管疾病。[王倩，刘子豪.白蒺藜的临床应用研究进展.中西医结合

心脑血管病杂志，2016，14（16）：1877.]

62.虎杖

［药性］味苦、酸，性微寒。归肝、胆经。

［功用］活血散瘀，祛风通络，清热利湿，解毒。

［文献摘要］《名医别录》："主通利月水，破留血癥结。"《滇南本草》："攻诸肿毒，止咽喉疼痛，利小便，走经络。治五淋白浊，痔漏，疮痈，妇人赤白带下。"

［现代药理研究］扩张血管作用：虎杖有效成分白藜芦醇苷有显著的扩张血管、降压作用。抑制血小板聚集、抗血栓作用：白藜芦醇苷在小鼠尾静脉注射花生四烯酸方法制作的模型上显示出明显的抗血栓形成作用，具有明显的剂量–依赖关系，同时还发现白藜芦醇苷能降低血小板细胞的外钙内流和内钙释放，减少胞内Ca^{2+}的浓度，抑制血小板的聚集。［樊慧婷，丁世兰，林洪生.中药虎杖的药理研究进展.中国中药杂志，2013，38（15）：2546.]

63.泽兰

［药性］味苦、辛，性微温。归肝、脾经。

［功用］活血化瘀，行水消肿，解毒消痈。

［文献摘要］《神农本草经》："主乳妇内衄，中风余疾，大腹水肿，身面四肢浮肿，骨节中水，金疮，痈肿疮脓。"《雷公炮炙论》："能破血，通久积。"

［现代药理研究］抗凝血：泽兰水煎剂3.9g/kg灌胃给药，可延长小鼠凝血时间，减轻大鼠动静脉血栓质量；15g/kg灌胃可延长家兔血浆复钙凝血时间、凝血酶原时间、白陶土凝血酶原时间及凝血酶时间，升高血浆抗凝血酶活性。质量浓度为2.0g/L、6.0g/L、18.0g/L的泽兰水煎剂体外可抑制家兔血小板聚集。改善血液流变性：泽兰1g/kg腹腔注射给药，家兔全血比黏度、血浆比黏度、全血还原黏度和红细胞压积均比用药前降低，红细胞电泳时间缩短。泽兰有效部分0.306g/kg、0.612g/kg灌胃给药，均可改善高分子右旋糖酐静脉推注所造成的血瘀模型大鼠的红细胞变形性，抑制红细胞聚集，对红细胞膜的流动性也有增加的趋势。改善微循环：泽兰水煎剂能降低血液黏度，抑制红细胞和血小板聚积，改善微循环。［辛卫云，苗明三.泽兰的化学、药理及临床应用.中医学报，2015，30（3）：419.]

64.泽泻

［药性］味甘、淡，性寒。归肾、膀胱经。

［功用］利水渗湿，泄热通淋。

［文献摘要］《神农本草经》："主风寒湿痹，乳难，消水。"《日华子本草》："治五劳七伤，主头旋，耳虚鸣，筋骨挛缩，通小肠，止遗沥、尿血，催生，难产，补女人血海，令人有子。"

［现代药理研究］利尿作用：能产生利尿活性的提取物包括泽泻的醇提物、水提物和Alisol A 24-acetate。Alisol A 24-acetate为泽泻最重要的利尿活性物质。用盐水负载大鼠进行泽泻的利尿作用研究发现，实验中盐水负载大鼠在口服泽泻醇A乙酸酯或者泽泻醇B之后，其钠离子的分泌均有所增加，对大鼠的利尿作用随之显现，表明泽泻醇A乙酸酯以及泽泻醇B都具有良好的利尿活性，能够产生一定的利尿作用。［邢增智，陈旺，曾

宇.泽泻的化学成分与药理作用研究进展.中医药导报，2017，23（15）：76.]

65.泽漆

［药性］味辛、苦，性微寒；有毒。归肺、大肠、小肠经。

［功用］行水消肿，化痰止咳，解毒杀虫。

［文献摘要］《神农本草经》："主皮肤热，大腹水气，四肢面目浮肿，丈夫阴气不足。"

66.金钱草

［药性］味苦、辛，性凉。

［功用］清热，利尿，镇咳，消肿，解毒。治黄疸，水肿，带下。

［文献摘要］《百草镜》："治跌打损伤，疟疾，产后惊风……"《陆川本草》："消肿止痛，破积。治妇人小腹痛。"《贵阳民间药草》："治红崩带下，肺结核。"

67.香附

［药性］味辛、甘、微苦，性平。归肝、三焦经。

［功用］理气解郁，调经止痛，安胎。

［文献摘要］《本草再新》："开九窍，舒经络，降气舒气，宣阳散邪，除寒凉积滞，开胃化痰，兼利水通经。"

68.茜草

［药性］味苦，性寒。归肝、心经。

［功用］凉血止血，活血化瘀。

［文献摘要］《本草经疏》："行血凉血。"《灵验本草》："利尿，发汗。"

69.茺蔚子

［药性］味甘、辛，性微寒；小毒。归肝经。

［功用］活血调经，清肝明目。

［文献摘要］《医学入门·本草》："善行瘀血，养新血。治血逆心烦，益心力，逐水气浮肿，去风热疮毒。治折伤内损有瘀，天阴则痛。"

70.穿山甲

［药性］味咸，性微寒。归肝、胃经。

［功用］活血散结，通经下乳，消痈溃坚。

［文献摘要］《本草纲目》："除痰疟寒热，风痹强直疼痛，通经脉，下乳汁，消痈肿，排脓血，通窍杀虫。"

［现代药理研究］降低血液黏度：穿山甲具有降低血液黏度及延长凝血时间的作用。给大鼠分别以穿山甲片水煎液及等量生理盐水灌胃，1小时后再次给药，然后注射戊巴妥纳麻醉，鼠尾取血比较玻片凝血时间、毛细血管凝血时间及毛细血管高度，结果显示穿山甲能显著降低大鼠血液黏度及延长凝血时间。［马丽.穿山甲的药理及临床研究.中医药研究，2002，18（2）：46.］

71.益母草

［药性］味辛、苦，性微寒。归肝、肾、心包经。

［功用］活血调经，利尿消肿，清热解毒。

[文献摘要]《本草拾遗》："又捣苗绞汁服，主浮肿下水，兼恶毒肿。"《本草纲目》："活血破血，调经解毒。治胎漏，产难，胎衣不下，血运，血风，血痛，崩中漏下，尿血，泻血，疳，痢，痔疾，打扑内损，瘀血，大便、小便不通。"《妇科用药400品历验心得》："《证治准绳》以益母草（开花时采），为细末。每服二钱，空心温酒下，治疗赤白带下。究其机理，因其清热解毒、活血利水而邀功。不过这种用药方法少见报导，可与贯众、土茯苓、樗白皮配伍。"

[现代药理研究]益母草碱、水苏碱有非常显著的降低血黏度作用。对益母草碱等丁香酸氨基醇酯类化合物抗血小板活性及其与结构的关系进行的研究显示，益母草碱具有明显的抗血小板聚集活性，完整的益母草碱分子是维持这种活性的基本结构。实验表明，益母草碱中的胍基结构具有抗血小板凝聚作用，常用作质控指标，而二萜类成分前益母草素是一种血小板活化因子（PAF）的拮抗剂，能竞争性抑制血小板上的PAF受体而产生抗凝作用。从益母草中提取的阿魏酸具有抗氧化、降血脂和血管调节等多种生理活性。益母草中的苯乙醇苷类化合物具有抗菌、抑制c-AMP磷酸二酯酶、抑制血小板聚集等活性。益母草的活血化瘀作用与改变血液流变学息息相关。益母草能显著降低红细胞压积、全血还原比黏度低切部分、全血还原比黏度高切部分、黏度指数和红细胞聚集指数，延长复钙时间及降低血液黏度。益母草的活血化瘀作用可能与益母草改善微循环有关，改善微血流流态，降低流态积分值，其机制可能与解除微血管平滑肌的痉挛有关……益母草的活血化瘀作用可能与体外抗血栓作用相关。[张雪，宋玉琴，杨雨婷，等.益母草活血化瘀化学成分与药理作用研究进展.药物评价研究，2015，38（2）：214.]益母草具有活跃淋巴微循环的作用，加强淋巴管的舒缩功能，促进淋巴液的生成和回流，对机体恢复内环境的恒定，提高免疫力是有益的……益母草中的水苏碱能显著增加大鼠尿量，益母草碱也有一定利尿效果，其作用均在2小时内达高峰，比较而言，水苏碱作用更加迅速，而益母草碱作用较为温和。尿液离子分析表明，两种生物碱成分均可增加Na^+、Cl^-的排出量，减少K^+的排出，由此可见益母草也可作为一种作用温和的保钾利尿药使用。[赵彩霞，蔡长春，张增巧，等.益母草的药理作用及临床应用研究进展.临床误诊误治，2011，24（2）：82.]

72.徐长卿

[药性]味辛，性温。归肝、胃经。

[功用]祛风除湿，行气活血，止痛止痒，解毒消肿。

[文献摘要]《贵阳民间药草》："补气补血，行血活血，为治月经不调要药。"《吉林中草药》："利尿，强壮，镇静止痛，驱寒散瘀，解蛇毒，通络和血。"

[现代药理研究]抗血小板聚集作用：实验表明，徐长卿中所含的丹皮酚可降低红细胞比容，使红细胞聚集性和血小板黏附性显著降低，并增强红细胞的变形能力。[姜雪，孙森凤，任俊洁，等.徐长卿药理作用及临床应用研究进展.化工时刊，2017，31（6）：38.]

73.通草

[药性]味甘、淡，性微寒。归肺、胃经。

[功用]清热利水，通乳。

［文献摘要］《医学启源》："通阴窍涩不利，利小便，除水肿，癃闭，五淋。"《本草再新》："和脾胃，调经水，理血分，清头目虚火。"

［现代药理研究］用代谢笼法给大鼠灌胃，给药剂量均为4g/kg，观察7个品种的通草对尿量及尿氮、尿钠、尿钾排出量的影响，结果表明通脱木、盘叶柏那参、青荚叶、棣棠花有明显的利尿效果，其中通脱木作用最强……通脱木等4种通草能明显增加大鼠尿中钾离子的排出，而对尿钠、尿氯无明显影响，故认为通草利尿与排钾有关。

74.桂枝

［药性］味辛、甘，性温。归膀胱、心、肺经。

［功用］散寒解表，温通经脉，通阳化气。

［文献摘要］《本草再新》："温中行血，健脾燥胃，消肿利湿。"

［现代药理研究］对血液系统的作用：桂枝0.3g生药/mL在体外能完全抑制凝血因子促进凝血因子Ⅰ变为纤维蛋白凝血因子的作用，0.2g生药/mL、0.04g生药/mL和0.01g生药/mL在体外能显著延长牛凝血因子凝聚人体凝血因子时间，实验表明桂枝有显著抗凝血作用。在250μL人血的富血小板血浆中加入桂枝提取物10μL，可显著抑制胶原及ADP所诱导的血小板聚集，表明有抑制血小板聚集的作用。

75.海金沙

［药性］味甘、淡，性寒。归膀胱、小肠、脾经。

［功用］利水通淋，清热解毒。主治热淋，血淋，砂淋，白浊，女子带下，水湿肿满。

76.浮萍

［药性］味辛，性寒。归肺、膀胱经。

［功用］发汗解表，透疹止痒，利水消肿。

［文献摘要］《本草拾遗》："捣汁服之，主水肿，利小便。"《生草药性备要》："能发疗，又能下胎。"

［现代药理研究］利尿作用：用大鼠代谢笼法测出紫萍有利尿作用，且有明显的排钠排钾作用。［罗铁成，侯恩太，路锋，等.浮萍药用研究概况.安徽农业科学，2010，38（16）：8423.］

77.莪术

［药性］味辛、苦，性温。归肝、脾经。

［功用］行气破血，消积止痛。

［文献摘要］《日华子本草》："治一切气，开胃消食，通月经，消瘀血；止扑损痛，下血及内损恶血等。"《医学入门·本草》："能逐水，治心脾病，破气痞。"

［现代药理研究］抗血小板聚集作用：研究莪术中倍半萜类成分莪术二酮影响凝血酶诱导的血小板活化和聚集的标志物、信号通路，结果显示，莪术二酮抑制凝血酶诱导的大鼠血小板活化和聚集，抑制血小板活化标志物血小板胞内钙［Ca^{2+}］i升高和P-selectin（CD62p）的表达，抑制磷脂酶C（$PLC_{\beta}3$）、蛋白激酶Cθ（PKCθ）和丝裂原活化蛋白激酶（MAPKs）蛋白的磷酸化，通过PLC-PKC-MAPKs通路抑制凝血酶诱导的血小板活化和聚集。降低血液黏度，改善血液流变性：莪术水煎液能降低血瘀证模型大鼠和血瘀证孕

大鼠不同切变率下全血黏度、血浆黏度，改善血液流变学指标。醋莪术有改善气滞血瘀证大鼠血液流变学的作用。蓬莪术水提物和蓬莪术95%乙醇提取物可显著降低急性血瘀症模型大鼠的全血高切、中切、低切黏度，降低血浆黏度，降低急性血瘀症模型大鼠血液流变学指标，且醇提物的作用强于水提物，醇提物的成分是倍半萜类及姜黄素类化合物。莪术油能改善血瘀证大鼠血液流变，降低急性血瘀症模型大鼠全血黏度，改善红细胞聚集能力、变形能力，改善凝血功能。抗血栓作用：广西莪术经大孔树脂不同体积分数乙醇洗脱部位抗血栓作用实验研究表明，广西莪术50%乙醇洗脱部位、70%乙醇洗脱部位能明显延长小鼠出血、凝血时间，抑制胶原蛋白-肾上腺素诱发的小鼠体内血栓形成，减轻结扎大鼠下腔静脉所形成的体内血栓湿质量，具有明显抗血栓作用。[陈晓军，韦洁，苏华，等.莪术药理作用的研究新进展.药学研究，2018，37（11）：665.]

78. 射干

［药性］味苦、辛，性寒；有毒。归肺、肝经。

［功用］清热解毒，祛痰利咽，消瘀散结。

［文献摘要］《药性论》："治喉痹水浆不入，能通女人月闭，治疰气，消瘀血。"《湖南药物志》："清热解毒，利尿，消肿，杀蛔虫，主治黄疸，水肿，感冒，牙痛。"

79. 麻黄

［药性］味辛、微苦，性温。归肺、膀胱经。

［功用］发汗解表，宣肺平喘，利水消肿。

［文献摘要］《本草纲目》："散赤目肿痛，水肿，风肿，产后血滞。"

［现代药理研究］伪麻黄碱有显著利尿作用，在麻醉犬0.05~0.1mg/kg时已出现利尿作用，0.5~1mg/kg时作用最明显，排尿量可达正常时的2~5倍，1次静脉注射作用可持续30~60分钟，利尿原理可能与肾血管扩张、肾血流量增加有关。麻黄水煎剂16g/kg灌胃，使模型组大鼠凝血酶原时间明显延长，血浆优球蛋白溶解时间明显缩短，全血高切黏度、低切黏度、血浆黏度、血沉、血沉方程K值均明显降低。上述实验表明，麻黄有抗血凝、提高纤溶、改善模型大鼠的血液黏度及血液流变性的作用。

80. 商陆

［药性］味苦，性寒；有毒。归肺、肾、大肠经。

［功用］逐水消肿，通利二便，解毒散结。

［文献摘要］《医林纂要·药性》："沉阴下行，泻下逐水，去热结。磨涂疮癣，杀虫。赤商，败瘀血，利小便。"

［现代药理研究］利尿：商陆根提取物灌注蟾蜍肾可明显增加尿流量，直接滴于蛙肾或蹼则见毛细血管扩张，血流量增加。商陆对不同种属的动物可表现为不尽相同的利尿作用。[田普永.商陆的药理作用及临床应用［J］.西北药学杂志，1989，8（15）：249.]

81. 梵天花根

［药性］味甘、苦，性温。归心、肝、肺、胃经。

［功用］健脾祛湿，化瘀活血。

［文献摘要］《中药大辞典》："治风湿性关节炎，劳伤脚弱，水肿，疟疾，痛经，白

带……"《江西草药》:"治月经不调，脱肛，子宫下垂，风湿性关节痛，吐血。"

82.黄芪

［药性］味甘，性温。归肺、脾经。

［功用］益气升阳，固表止汗，利水消肿，托毒生肌。

［文献摘要］《名医别录》:"主妇人子脏风邪气，逐五脏间恶血。"《医学衷中参西录》:"善利小便。"

［现代药理研究］给大鼠皮下注射及麻醉犬静脉注射黄芪煎剂0.5g/kg，均可产生显著的利尿作用；给正常人口服黄芪煎剂0.2g/kg（相当生药），亦可产生利尿作用。黄芪的利尿作用持续时间较长，给大鼠皮下注射后，利尿作用可持续7日，连续给药7日后无耐药性发生。大鼠皮下注射0.5g/kg的利尿效价与氨茶碱0.05g/kg及双氢氯噻嗪0.2mg/kg相当。［陈国辉，黄文凤.黄芪的化学成分及药理作用研究进展.中国新药杂志，2008，17（17）：1482.］黄芪皂苷（TSA）可显著延长电刺激大鼠颈总动脉形成血栓的时间，并能抑制血小板聚集，提高前列环素（PGI_2）和一氧化氮（NO）水平，降低血栓素A_2（TXA_2）/前列环素（PGI_2）比例。说明TSA具有显著抗血栓形成的作用，其作用机制与提高PGI_2和NO水平有关。黄芪具有抗血小板聚集作用，对血小板聚集具有明显的解聚作用，其作用机理是黄芪通过抑制血小板钙调蛋白而抑制磷酸二酯酶的活性，从而增加血小板内cAMP含量，发挥抑制血小板聚集作用。［吴发宝，陈希元.黄芪药理作用研究综述.中药材，2004，27（3）：223.］

83.黄蜀葵根

［药性］味苦，性寒。

［功用］利水，散瘀，消肿，解毒。

［文献摘要］《本草纲目》:"治痈肿，利小便，五淋，水肿，产难，通乳汁。"

84.营实

［药性］味酸，性凉。归阳明经。

［功用］利水除热，活血解毒。

［文献摘要］《本草纲目拾遗》:"治产后软瘫。"《现代实用中药》:"除风湿。对于浮肿、月经不调、小便不利、脚气肿满……者用此有效。"

85.排钱草根

［药性］味淡、涩，性凉。

［功用］行血破瘀，除湿消肿。

［文献摘要］《中药大辞典》:"治肝脾肿大，关节炎，月经不调，经闭，子宫脱垂……"

86.接骨木

［药性］味甘、苦，性平。

［功用］祛风，利湿，活血，止痛。

［文献摘要］《中药大辞典》:"治风湿筋骨疼痛，腰痛，水肿，风痒，瘾疹，产后血晕……"

87.旋覆花

［药性］味苦、辛、咸，微温。归肺、胃、大肠经。

［功用］消痰行水，降气止呕。

［文献摘要］《医学入门·本草》："逐水、消痰、止呕噎。"《医林纂要·药性》："补心，通血脉；泄肺，降逆气。"

88.猕猴桃根

［药性］味酸、微甘，性凉；有小毒。

［功用］清热，利尿，活血，消肿。

［文献摘要］《福建民间草药》："治淋浊，带下：猕猴桃根一至二两，苎麻根等量，酌加水煎，日服两次。"《浙江民间常用草药》："治产妇乳少，猕猴桃根二至三两，水煎服。"

89.葶苈子

［药性］味辛、苦，性寒。归肺、膀胱、大肠经。

［功用］泻肺降气，祛痰平喘，利水消肿，泄热逐邪。

［文献摘要］《神农本草经》："主癥瘕积聚结气，饮食寒热，破坚逐邪，通利水道。"《本草纲目》："通月经。"

［现代药理研究］利尿作用：葶苈子的利尿作用，与其加强心肌收缩力，增加肾小球滤过量有关，对渗出性胸膜炎、胸腔积液、肺源性心脏病均有较好疗效。［王妤，贡济宇.葶苈子的化学成分及药理作用研究.长春中医药大学学报，2008，24（1）：40.］

90.紫贝

［药性］味咸，性平。归肝、心经。

［功用］镇惊安神，平肝明目。

［文献摘要］《本草求真》："利水通道，逐蛊下血。"

91.紫草

［药性］味苦，性寒。归心、肝经。

［功用］凉血活血，解毒透疹。

［文献摘要］《神农本草经》："主心腹邪气，五疸，补中益气，利九窍，通水道。"《医林纂要·药性》："补心，缓肝，散瘀，活血。"

92.紫荆皮

［药性］味苦，性平。归肝、肺经。

［功用］活血通经，消肿解毒。

［文献摘要］《本草纲目》："活血行气，消肿解毒，治妇人血气疼痛，经水凝涩。"《分类草药性》："治……女人月经不调，红崩白带，散血止痛，癣疮。"

93.紫茉莉根

［药性］味甘、苦，性平。

［功用］利尿，泻热，活血散瘀。

［文献摘要］《昆明药植调查报告》："利小便，消水肿。"《贵州民间方药集》："治妇女红崩，白带……"《南宁市药物志》："解热，缓下，破瘀，调经。"

94.萹蓄

[药性] 味苦，性微寒。归膀胱、大肠经。

[功用] 利水通淋，杀虫止痒。

[文献摘要]《宝庆本草折衷》："治下焦结热诸淋，小便赤涩，妇人经闭，及下水气。"

[现代药理研究] 萹蓄煎剂给大鼠皮下注射1g/kg、5g/kg或口服20g/kg时均能产生显著的利尿作用，萹蓄煎剂20g/kg灌胃大白鼠呈现明显的利尿作用，并在研究发现其利尿作用主要是由于所含钾盐所致，也可能有其他利尿成分参加。萹蓄中的牡荆素和鼠李素-3-半乳糖苷对人血小板聚集有抑制作用；萹蓄中的木犀草素对人血小板聚集因实验条件的不同，具有抑制或加强作用。[徐燕，李曼曼，刘增辉，等.萹蓄的化学成分及药理作用研究进展.安徽农业大学学报，2012，39（5）：813.]

95.滑石

[药性] 味甘、淡，性寒。归膀胱、胃经。

[功用] 利水通淋，清热解暑，收湿敛疮。

[文献摘要]《本草衍义补遗》："燥湿，分水道，实大府，化食毒，行积滞，逐凝血，解燥渴，补脾胃，降妄火之要药。"

96.斑茅

[药性] 味甘、淡。[功用] 通窍利水，破血通经。

[文献摘要]《草药手册》（江西）："治月经后期：斑茅根一两，茜草三钱，接骨金粟兰二钱，铁扫帚根五钱，胡颓子树根一两。水煎，加砂糖，水酒冲服。"

97.斑蝥

[药性] 味辛，性温；大毒。归肝、胃、肾经。

[功用] 攻毒蚀疮，逐瘀散结。

[文献摘要]《名医别录》："主疥癣，血积，堕胎。"《药性论》："治瘰疬，通利水道。"

98.琥珀

[药性] 味甘，性平。归心、肝、膀胱经。

[功用] 镇惊安神，散瘀止血，利水通淋，去翳明目。

[文献摘要]《珍珠囊》："利小便，清肺，又消瘀血。"

99.酢浆草

[药性] 味酸，性寒；无毒。

[功用] 清热利湿，凉血散瘀，消肿解毒。

[文献摘要]《本草图经》："治妇人血结不通，净洗细研，暖酒调服之。"

100.蛤蚧

[药性] 味咸，性平。归肺、肾经。

[功用] 益肾补肺，定喘止嗽。

[文献摘要]《日华子本草》："治肺气，止嗽，并通月经，下石淋及治血。"《开宝本草》："主久肺劳传尸，疗咳嗽，下淋沥，通水道。"

101.蛴螬

[药性] 味咸，性温；有毒。归肝经。

[功用] 破血，行瘀，解毒。

[文献摘要]《名医别录》："产后中寒，下乳汁。"

102.蒲黄

[药性] 味甘、微辛，性平。归肝、心、脾经。

[功用] 止血，祛瘀，利尿。

[文献摘要]《神农本草经》："主心腹膀胱寒热，利小便，止血，消瘀血。"

[现代药理研究] 应用肾上腺素加冰水冷浴制备急性血瘀家兔模型，发现蒲黄总黄酮（0.2g/kg、0.5g/kg及0.8g/kg）能明显降低血瘀模型家兔全血低切、中切和高切变率黏度，降低红细胞压积、血沉，并缩短血小板最大凝集时间降低，降低血小板最大聚集率，提示蒲黄总黄酮能够通过降低血液黏度，改善血液流变性及抑制血小板聚集。应用急性血瘀大鼠模型，发现在高切变率下，蒲黄生品、蒲黄炭水提液和蒲黄炭粉（1.2g/kg）都能够降低大鼠全血黏度，而在中、低切变率下仅有蒲黄炭粉能够降低全血黏度。这三种蒲黄生品和炭品也能够通过降低红细胞刚性指数 IR 和降低血沉及血沉方程K，增强红细胞的变形性而改善血液循环。[胡立宏，房士明，刘虹，等.蒲黄的化学成分和药理活性研究进展.天津中医药大学学报，2016，35（2）：137]

103.路路通

[药性] 味苦，性平。归肝、膀胱经。

[功用] 祛风除湿，疏肝活络，利水。

[文献摘要]《浙江药用植物志》："行气宽中，活血通络，利水。治胃痛腹胀，风湿痹痛，乳汁不通，小便不利，月经不调，荨麻疹。"

[现代药理研究] 主要是通过增加血流量、抑制 Ca^{2+} 超载、血栓形成、降低血浆纤维蛋白原、增加细胞及血管通透性和抑制细胞变形性等方面起作用的。[张胜娜.路路通的研究进展.浙江省2005年中药学术年会论文集，2005.]

104.鼠妇

[药性] 味酸，性凉。归肝经。

[功用] 破血，利水，解毒，止痛。

[文献摘要]《山东中草药手册》："治经闭：鼠妇一钱，赤芍四钱，桃仁三钱，红花三钱，丹参五钱。水煎服。"《备急千金要方》："治产后小便不利：鼠妇一钱五分，车前子四钱，泽泻三钱，灯心一钱。水煎服。"《中草药新医疗法资料选编》（内蒙古）："治子宫功能性出血：鼠妇焙黄研末，每服二钱，童便送下。"

[现代药理研究] 抗凝血、促纤溶作用：研究发现鼠妇水提物连续灌胃可延长小鼠凝血与出血时间，同时还能缩短家兔优球蛋白溶解时间，表明其具有良好的抗凝血及促纤溶作用，其抗凝作用可能主要通过影响内源性凝血系统产生。[董石，祈烁，李忠.鼠妇药理作用研究与临床应用进展.中医学报，2018，33（10）：1997.]

105.腹水草

［药性］味辛、苦，性微寒。归肝、肺、肾经。

［功用］行水，散瘀，消肿，解毒。

［文献摘要］《湖南药物志》："治经水不通：腹水草全草，水煎服。"《闽东本草》："治子宫脱垂：腹水草全草，水煎服。"《草药手册》（江西）："治子宫癌：腹水草藤一两，牛尾菜一两，七叶一枝花五钱，龙葵一两，黄药子一两。煎水服。"

106.溪黄草

［药性］味苦，性寒。归肝、胆、大肠经。

［功用］清热解毒，利湿退黄，散瘀消肿。

［文献摘要］《妇科用药400品历验心得》："治疗闭经。"

107.蝼蛄

［药性］味咸，性寒；小毒。归膀胱、小肠、大肠经。

［功用］利水通淋，消肿解毒。

［文献摘要］《药性切用》："通经逐水。"

108.䗪虫

［药性］味咸，性寒。归肝经。

［功用］破血逐瘀，续筋接骨。

［文献摘要］《药性论》："治月水不通，破留血积聚。"《本草衍义》："乳脉不行，研一枚，水半合，滤清，服。"《本草再新》："消水肿，败毒。"

［现代药理研究］抗凝血作用：䗪虫水提取物0.54g/kg灌胃，可显著延长出血时间和复钙时间，明显抑制血小板聚集率，缩短红细胞电泳时间；对全血黏度、血浆黏度和纤维蛋白质含量均无明显影响。表明䗪虫既可抑制外源性ADP的诱聚作用，又可抑制血小板的释放功能。从䗪虫中分离出一种具有纤溶酶原激活作用的蛋白质成分，该成分直接注入有新鲜血栓形成的兔静脉中，6小时血栓的溶解率为12.2%。也有报道，䗪虫水煎醇沉制剂按1g/kg给兔静脉注射，可明显降低血栓干、湿重量，减小血栓长度，降低血小板聚集性和黏附率，提示其可显著增加兔体内纤溶酶活性。

109.蟋蟀

［药性］味辛、咸，性温；小毒。归肝经。

［功用］利水消肿。

［文献摘要］《本草用法研究》："为通窍利水之品。"《全国中草药汇编》："利尿，破血。主治水肿，小便不通，尿路结石，肝硬化腹水。"

110.瞿麦

［药性］味苦，性寒。归心、肝、小肠、膀胱经。

［功用］利小便，清湿热，活血通经。

［文献摘要］李东垣："利小便为君主之用。"（引自《汤液本草》）《本草正》："兼凉药亦消眼目肿痛；兼血药则能通经破血下胎。"

［现代药理研究］利尿：瞿麦煎剂对家兔有一定的利尿作用。家兔灌胃瞿麦穗煎剂2g/kg，6小时内尿量增加到156.6%，氯化物排出量亦增加到286.2%，瞿麦茎穗煎剂的利

尿作用可能与排钾有关。

（二）主要方剂

张仲景是中医妇科水血学说的开山之祖，他推出了第一批具有活血利水功效的妇科方剂，此后历代均有大量的活血利水方剂产生。

与中医妇科水血学说相关的方剂有许多，所治疗的妇产科水血疾病亦各不相同，为了便于检索应用，按照所治经、带、胎、产、杂病进行分类。

1.月经病类方

（1）桃椒二仁丸（治血分先经断后发肿）

椒仁辛热治水肿，桃仁通经，黑丑散结气，红花行血通经，当归和血，苓皮行水除湿渗泄，甘遂通行十二经水，桑白皮行水泻肺气，芫花行周身水肿，川芎配当归和血，赤芍破血，生地黄凉血（上四味调经），米仁利水消肿，香附通行三焦结气。

（2）葶苈猪苓散（治水分先浮肿后经断）

茯苓利水，猪苓利水，白术健脾制水，苍术燥脾祛水，泽泻利水，瞿麦利水，车前子利水；川芎，当归，赤芍，生地黄（上四味调经）。

（3）芫花丸

血分，四肢浮肿，心腹气滞，不思饮食。芫花、大戟、甘遂、川大黄、青橘皮各一两半。上件药，细锉，以米醋一中盏，慢火炒合醋尽，捣细罗为末，以面糊和丸，如梧桐子大，每服食前，以温酒下七丸。

（4）泽漆丸

妇人血分，通身浮肿，胸膈不利，腹胁胀闷，喘息气粗，不能饮食。泽漆丸：泽漆、甜葶苈、桑根白皮、甘遂、牵牛子、槟榔、郁李仁各一两，昆布三分，枳实二两。上件药捣细罗为末，研入甜葶苈、郁李仁，令匀细，炼蜜和丸，如梧桐子大，每服食前，温酒下十丸。

按语：（1）（3）两方，用来治疗血分水肿，而迳用逐水峻剂，此亦血分逐水之特例。

（5）甘遂丸

水分，四肢浮肿，经水断绝。甘遂丸：甘遂、葶苈、黄连、天冬、苦葫芦。上五味，捣罗为末，炼蜜和丸，如小豆大，每服十丸至十五丸，空心温酒下。

（6）当归散

行经：当归、杜蒺藜各等分。上为末，米饮汤调服，食前。

（7）木通饮

妇人水分，先病水肿，日久不消，致经水断绝。木通饮：木通一两，桑根白皮、泽泻、防己、赤茯苓、石韦各三分，大根。上粗捣筛，每服五钱，水一盏半煎至一盏，去滓，温服，日三。

（8）水分方

妇人水分，遍身浮肿，烦闷喘渴，经水不调：黄芪、赤茯苓、木香各一两，草豆蔻、桂、当归、桑根白皮、防风、凌霄花根、炙甘草、续断、泽泻各三分，甘遂半两。上为末，每服三钱，水一盏半，入小豆半匙，生姜一块，捣碎，煎至七分去滓，温服，空心日午临卧各一服。

（9）防己饮

水病浮肿，因经水断绝，名曰水分。防己饮：防己、玄参、陈皮、黄芩、炒泽漆各一两，猪苓、杏仁、白术、炒大豆各一两半，桑根白皮二两，葶苈、赤茯苓各半两。上粗捣筛，每服三钱，水一盏煎至七分去滓，空心日午临卧各一服。

（10）青橘皮散

经水才断，后辄病水，四肢浮肿。青橘皮散：青橘皮、大戟、白茯苓、枳壳、当归、黄芪各一两，炒甘遂、桂各一两，牛膝一两，人参三分。上为细散，每服二钱，浓煎桑根白皮汤调下，日再服。

按语：病在血分经断浮肿，用行气补气、活血逐水综合治法。

（11）胜金丸

妇人血积，心腹疼痛，气刺气胀攻筑，或经候不行，肢节烦疼，痰逆癖块。胜金丸：炒干漆、炮乌头、狼毒、京三棱各一两，凌霄花、麒麟竭、没药、槟榔各半两，八味同为末；硇砂（制研如粉）一分，巴豆（去油）二七枚，大黄（单捣为末）一两，芫花（单捣为末）半两。上先以醋二升，熬大黄、芫花二味末，次下巴豆、硇砂同熬稠。其余八味，同捣细罗为末，同熬成膏，和剂如干硬，少入炼熟蜜同和剂，令得所，丸如绿豆大，每服七丸至十丸，当归酒下。

按语：气血痰阻引起心腹胀痛，月经不行，病在血分，治以活血行气，攻逐痰饮。

（12）室女月水不通方

百草霜一两，大戟一分，麝香（细研）半两。上研令匀，每至五更，以温酒调下一钱，服药宜吃粥。

按语：方中唯百草霜用药之意颇为存疑。通常该药用于止血，即使有散积之功，亦不选用。

（13）月经不利，渐结成块，腹胀如蛊方

槟榔（面裹衣煨）七个，大戟半两，大黄（蒸）一两。上为细末，醋糊为丸如梧桐子大，每服半两重，临卧细嚼，茴香酒下，取下恶物。

按语：血积气滞之疾，选用行气利水攻下之品。

（14）经水久不行发肿方

经水久不行发肿者，是瘀血渗入脾经也，治宜活血健脾行气。当归、川芎、白芍、桃仁（去皮）、牡丹皮、干姜、肉桂、厚朴、枳壳（面炒）、木香、香附、牛膝（去芦）、玄胡索。上锉，剂水煎服。

按语：分明是血分之病，而提健脾者，必有脾虚而未宣也。

（15）经多水肿方

经水去多，久不止，发肿满者，是脾经血虚也。治宜补血健脾，利小水。当归、川芎、白芍（酒炒）、熟地黄、茯苓、白术、砂仁、大腹皮、木香、陈皮、厚朴、苏子、猪苓、木通、香附、玄胡索、牛膝、甘草。

按语：失血水肿，除用补血健脾、利水药物之外，行气和活血也是该方的特点。

（16）椒仁丸

见"与水血相关的月经病论述"。

（17）牛膝汤

治经来小便痛。大牛膝三两，麝香一分，乳香一钱（去油）。水一盏半，煎牛膝至一盏，临服磨麝、乳二香入内，空心服。

按语：小便疼痛通常多属水病，而每经来发病者，必与血病相关。瘀血作祟，故治血而不治水。

（18）四苓汤

治脾虚不能制湿，泄泻月闭，脉缓者。茯苓三钱，猪苓钱半，白术三钱（土炒），泽泻钱半。水煎，去渣温服。

按语：此即王叔和虑泻经闭案之处方也。

（19）升阳除湿汤

治清气下陷，溲泻经停，脉浮者。羌活钱半，独活钱半，苍术钱半（炒），防风钱半，葛根钱半，藁本钱半，升麻八分（醋炒），白术钱半，炙甘草钱半。水煎，去渣温服。

（20）加减补中益气汤

治气虚下陷，泄泻经少，脉濡者。人参钱半，黄芪三钱（蜜炙），白术三钱（土炒），升麻八分（醋炒），柴胡七分（醋炒），木香钱半（煨），山药三钱（炒），炙甘草八分。

按语：升阳除湿汤为清阳下陷溲泻经停而设，加减补中益气汤为气虚下陷泄泻经少而设。前者升清阳，后者升中气，云升而雨降，正此之谓也。

（21）四神丸

治火衰气逆泄泻，天癸涩少，脉涩弦者。补骨脂二两（盐水炒），吴茱萸一两（醋泡），肉果二两（粉煨），五味一两。制为末，粥丸，米饮下三钱。

（22）参附理中汤

治泄泻经停，脉细者。人参三钱，附子钱半（炮），白术三钱（土炒），炮姜钱半，炙草钱半。水煎，去渣温服。

（23）胃苓汤

治脾虚湿胜，泄泻，经愆，脉缓者。苍术钱半（炒），厚朴钱半（制），白术钱半（炒），泽泻钱半，猪苓钱半，茯苓钱半，官桂一钱，陈皮钱半，甘草五分。水煎，去渣温服。

（24）不换金正气散

治伤湿泄泻，经愆，脉弦滑者。苍术一两（炒），厚朴一两（制），半夏一两（制），藿香一两，甘草三钱。制为散，米饮下三钱。

按语：案21~24虑泻是本，经少、经停是标，故治病当治本不治标。

（25）调经升阳除湿汤

治暴崩夹水，脉浮缓者。黄芪三钱（蜜炙），苍术钱半（炒），羌活钱半，防风钱半，藁本钱半，升麻八分，柴胡八分，当归六钱，独活钱半，蔓荆钱半，甘草钱半。水煎，去渣温服。

按语：崩为血病，血中夹水，水血同病。不用血药，不用水药，而用东垣升阳之法，阳光普照，升陷止血，水湿自去。

（26）万应丸

治虫证经闭腹痛。槟榔五钱，大黄八两，黑丑四两，皂角十锭，苦楝根皮一斤。上将槟榔、大黄、黑丑为末，将皂角、苦楝根皮煎汁熬膏，为丸梧子大，先用沉香为衣，后用雷丸、木香为衣，每三丸，四更时砂糖水送下，善下诸虫。

（27）延经期方

月经先期。瓜蒌仁、檀香、蒲黄、续断、滑石、枳壳。水煎服。

按语：据日本冢本长太郎介绍，"使用延经期方无须把汉方独特的证与口诀作为依据，它是能由个人掌握使用的民间方药"，可见该方系日本民间单方。以续断、蒲黄（炒）、枳壳、瓜蒌仁、紫檀、滑石六味通利的药物治疗月经先期，方中虽有活血、利水之品，有悖于月经先期需要固涩的理论，然而用之确有显效。故凡事亦不可尽以理喻之。

（28）血瘀经闭方

千金子3g，丹参、制香附各9g，煎服。

（29）葶苈丸

参见"与水血相关的月经病论述"。

（30）茯苓导水汤

因水饮内停，膀胱之气化不行，水溢皮肤，故令浮肿经闭，小水不利，喘满咳嗽。此但治其水，水消肿退，其经自通。茯苓导水汤：茯苓、槟榔、猪苓、泽泻、陈皮、木瓜、苏梗、木香、大腹毛、炙白术、炙桑皮、炒砂仁、面炒枳壳。等分研细，面糊小丸，姜汤下二钱，日三服。

（31）人参丸

亦有经闭，血化为水，流走四肢，虚肿与水分相类，其实非水也。肿满脉实者，宜补而行之，服人参丸：人参、酒蒸大黄、当归、桂心、赤芍、赤苓、瞿麦、丹参各五钱，炒葶苈二钱。晒，研极细，蜜为小丸，米饮下二十丸。

按语：从"亦有经闭，血化为水，流走四肢"文字看，此病当属血分，而非水分，本活血行水可矣，又出"肿满脉实者，宜补而行之"，此"补"费解。

（32）金匮肾气汤

治浮肿，日久肾虚鼓胀，随症加味。熟地黄三钱，炒怀药、枣皮、茯苓各钱半，牡丹皮、泽泻、牛膝车子各一钱，炮附子、肉桂各五分。血分倍牡丹皮、牛膝，加红花、当归；水分倍泽泻，加防己、葶苈。

（33）加味调经散

血分浮肿乃因经血壅滞不行，流入四体，故令浮肿，皮如熟李，或通身青肿，小便秘结。此不必治肿，但调其经，经通自消矣。加味调经散：当归、酒芍、红花、牡丹皮、琥珀、桂心、酒炒牛膝、去油没药各二钱，北细辛一钱。晒研极细，另兑麝香末五分筛匀，酒下一钱，日三服。

按语：该方是古代治疗血分水肿最多引用的方剂。

（34）木香调胃散

经来半身浮肿。此因脾土虚弱，不能克化而为肿。木香、莪术、木通、山楂、大腹皮各八分，陈皮、红花各五分，制香附、车前子各一钱，西砂仁、苍术、草薢各六分，甘草、姜片各三分。水煎，空心服。

（35）经涩结癥腹肋胀欲死方

治妇人月水滞涩不通，结成癥块，腹肋胀大欲死：马鞭草根苗五斤，细锉，以水五斗，煎至一斗，去滓，别于净器中熬成煎。每于食前，以温酒调下半匙。

（36）血滞经闭方

鲜土牛膝一至二两，或加马鞭草鲜全草一两。水煎，调酒服。

（37）治月经不调（错后）方

罐罐花（即女娄菜）五钱，小血藤三钱。煨酒温服，一日二次。

按语：以上三张单方，都是使用具有活血利水功效的药物治疗月经病。

2.带下病类方

（1）温经汤

问曰：妇人年五十所，病下利数十日不止，暮即发热，少腹里急，腹满，手掌烦热，唇口干燥，何也？师曰：此病属带下。何以故？曾经半产，瘀血在少腹不去。何以知之？其证唇口干燥，故知之。当以温经汤主之。温经汤方：吴茱萸三两，当归、川芎、芍药各二两，人参、桂枝、阿胶、牡丹皮（去心）、生姜、甘草各二两，半夏半升，麦门冬一升（去心）。上十二味，以水一斗，煮取三升，分温三服。亦主妇人少腹寒，久不受胎；兼取崩中去血，或月水来过多，及至期不来。

按语：见"与水血相关的带下病论述"。

（2）乳香散

赤白带下。乳香散：草果一个去皮，入乳香一小块，用面饼裹炮焦黄，留性，取出，和面用之为细末，每服二钱，陈米饮调下，重者二钱。

（3）露华汤

赤白带下。露华汤：取干莲房隔年者，用为细末。每服二钱，以麝香米饮下，空心食前，日三服，不数日见效，去麝香即不效，切不可减去。

（4）麒麟竭汤

治妇人血伤，赤白带下，小腹疼痛。麒麟竭、黄柏（去粗皮、炙）、地榆各一两，禹余粮（火煅，醋淬七次）、赤芍药（炒）各一两半，熟地黄（切，炒）四两。一作生干地黄。上锉碎，每服三钱，水一盏，煎至七分，去滓，不拘时服。一方，为细末，粥饮调下二钱。

（5）治赤白带方

用五灵脂半生半熟为末，酒调服。

（6）益母散

治带下赤白，恶露下不止。益母草开花时采，捣为细末，空心温酒下二钱，日三服。

（7）玳瑁丸

治赤白带下不止。玳瑁、续断各一两，安息香、麒麟竭、乳香、没药各半两，故锦灰七钱半。上为细末，以蜜及安息香熬，和药末丸如绿豆大。每服三十丸，食前温酒送下。

（8）神仙聚宝丹

室女带下。神仙聚宝丹：木香（另研）、琥珀（另研）、当归（焙，作末）、没药（合末）各一两，滴乳（研）二钱半，麝香（研）、辰砂（研）各一钱。上为末，滴冷热杵为丸，每一两作十五丸，每服一丸，温酒磨下。

（9）小调经汤

带漏虽是水病，而亦有夹瘀血者，以血阻气滞，因生带浊，小调经汤随寒热加减治之。附小调经汤：当归三钱，赤芍三钱，没药二钱，琥珀二钱，桂枝二钱，细辛五分，麝香少许。当归补血，赤芍行血；树脂似人之血，没药为树脂所结，故能治结血；琥珀乃树脂所化，故能化死血。四药专治瘀血，亦云备矣。而又恐不能内行外达也，故领以辛、桂、麝香，使药性无所不到，而内外上下，自无伏留之瘀血，所以不循经常者，多是瘀血阻滞，祛瘀即是调经。

（10）甲己化土汤

观仲景肾着汤，可知治脾即是治带，带有瘀血，宜用甲己化土汤，加桃仁、当归、姜黄主之。甲己化土汤：白芍五钱，甘草三钱。

按语：用化瘀之方治疗湿注带下，此法若不发扬，失传必矣！

（11）当归煎

瘀血化带：所下之物紫黑成块，腹常胀痛，如气臭色浊，是血瘀热滞也，当清热逐瘀。若气腥色清，乃停瘀夹有寒湿也，法当温散。当归煎：治瘀血化带，日久淋漓，夹有寒热，食少脉弱者。熟地黄、当归、炒阿胶、川续断、炒香附、炒赤芍、煅牡蛎各钱半，炒地榆八分。

（12）清肝利湿汤

清肝利湿，升阳除湿，活血止带。治疗肝经湿热，热入血分引起的赤白带下，月经中期出血或月经淋漓不止。瞿麦四钱，萹蓄四钱，木通一钱，车前子三钱，黄芩三钱，牛膝三钱，丹皮三钱，川楝子三钱，柴胡一钱半，荆芥一钱半。

3.妊娠病类方

（1）当归芍药散

妇人怀娠腹中疠痛，当归芍药散主之。当归三两，芍药一斤，茯苓四两，白术四两，泽泻半斤，芎䓖半斤（一作三两）。上六味，杵为散，取方寸匕，酒和，日三服。

（2）当归芍药散

妇人腹中诸疾痛，当归芍药散主之。

（3）当归贝母苦参丸

妊娠，小便难，饮食如故，当归贝母苦参丸主之。当归、贝母、苦参各四两。上三味末之，炼蜜丸，如小豆大，饮服三丸，加至十丸。

按语：方中当归活血化瘀，苦参清热利湿，贝母开肺之郁结。肺为水之上源，肺气开，则水流利，与提壶揭盖法无异。

（4）白术散

妊娠养胎。白术散主之。白术散方：白术四分，芎䓖四分，蜀椒三分（去汗），牡蛎二分。上四味，杵为散，酒服一钱匕，日三服，夜一服。

按语：方中白术健脾利湿，川芎活血和血，蜀椒散除寒湿，牡蛎燥湿安胎。药仅四味，亦蕴水血同治之旨。

（5）肾著汤

若临产脚欲肿者，乃胞脏水少血多，水出于外则易生，名曰脱脚。因脾虚不能制水，血化成水也。诊其脉浮、肌满、喘者，其胎必坏也，宜服肾著汤。肾著汤（消肿安胎）：四物去地黄，加附米、陈皮、甘草、木香、白术、黄芩、茯苓、腹皮、羌活、苍术。加桑皮、防己、紫苏。

按语：该条文应分为两段，临产微肿，属胞脏水少血多，易产；并非临产微肿者，为病，应当治疗。

（6）杜牛膝丸

治胞阻溺闭，脉沉者。杜牛膝三两，甜肉桂两半，瞿麦穗三两，当归尾三两，白通草两半，冬葵子三两，飞滑石三两。为末，蜜丸，童便煎三钱，去渣温服。

按语：妊娠尿闭属于水病，方中遣杜牛膝、当归尾、童便者，水血同治也。然方中不足之处是，妊娠通常气阻，当佐行气之品。

（7）保胎神效丸

治疗胎不安，药用白茯苓二两，条芩（酒拌炒）、白术（土炒）、香附（米、童便浸）、延胡索、红花（烘燥）、益母草（净叶）各一两，没药三钱。上各制为末，蜜丸桐子大，每日空心白汤服七丸。

按语：治疗胎动不安，使用健脾利湿、活血调气之品，尤其引用活血化瘀的延胡索、红花、益母草、没药，非识证者，未敢染指。

（8）顺气散

胎前心痛不可忍，亦是胎气不顺，宜服顺气散：草果一个，延胡索八分，五灵脂一钱，滑石八分。酒煎半，饥时服。

按语：顺气散治妊娠心痛，虽名为顺气，实则水血同治。

（9）榆白皮散

漏血胎燥，脉虚涩。榆白皮三两，当归三两，熟地黄五两，冬葵子三两，秦艽两半。制为散，米饮下三钱。冬葵子滑窍利水以分清浊也。为散米饮下，使溺道通利，则源清流洁，而血道自闭，无不胎润经荣，何患久漏不除乎。

按语：治妊娠漏血而用滑利之冬葵子，似悖病情，然冬葵子滑窍利水以分清浊，则源清流洁，而血道自闭，此立病用治水之药也。

（10）五淋散

治膀胱热结，水道淋涩热痛。赤芍、栀仁、当归、黄芩、甘草各一钱，赤茯苓一钱五分。煎服。

（11）千金鲤鱼汤

治妊娠浮肿，溺涩，脉虚者。鲤鱼一尾（去鳞杂），当归三钱，白芍三钱（酒炒），白术二钱，茯苓三钱，橘红钱半。先将鲤鱼一尾，白水煎汁三升，入药煮至一升，去渣温服。

按语：此方出自唐·孙思邈的《备急千金要方》。药物组成是以《金匮要略·妇人

129

妊娠病脉证并治》的当归芍药散减去川芎、泽泻，加上鲤鱼与橘红而成。当然，瘀阻重者，川芎仍然可用；浮肿重者，泽泻依旧可用。

（12）子气退肿方（王鼎三方）

治妊娠水肿：当归12g，鸡血藤6g，香附6g，天仙藤15g，木瓜12g，泽泻12g，甘草4.5g。功效：理气和血，利湿消肿。主治：气血瘀阻、水湿停聚型妊娠子气，症见妊娠3个月后下肢浮肿，小便清长，食少。苔薄腻，脉沉弦而滑。

按语：妊娠水肿治疗从活血利水入手，用药简洁对证。

4.产及产后病类方

（1）大黄甘遂汤

妇人少腹满，如敦状，小便微难而不渴，生后者，此为水与血俱结在血室也，大黄甘遂汤主之。大黄四两，甘遂二两，阿胶二两。上三味，以水三升，煮取一升，顿服之，其血当下。

按语：产后多瘀，这是普通的道理。产后小便不利属水病，少腹膨胀，口不渴是血病。水与血互结在血室之中，故用大黄甘遂汤治疗。

（2）下乳汁方

煮赤小豆，取汁饮即下。

（3）漏芦散

治产后乳汁不下，心胸妨满。漏芦散方：漏芦二（一）两，木通（锉）一两半，土瓜根二两，滑石一两半。上件药，捣筛为散，每服四钱，以水一中盏，入葱白五寸，煎至六分，去滓，不计时候温服。

（4）神效方

治产后乳汁不通，神效方：葵子一分，土瓜根一两，漏芦半两。上件药，捣细罗为散，不计时候，以温酒调下二钱。

（5）治产后乳汁不通方一

王不留行、土瓜根各一两。上件药，捣细罗为散，不计时候，以热酒调下二钱。

（6）治产后乳汁不通方二

蛴螬三枚（研）。上以浆水一大盏，入葱白二七寸，煎至八分，去葱，下蛴螬更煎三两沸，分温二服。

按语：蛴螬是一味活血的药物，用来下乳，则是血行水亦行。

（7）治产后乳汁不通方三

穿山甲，涂醋炙令黄色。上捣罗为末，不计时候，以温酒调下一钱，服之。

按语：乳汁为水，乃阴血所化。故产后乳汁不通，大多使用活血、利水之药。

（8）治产后恶血，疼痛极甚方

芫花一两（醋拌炒令黑），灶突墨一两。上件药，同研令细，以醋煮曲末和丸，如绿豆大。不计时候，以温酒下五丸。

按语：产后恶血，使用逐水之品，亦血病用水药。

（9）调经散

产后败血乘虚停积于五脏，循经流入于四肢，留滞日深，腐败如水，渐致身肿。又治因产，败血上干于心下受触，致心烦躁，卧起不安，如见鬼神，言语颠倒。当归（去芦）、桂心、没药（别研）、琥珀（别研）、赤芍药、细辛、麝香（别研）各半两。用法：上为末，每服半钱匕，生姜汁、温酒各少许调匀服。

按语：产后败血水肿，干心神乱，应该运用活血化瘀方剂。

（10）琥珀散

治产后调顺心经，开水道，解血结，利小肠。琥珀一分，真者。上研如粉，每服二钱，以芍药饮子调，绝妙。

按语："开水道，解血结"，即是水血同治。

（11）脱花煎

凡临盆将产者，宜先服此药催生最佳，并治产难经日，或死胎不下俱妙。当归（七八钱或一两），肉桂（一二钱或三钱），川芎、牛膝（各二钱），车前子（钱半），红花（一钱，催生者，不用此味亦可）。水二盅，煎八分，热服，或服后饮酒数杯亦妙。若胎死腹中，或坚滞不下者，加朴硝三五钱即下；若气虚困剧者，加人参随宜；若阴虚者，必加熟地三五钱。

（12）秘传催生丹

难产：葵子、车前、白芷、官桂、珍珠、益母、急性子、百草霜。

（13）一字神散（逐死胎）

个月小产，血尽胎干，此方下之。鬼臼、官桂、麝香、甘草、蒲黄、牛膝、瞿麦、葵子、益母、滑石、朴硝、珍珠、当归、赤芍、川芎、三七。

按语：脱花煎、秘传催生丹、一字神散均系催生助产或逐死胎之方，大凡此类方剂常活血利水药物并用。因为胞宫为水血俱多之腑，临产之时，必须水血崩下，方可送胎。

（14）桃仁汤

治恶露顿绝或渐少，腰重痛，下注两股，刺痛如锥刀刺，此留血于经络，不即通之，大有痛处必作痈肿。苏木、地黄、桃仁（去皮尖，炒）各半两，虻虫（去头足翅，炒）、水蛭（炒）各三十枚。上为散。每服五钱，水二盏，煎至一盏，去滓温服，恶露行即住服。

（15）五香汤

治恶露顿绝或渐少，腰重痛，下注两股，刺痛如锥刀刺，此留血于经络，不即通之，大有痛处必作痈肿。木香、丁香、沉香、乳香、麝香、升麻、独活、连翘、桑寄生、木通各二两，大黄一两。上为散。每服五钱，水二盏，煎至一盏，去滓，食后温服。

按语：桃仁汤、五香汤所治，今已罕用。上述疾病是否属于西医学的血运性感染，值得深入探讨。若不熟习，一旦遇症，定如《内经》所云："譬犹渴而穿井，斗而铸锥，不亦晚乎？"

（16）五加散，调经散

产后败血乘虚流入经络，腐烂成水，四肢面目浮肿，切不可用导水气药。先用五加皮加牡丹皮三五服，次以《局方》调经散二三十贴自效，血行肿自消也。

五加散：五加皮、生姜皮、茯苓皮、地骨皮、桑白皮。

调经散：肉桂、当归、琥珀、麝香、细辛、没药、赤芍。为末，调入姜汁少许，酒服。

按语：败血成肿，先利水而后活血，次第逆施，先标后本，非洪肿者不可学。

（17）小调经散

产后四肢浮肿者，败血乘虚停积，循经流入四肢，留淫日久，却还不得，腐烂如水，故令面黄，四肢浮肿。没药、琥珀、桂心、芍药、当归各一钱，细辛、麝香各半钱。上为细末，每服半钱，姜汁、温酒各少许，调停服。

（18）小蓟汤

产后尿血……小腹痛者，乃败血流入膀胱，小腹不通，但尿时涩痛者，乃内热也，并用小蓟汤主之。小蓟根、生地、赤芍、木通、蒲黄、甘草梢、淡竹叶各一钱，滑石二钱，灯心四十九寸。水煎服。

按语：产后血尿使用活血药物，属于水血同治范畴。

（19）当归汤

治妊娠堕胎，胞衣不出。当归（切，炒）、牛膝（酒浸，切、焙）各一两半，木通（锉）、滑石（研）各二两，冬葵子（炒）二合，瞿麦穗一两。上㕮咀，每服三钱，水一盏半，煎至七分，去滓温服。未下再服，以下为度。

（20）必效方牛膝汤

治胎衣不出，脐腹坚胀急痛，即杀人。服此药胞即烂下，死胎亦下。牛膝、瞿麦各四两，当归三两，通草六两，滑石八两，葵子五两。上细切，以水九升，煮取三升，分三服。若衣不下，腹满即杀人，宜服此药，衣即烂出也。

按语：当归汤、必效方牛膝汤治疗胞衣不出。胞宫为水血之腑，胞衣不出常用水血之剂治之。

（21）罗氏涌泉散

治妇人乳汁因气绝少。瞿麦穗、麦冬（去心）、龙骨、穿山甲（炮黄）、王不留行各等分。上为细末，每服一钱，热酒调下，后吃猪蹄羹少许。又用木梳于左右乳上各梳三二十梳。日三服，依前法。

按语：运用活血利水中药，佐以吃猪蹄羹、木梳梳乳，都是十分有效的治疗乳汁过少的方法。

（22）干漆散

治产后遍身青肿疼痛，及产后血水疾。干漆、大麦蘖各等分。上各为细末，以新瓦罐子中铺一重麦蘖，一重干漆，如此填满，用盐泥固济，火煅通赤，放冷，研为散，但是产后诸疾，热酒调下二钱。

按语：干漆具有破瘀血、消积、杀虫的功效，常用于妇女闭经、瘀血癥瘕、虫积腹痛。

（23）调经散

产后面目四肢浮肿，此败血乘虚，停聚五脏，循经流入四肢，流注日久，腐坏如水，以致浮肿……但服调经散，血行肿消，自然痊脱。琥珀一分，没药、肉桂、赤芍、当归各二两，麝香五分，细辛、甘草各三分。为末，每服五钱，用姜汁、温酒调下，再加少许黑龙丹，服之极有神效，不可轻忽。

（24）顺胎散

麝香五分，肉桂、归尾、丑末各一分，滑石、牛膝各一分，红娘子五分，斑蝥（炒）十二个。为末，共作一服，温茶下，食前服。

按语：红娘子具有破瘀、散结、攻毒的功效，常用于血瘀经闭。斑蝥具有破血逐瘀的功效，常用于瘀血癥痕、经闭。

（25）大黄膏子

治产后四肢浮肿，寒热往来，喘促，坐卧不安，大小便不通及临产胞衣不下，服之如神。大黄一两（为末，好杜醋半斤熬成煎膏），蓬术、艾叶、芫花（以上酒浸，焙干）、川乌、熟地黄、赤芍、白芍、刘寄奴、延胡索、枳壳、当归各五钱，人参、琥珀、甘草、桂心各一钱。为末，入大黄膏，和丸如龙眼大，每服一丸，食前枣汤化下。催生，好酒醋汤化服即下。

按语：用活血攻下法治疗上述产后实证，用四物汤加人参扶正。

（26）产后恶血行少，腹中成块，痛不可胜忍方

炙鳖甲一两（砂化醋炙黄为丸），官桂、牛膝、川芎、当归、牡丹皮（去心）、延胡索、槟榔、楝子各半两，狼毒十铢，芫花一两半，大黄（醋炙）一分，麝香（去毛）一铢。上狼毒捶碎，醋三碗，同芫花土器内煮干，炒令黄细研，罗为末。上件药根据法修制，先于乳钵内研芫花、狼毒、麝香共为细末，所余药只作一处杵相滚芫花等令匀，每服用三钱，于土器内浓煎汤调下，空心服。

（27）白圣散

产后腹大坚满，喘不能卧。白圣散：樟柳根三两，大戟一两半，甘遂一两半。上为细末，每服二三钱，热汤调下，取大便宣利为度。

（28）小黑丸、逼宣丸、紫金散、紫金丸

产后身体黄肿、头面四肢沉重者何也？产后败血未定，脏气本虚弱，败血流走，或食冷物汤之食，初起败血上攻脾肾，水土相克，停留日久，却还不的，其血化散，致令四肢身体面目黄肿，口苦唇干，头重困倦。时人不识，呼为食劳，治之难瘥。急服小黑丸、通宣丸、紫金散、紫金丸便瘥。

（29）的奇散

治产后泄泻，恶露不行，此瘀血渗入大肠为泻，分过则愈，虽洞泻不禁，下青黑物亦验。大荆芥四五穗，于盏内烧灰存性，不得犯油气，入麝香少许，煎沸汤，二三呷调下。此药虽微，能愈大病，勿忽。

按语：产后泄泻，恶露不行，此瘀血渗入大肠为泻，用麝香散肠中瘀血，破血行经，用荆芥炭引血归经。用的奇散可以治愈的产后泄泻，属于西医学的何种疾病，需要进一步探索。

（30）加味四物汤

产后浮肿，加味四物汤。当归、川芎、芍药、熟地黄、郁李仁、白术、葶苈子、桑皮、甘草、赤苓、陈皮、香附子。上水煎服。

（31）益母散

临产水干，孩子不下。可用益母散生其水，水至胎下。若闭而不生者死。益母散：

益母草三钱，白芷、滑石各一钱，肉桂八分，麝香一分。煎服。

按语：益母草有活血、利水作用，谓其可以生水者，未曾闻也！即使能够生水，亦是远水救不了近火，因为分娩在即。

（32）催生益母丸

催生易产之神效者。益母草（方梗、花红紫者佳，五月五日采，其茎阴干不可见日，忌铁器。磨细末）用八两，车前子一两。催生。冬葵子五钱，枳壳五钱。取其宽气活胎。川牛膝五钱，酒洗，通经络也。共为末，炼蜜丸如弹子大。每服一丸，临产时以童便、温酒化开送下。如不吃酒，用滚白米汤亦可。

（33）达生汤（催生）

车前子（炒研）、枳壳（麸炒）各五分，牛膝（酒浸一宿）六分，甘草（炙）三分，冬葵子（炒研）一钱，白术（米泔水浸，炒）一钱，大腹皮（滚水洗数次）四分，木香（待药熟磨搀同服）三分，川芎六分，益母草一钱（不犯铁器）。上用姜一片，水盅半，煎八分，食后温服。腹痛时加白芷、沉香各五分，同煎服。

（34）夺命丹，牛膝散

若胀满腹中，上冲心胸，疼痛喘急，此是血水入胞中，胞为胀满，故不得下。治若稍缓，则伤人矣，急用夺命丹、牛膝散，或以二指随脐带而上，带尽处以指连胞向下一捺，血覆其衣，随手下矣。

夺命丹：附子（炮）五钱，丹皮一两，干漆（炒烟尽）一两，醋一升。煎大黄末一两，成膏，和丸梧子大，酒下五十丸。

牛膝散：牛膝、川芎、硝石、蒲黄各三钱，当归、瞿麦各半钱，桂心五分，生姜。

（35）加减五苓散

凡初产一二日间，艰难者，只以加减五苓散主之。猪苓、泽泻、白术、茯苓、桂心、车前子、木通、枳壳、槟榔、甘草各一钱，滑石末二钱，灯心四十九寸。长流水顺取，煎服，连进。以子生为度。

按语：单以行气利水而催生者，为方不多，当加活血之品。

（36）加味四物汤

如过二三日，人事强实，饮食能进者，此胞浆干涩也，加味四物汤主之。归尾、川芎、赤芍、生地黄、桂心、延胡索、香附、槟榔各一钱。顺取长流水煎，调下益元散三钱，以子生为度。

按语：胞宫为水血之腑，胞浆干而胎不下者，养血生水以下胎。

（37）加味五苓散

恶露不来，败血停滞，闭塞水渎，小便不通，其症小腹满刺痛，乍寒乍热，烦闷不宁，加味五苓散主之。猪苓、泽泻、白术、茯苓、桂心各一钱，桃仁（去皮、尖）、红花各二钱。水煎服。

按语：恶露不来，小便不通，水血同病，以五苓温阳利水，桃仁、红花活血化瘀。

（38）小调经散

产后四肢浮肿，乃败血乘虚流注，宜用小调经散。没药、琥珀、桂心、白芍、当归各一钱。上末，每服五分，姜汁温酒调。

按语：此调经散不同于《王肯堂医学全书·证治准绳·胤产全书》中的小调经散，但所治则同。

（39）漏芦散

妇人乳无汁：漏芦五钱，石钟乳、栝楼根各一两，蛴螬三合。上四味，治下筛，先食，糖水服方寸匕，日三。

（40）防己赤芍散

治（产后）脚气，脉数涩大者。汉防己二两，木防己三两，赤芍药两半，秦艽肉二两，苡米仁五两，官木瓜三两，川续断（酒炒）三两，杜牛膝（酒炒）三两。为散，水煎三钱，去渣温服。

（41）张氏散

治（产后）浮肿，脉涩者。泽兰三两，防己三两。为散，荆芥灰钱半煎汤，煎服三钱。

按语：浮肿，为水病，产后脉涩，为血滞。故治疗使用活血利水之泽兰、防己。

（42）四物通淋散

治血淋，脉涩滞数者。生地五两，赤芍两半，当归三两，川芎八钱，桃仁三两，木通两半，草梢两半，木香八钱，牛膝两半。为散，水煎三钱，去渣温服。

（43）下胞葵子汤

治瘀阻胞干，脉涩者。冬葵子一两，杜牛膝一两。水煎浓汁，去渣，入白蜜三匙，煎沸温服。

（44）大调经散

产后肿满，喘急烦渴，小便不利。大豆一两五钱（炒去皮），茯神一两，琥珀一钱。上为细末，浓煎黑豆紫苏汤下。

（45）产后呕逆腹胀，不能饮食方

败血干脾，则呕逆腹胀，不能饮食，生化汤加半夏、茯苓、枳壳、厚朴。如发为水肿，是血从水化而变为水，与血变为脓无异。既从水化，则从水治之，五苓散加蒲黄、丹皮以利之。

（46）产后虚肿因败血方

产后虚肿因败血者，用当归、赤芍、桂心各一钱，没药、琥珀各一分，麝香、细辛各五厘，炙甘草二分。共为末，每服五分，姜汁酒调下。因脾虚水不利者，照前服。

按语：此方与小调经散组成相近。

（47）琥珀散

宿血肿胀：产妇脾胃虚弱，血气衰败，亦有或伤风邪而肿者。真琥珀三钱，滑石一两，粉草末一钱五分。上为末，每服二钱，灯草汤下。

（48）加味四物汤

小便淋闭：加味四物汤。治产后热邪夹瘀血流入胞中，致小水淋漓闭结。当归、生地、赤芍、川芎、滑石末各钱半，瞿麦、木通、蒲黄、牛膝、车子、制桃仁、甘草梢各一钱，木香三分。

（49）通淋散

小便淋闭：赤茯、猪苓、泽泻、炙术、木通、栀子、滑石、车子、瞿麦、甘草梢。灯草引。热淋加川连，气淋加延胡索、陈皮，血淋加赤芍、蒲黄，石淋加葵子。

（50）润燥汤

产后二便不通，因肠胃夹热也。临产下血，津液枯竭，肠胃燥涩，热气蕴结，致前后不通。法宜润燥利格，不可妄用寒凉攻下也。润燥汤：当归、熟地、生地、赤芍、天冬、麦冬、瓜蒌、陈皮、赤苓、泽泻、红花、桃仁。熨脐法：生姜、葱白、豆豉等分捣烂，入盐少许，炒热布包，轮流熨其脐腹。

按语：产后血下津燥，二便不通，在养血增液方的基础上加用桃仁、红花，润肠活血，甚妙！用姜、葱、豉热敷脐部，尤为绝招，以其可以通入阳气，除癥通便。

（51）金钥匙

治（产后）二便不通，胀满腹痛。滑石、蒲黄各等分研细，酒调每下二钱。

按语：药仅二味，水血分明，即《金匮要略》之蒲灰散。

（52）桃仁散

治（产后）气滞血涩，便秘胀痛。制桃仁、冬葵子、滑石、槟榔、葱白各等分。

（53）产后小便淋闭方

产后膀胱阴虚致小便淋闭，宜生料六味地黄汤合生脉散，滋其化源。须大剂煎成，隔汤蒸热，陆续进之。不效，则用四物汤加蒲黄、瞿麦、桃仁、木香、甘草梢通之。

（54）治产妇乳汁少方

女娄菜、黄芪各五钱，当归三钱。水煎服。

（55）治妇人胆虚不足，乳不至方

通草二钱，穿山甲一钱，木馒头一枚。三味共末，入猪蹄汤内煮烂吃，再不至，加急性子五钱。

（56）控涎丹

产后肿胀。控涎丹：大戟、甘遂、白芥子三药等量研细，炼蜜为丸，每丸重5g，晨起空腹服1丸。服后勿进食饮水，得泻后，略进糜粥。一下不瘥，可再服，或减量连续服用。

（57）产后腿肿方

（产后）如奔下两腿如车轮之肿大者，不能展动，为恶血流滞入四肢之症：陈皮、桔梗、山楂、柴胡、吴萸、白芷、干姜、木通、三棱、川牛膝、苏木、桂枝、归尾、桃仁。先用炒热麸皮熨之。

按语：其症近（15）（16）方，所用之药、所治之法则异。

（58）了哥王引产

取新鲜了哥王根8~10cm，去粗皮留第二层皮，细端削成圆锥形，务使光滑，在粗端扎上线，煮沸1~2小时，或浸入75%酒精内30分钟消毒。患者取截石位，常规消毒，将消毒的了哥王根细端慢慢送入经扩张的宫颈管内。丝线扎上消毒纱布塞在阴道内。如24小时未见胚胎排出，则需要更换纱布以防感染，如了哥王根滑脱可重插第2、第3、第4

次，直至胚胎自然排出。临床观察妊娠1~3个月的3人，4~6个月的107人，7个月的5人，引产插1次的成功率为36%，第2~4次再插同样成功。如加用针刺大横、关元等穴，可以出现宫缩加强。注意引产过程中必须严格消毒，防止感染及宫颈外伤等事故发生。

（59）土牛膝引产

取新鲜土牛膝根（须选白色的，红色的无效）2寸左右长，洗净，刮去粗皮，一端削成圆锥状，尾部扎丝线1根，用高压或75%酒精浸泡消毒，外阴及宫颈口按常规消毒后，将土牛膝根轻轻插入宫颈，再以消毒纱布塞入阴道，以防牛膝脱出。亦可用鲜牛膝5g捣烂取汁，以消毒纱布浸湿，卷成条状，用无菌塑料纸包好，针刺若干小孔（便于药汁渗出），然后按上法插入宫颈内。一般12~24小时内即可产生效果。土牛膝根待流产时自行排出，如24小时仍未生效，应取出，另取新鲜者插入。临床报道观察13例，结果11例成功，1例不全流产；又用于过期流产（其中死胎2例）和大月份的葡萄胎2例，亦获良效。药物反应有轻度体温升高，流产后即可降至正常。但使用时必须严格消毒，注意操作，防止感染及宫颈外伤。

按语：了哥王、土牛膝均具有活血利水的功效，生品外用，扩宫引产有效。

4.杂病类方

（1）桃核承气汤

太阳病不解，热结膀胱，其人如狂，血自下，下者愈。其外不解者，尚未可攻，当先解其外；外解已，但少腹急结者，乃可攻之，宜桃核承气汤。桃仁（去皮尖）五十个，大黄四两，桂枝（去皮）二两，甘草（炙）二两，芒硝二两。上五味，以水七升，煮取二升半，去滓，纳芒硝，更上火微沸，下火。先食温服五合，日三服，当微利。

按语："太阳病不解，热结膀胱，其人如狂，血自下，下者愈"，为蓄血轻证，为膀胱水分之热通过下血而愈；"外解已，但少腹急结者，乃可攻之，宜桃核承气汤"，为蓄血重证，则必须下其血方愈。两者均以水血学说立论。

（2）赤小豆当归散

病者脉数，无热微烦，默默但欲卧，汗出。初得之三四日，目赤如鸠眼，七八日眦黑；若能食者，脓已成也。赤小豆当归散主之。赤小豆当归散方：赤小豆（浸令芽出，曝干）三升，当归三两（原缺分量，据《千金要方》补入）。上二味，杵为散，浆水服方寸匕，日三服。

按语：赤小豆当归散是治疗狐惑病的方剂，药仅两味。其中赤小豆功能利水消肿，清热解毒，排脓消痈。以其能排脓消痈者，无不具有活血之功。当归活血，不待言说。故此方可以用于水血之疾。

（3）蒲灰散

小便不利，蒲灰散主之，滑石白鱼散、茯苓戎盐汤并主之。蒲灰散方：蒲灰七分，滑石三分。上二味，杵为散，饮服半寸匕，日三服。

按语：该方是治疗小便不利的方剂，药仅两味。其中蒲黄功能止血、祛瘀、利尿，一药兼入水血之分。滑石功能利水通淋，清热解暑，收湿敛疮。《本草再新》称滑石"通经活血"，故常用于通经或催生方剂之中。从蒲灰散的组成来看，其小便不利者，当有水血互结之虞。

（4）脐腹疼痛方

治妇人脐腹疼痛，不省人事。木通（去皮）、芍药（炒）、五灵脂（炒）各等分。上咬咀，每服五钱，醋水各半盏，煎七分，温服。

（5）血虚气肿水肿方

泽兰叶、防己各等分为末，每以二钱，温酒调下；或醋汤亦可。

按语：泽兰系血分药物，同时有利水功效，防己系水分药物。水血同病之水肿，可以使用上方治疗。但血虚引起者不宜用。

（6）乳痈肿痛方

马鞭草一握，酒一碗，生姜一块。擂汁服，渣敷之。

按语：内外同治。

（7）分利五苓散

经来大小便俱出，此名蹉缠。因吃热物过多，积久而成。宜用分利五苓散化其热毒，调其阴阳即愈。猪苓、泽泻、白术（土炒）、赤茯苓各一钱，阿胶（蛤粉炒）、川芎、当归各八分。水煎，空心服。

按语：经来大小便俱出，用利水活血药物。

（8）散血消胀汤

治血胀小便多，大便溏黑光亮。川芎一钱二分，当归一钱五分，官桂六分，蓬术（煨）八分，五灵脂六分，木香六分，炙甘草六分，乌药六分，砂仁一钱（炒），半夏八分，紫苏三分，生姜五片。

按语：血胀者，血结也。大便溏黑光亮者，瘀血走肠之中。小便多者，血病水亦病也。水血同病，治血即愈。

（9）琥珀人参丸

治肿胀：人参、五灵脂各一两，琥珀、肉桂、附子各五钱，川芎、赤苓、沉香、煅穿山甲各三钱。煎苏木汁为丸，早夕温酒下二钱。

（10）石瘕方

大黄一钱，桃仁七粒（双仁勿用），䗪虫二钱，甘遂五分，同煎服。

（11）不换金散

治妇人血刺痛不可忍者：三棱、莪术（并细锉）、巴豆（去壳）各一两。上三味，并醋膏置罐中，煅黑，为末。炒生姜，酒调一钱服。

（12）乳汁不通方

取鲜地锦草全草30~45g（干者24~36g）和瘦猪肉120~180g，酌加红酒或开水，炖2小时后服。

（13）乳腺癌方

甘遂250g，参三七、青核桃枝、生甘草各150g，冰片10g。加水浓煎，去渣取液，浓缩成膏，每取适量，贴敷患处，胶布固定，两天换药1次，1个月为1个疗程。

（14）水蓬膏

积聚痞块，血瘀经闭。水蓬花、大黄、当归尾、芫花、大戟、三棱、莪术、秦艽、芦荟、血竭、肉桂。做成膏药外贴。

（15）输卵管积水方

辅助治疗输卵管积水：甘遂末120g，麝香0.1g，细面粉加蜜调糊，分4份，每日用1份，涂敷下腹部的积水肿突处。

按语：输卵管积水，必先瘀阻而后方积水，故治疗宜逐水破瘀。

体会：从中医妇科水血学说相关方剂中，可以看出配方原则与规律：无论是治疗"血分"或是"水分"疾病，活血类药物与利水类药物结合，是最基本的配伍形式。行气类药物的加用最为普遍，如大腹皮、乌药、木香、沉香、青皮、陈皮、厚朴、槟榔、枳实、香附、檀香、苏梗等，这符合气行则水行、水行则血行的理论。至于其他药物的添加，大致有以下几种：攻逐水饮类药物，可以起到倾囊倒巢的作用；通下类药物，可以起到前后分利的作用；健脾类药物，如白术、苍术、山药、薏苡仁等，旨在健脾运湿；燥湿类药物，如草豆蔻、砂仁、半夏、藿香、草果等，旨在芳香化湿；宣肺、泻肺、化痰类药物，如甜葶苈、桑白皮、杏仁、苏子、瓜蒌仁等，因为肺为水之上源，调肺气可以通利水道；疏风类药物，如羌活、独活、防风、葛根、藁本、升麻、柴胡、蔓荆子、细辛、秦艽、白芷、紫苏等，因为风可燥湿；养阴类药物，如生地黄、玄参、天冬、麦冬等，因为养阴可以增水，也防止伤阴；清热类药物，如黄连、黄芩、玄参、栀子、连翘、小蓟等，因为除了素体大热之外，活血、行气类药物往往偏于温燥；温阳类药物，如丁香、肉桂、乌头、附子、干姜、吴茱萸、肉果等，因为除了素体寒凉之外，温热药物可以消除水血因寒冷引起的凝滞；补益类药物，如续断、熟地黄、补骨脂、山茱萸、人参、五味子等，因为在攻伐疾病的同时，必须照顾到气血阴阳偏虚的一面。

与带下病相关的方剂计11首，所治带下之病，均使用化瘀之品。带为湿病，习惯以利湿、化湿为主治，从瘀血来论治，今人少识。化瘀犹似通渠，利水犹似逐流，渠通而水湿易除。

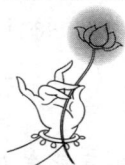

探索篇

西医学相关知识与中医妇科水血学说的沟通

1.中西医脏腑名实与功能

中医学中的脏腑均可以在西医学中找到相对应的脏器，虽然名称相同，但其功能可能相同、相近，也可能完全不同。五脏之中如中医学的心、肺与西医学的心、肺名实相同。中医学中的心主血脉，与西医学心脏的输送血液功能一致，但中医学却认为心有生血的功能，并使血液变成红色，心并非推动血液在脉管中流动的唯一动力，五脏都参与了血液的流通，直接推动血液流动的是气；中医学的肺与西医学的肺功能近似，均与呼吸相关，但中医学更突出肺的呼气（肾主纳气），肺还为"水之上源"，有通调水道的功能，这与水血学说关系更加密切；中医学的肝、肾与西医学的肝、肾名实相近。中医学的肝能够解除疲劳，则与西医学的肝病容易出现的疲劳相对应，但中医学的肝还有贮藏血液与疏泄功能，两者均与水血学说密切相关；中医学的肾主管水液，与西医学中肾是身体排泄水液的主要器官一致。但中医学认为，人体的脏腑、经络都参与了水的代谢。在中医学中，更有肾位居下焦，主收藏，主纳气，主生殖，肾可以让人肢体矫健、动作精巧。此外，肾的温煦作用可使水液气化蒸腾，在水血学说中具有极其重要的意义；中医学中的脾与西医学的脾名实虽同，而功能迥异。西医学认为脾脏是一个淋巴器官，具有造血、滤血、清除衰老血细胞及参与免疫反应等功能。中医学认为脾主运化食物和水湿，它还具有统摄血液的功能，因此是水血学说中的一个十分重要的器官。六腑之中，除了三焦之外，都可以找到名实对应的西医学的器官。但中医学认为膀胱是贮藏津液的地方，气化之后可以敷布、弥散、充盈于五脏六腑、四肢百骸，送达体表，成为卫气，糟粕部分成为尿液排出。中医学中的三焦覆盖了躯体和脏腑之间的空腔，是人体水液的主要通道，因此有人认为，三焦就是西医学中胸腹腔淋巴系统的循环通道以及组织间隙。

2.心肺功能

西医学有关于心肺功能的表述，中医学也有对应的称谓——心气与肺气。如《素问·方盛衰论》表示心脏虚弱的"心气虚"、《灵枢·本神》表示肺脏虚弱的"肺气虚"。

3.循环系统

西医学血液循环、组织液循环、淋巴液循环，环环相连，处于相对密闭的状态，十分缜密，构成了水与血以及可溶物质的循环系统，与《灵枢·邪气脏腑病形》所说的"经络之相贯，如环无端"如出一辙。

4.血管与经络

西医学的血管由动脉、静脉与毛细血管组成，动脉逐级变细，静脉逐级变粗，而毛细血管是介于动、静脉之间的细小血管。中医学的经络是气血运行的通路，也有与西医学循环系统相似的描述。张志聪在《黄帝内经素问集注》中称："夫经脉之支别曰络脉，络脉之支别曰孙络，而孙络之脉又有与经脉相别，而与大络相通者。"《灵枢·痈疽》说："余闻肠胃受谷，上焦出气，以温分肉，而养骨节，通腠理。中焦出气如露，上注溪谷，而渗孙脉，津液和调，变化而赤为血。血和则孙脉先满溢，乃注于络脉，皆盈，乃注于经脉。"经络也由粗至细逐级分出，而气血的流经顺序恰巧相反，由细而粗，先孙络，后络脉，最后才是经脉。毛细血管称为交换血管，是血管内血液与血管外组织液交换物质的场所。中医学中只有经络通道，血液无处不到，不存在另外一个独特的物质交换场所。

5.渗透和吸收现象

西医学晶体渗透压、胶体渗透压产生的渗透现象，使得血浆与血细胞之间、血浆与组织液之间，以及组织液与各组织细胞之间都可以不断地交换水分和某些物质，并保持动态平衡。《灵枢·痈疽》称："中焦出气如露，上注溪谷，而渗孙脉。"《灵枢·血络论》称："新饮而液渗于络，而未合和于血也，故血出而汁别焉；其不新饮者，身中有水，久则为肿。"其中的"渗孙脉""渗于络"与西医学的渗透现象颇为类似。《灵枢·百病始生》有"血脉凝涩则寒气上入于肠胃，入于肠胃则膜胀，膜胀则肠外之汁沫迫聚不得散，日以成积"之说，因为寒，使得"肠外之汁沫迫聚不得散"，而肠外汁沫能够得散，同样是水液在体内的渗透与吸收现象。此外，中医学的"饮入于胃，游溢精气，上输于脾，脾气散精，上归于肺，通调水道，下输膀胱，水精四布，五经并行"则与西医学的血液循环、组织液循环、淋巴液循环近似，而五脏之间存在的输泄关系则是西医学循环内容的额外补充，如"肾气盛，天癸至，精气溢泻""肺朝百脉，输精于皮毛""脾气散精"等。

6.水的排泄

西医学中人体的诸多代谢产物是通过水排泄的方式排出体外的，水是人体许多代谢产物最好的溶媒，水的代谢平衡因此显得尤其重要。肾是排出水量最大的脏器，与中医学称"肾者主水"吻合。《灵枢·五癃津液别》有"天寒则腠理闭，气湿不行，水下留于膀胱，则为溺与气"之说，尿是一种数量最大的排出体外的水液，由肾排泄的废物称"溺""浊气"或"糟粕"。此外，《素问·宣明五气》中提及的汗、涕、泪、涎、唾五液，也是人体排出水液的方式。《灵枢·营卫生会》说："故水谷者，常并居于胃中，成糟粕，而俱下于大肠而成下焦，渗而俱下。"排泄大便也是一种水液排出体外的方式。

7.血液清浊

中医学认为血有清、浊之分。如"血浊""血清""血水浊""血水清浊"或"阴血浊"等。血清者，指血液清稀；血浊者，指血液黏稠。血液的清、浊均属不正常状态。西医学认为，从动脉流出的血液呈鲜红色，从静脉流出的血液呈红色晦暗，几乎呈青紫色。血浆或血清呈淡黄色。空腹时血浆或血清比较清澈，餐后特别是摄入较多脂肪后，则呈混浊。这些不同的现象均属正常。

8.血栓与血瘀

西医学所谓的血栓形成，是水血学说要研究的重要内容之一。中医学对此有相应的称谓。《素问·五脏生成》称为"血凝"、《灵枢·百病始生》称为"凝血"、《素问·八正神明论》称为"留血"、《素问·刺腰痛论》称为"恶血"、《素问·调经论》称为"血凝泣"、《灵枢·经脉》称为"血不流"、《灵枢·水胀》称为"衃"、《灵枢·刺节真邪》称为"血脉凝结""血闭"。

9.中西医学如何看待出血

中医学认为，血液一旦离开经脉即成为败血或恶血，如《素问·刺腰痛论》称："衡络之脉令人腰痛，不可以俛仰，仰则恐仆，得之举重伤腰，衡络绝，恶血归之。"《素问·缪刺论》说："人有所堕坠，恶血留内，腹中满胀，不得前后，先饮利药。"一旦出现恶血，主张一定要除恶务尽，如《素问·针解》的"菀陈则除之者，出恶血也"，否则，停留体内的恶血势必导致疾病。如《素问·调经论》的"视其血络，刺出其血，无令恶血得入于经，以成其疾"。而西医学发展至今已不苟同这种认识，譬如异位妊娠腹腔中的自体血液照例可以回输，心脏外科手术中的血液体外循环同样属于一种离体之血。

10.血压与血流

西医学有关于血压和血流阻力的研究，认为一定高度的动脉血压是推动血液循环和保持各器官组织足够血流量的必要条件之一，产生血流阻力的主要部位是小血管。《灵枢·百病始生》是用"血脉凝涩"、《灵枢·逆顺肥瘦》用"气涩血浊"来描述血流的阻力大，《灵枢·逆顺肥瘦》用"气滑血清"来描述血流的阻力小，《灵枢·根结》用"血气慓悍滑利"来描述血液流速过快，《素问·调经论》用"血之与气并走于上"、《素问·生气通天论》则用"大怒则形气绝而血菀于上"来描述血压升高现象。

11.测量标准

《灵枢·经水》称："夫经脉之大小，血之多少，肤之厚薄，肉之坚脆及䐃之大小，可为量度乎……其可为度量者，取其中度也。"其认为经脉长短、血液多少、皮肤厚薄、肌肉壮弱、䐃部大小都是可以测量的，测量的方法就是选择中等身材、肌肉不消瘦、血气不衰弱的人作为测量标准。这与西医学建立人体检测标准的思维方法相似。

12.血液中有益物质

西医学认为血液中存在人体必需的氧、激素、蛋白质、糖类、脂类、无机盐类、维生素等各种物质，而中医学与之相对应的是经脉中所含的气、血、精、液。西医学所谓血液中的白细胞、淋巴细胞和多种免疫物质具有抵御外来细菌、病毒入侵和参与自身细胞变异的功能，而中医学与之相对应的则是具有营养身体的营气和抵御外来各种邪气入侵能力的正气和卫气。

13.水对生命的重要性

西医学认为，人没有饮水，在一般环境条件下可以生存72小时，超过72小时，生命就有危险。如果饮水而不吃食物，人可以生存7天，8天是人的生命极限。《灵枢·平人绝谷》说："故平人不食饮七日而死者，水谷精气津液皆尽故也。"普通的人不吃不喝，7天便会死亡，这里包括饮水与进食。《素问·示从容论》说："五脏六腑，胆胃大小肠，脾胞膀胱，脑髓涕唾，哭泣悲哀，水所从行，此皆人之所生。"就是说，五脏六腑、胆胃大小肠、脾胞膀胱、脑髓涕唾、哭泣悲哀，都是与水的运行有关，是人所赖以生存的。这里又突显了水对于生命重要的独立意义。中医学一千多年前观察得出的结论，与西医学是何等近似。但西医学认为，水与食物相比，水对于生命的存活更加重要。

14.对体液认识

《素问·解精微论》说："是以悲哀则泣下，泣下水所由生，水宗者，积水也。"其认为悲哀哭泣产生的眼泪是由水形成的，而水的来源是体内积聚的水液。这种认识十分重要。它没有将身体局部的水液孤立开来，而是认为局部的水液属于全身水液的一部分，这是一种整体观。由此还可以推广至汗、涕、唾、涎、尿，都是人体水液的一部分。这与西医学对于体液的认识是一致的。

15.对食咸的认识

《素问·宣明五气》有"五味所禁……咸走血，血病无多食咸"，提出过分食咸，也会伤及血。所以告诫患有血病者，不能过多食用咸味。这种认识与世界卫生组织提倡的控制日均食盐摄入量，尤其是心血管疾病患者控制食盐摄入量可谓不谋而合。

16.水血转化

《灵枢·痈疽》说："余闻肠胃受谷，上焦出气，以温分肉，而养骨节，通腠理。中焦出气如露，上注溪谷，而渗孙脉，津液和调，变化而赤为血。"这里的"受谷"，指的是水谷。这是中医学认识到的水（水谷）转化为血的生理现象，而血转化为水的生理现象没有提及，往往只在病理状态下出现。如《陈素庵妇科补解》说："血可化为水，水不能化为血。"宋代陈迁《妇科秘兰全书》称："若临产脚欲肿者，乃胞脏水少血多，水出于外则易生，名曰脱脚。因脾虚不能制水，血化成水也。"清代唐容川在《血证论》中说："失血家往往水肿，瘀血化水，亦发水肿，是血病而兼水也。"在西医学中，饮入之水、组织间隙之水，通过渗透压的作用，透过血管壁，可以进入血液。血液中的水在渗透压的作用下，可以进入组织间隙，其中部分回收到血管中，部分形成淋巴液，淋巴液在淋巴管内压力差的作用下，仍然回流入心脏，进入血液循环。前者如同中医学中的水化为血，后者则是中医学中尚未涉及的血化为水，水再化为血。

17.水血学说研究内容

中医妇科水血学说不仅要研究人体的水平衡与血液中血细胞含量变化而相互引发的疾病，也要研究血液中含有的许多支持生命活动的相关物质，如氧、激素、蛋白质、糖类、脂类、无机盐类、维生素、抗体、酶等含量变化引发的疾病，以及机体的代谢产物，如二氧化碳、尿素、肌酐、各种酸性物质、非蛋白含氮化合物等变化引发的疾病，还要研究血液酸碱度、渗透压、全血比重、血液黏滞性、血凝和纤溶系统变化引发的疾病，还要研究心功能、肾功能、血压、微循环、组织液与淋巴液循环、子宫动脉血流阻力、胎盘功能、羊水变化引发的疾病。

18.治疗水肿方法

《素问·汤液醪醴论》中治疗水肿使用"去宛陈莝……开鬼门，洁净府"的方法，也就是运用活血、发汗、利尿的综合治疗方法。《灵枢·水胀》治疗肿胀"先泻其胀之血络，后调其经，刺去其血络"，是单纯运用放血的方法消除水肿。除了利尿之外，其他治疗水肿的方法，在西医学中是稀有的。

19.寒凝气滞血瘀致病机理

《灵枢·百病始生》称："卒然中外于寒，若内伤于忧怒，则气上逆，气上逆则六俞不通，温气不行，凝血蕴里而不散，津液涩渗，著而不去，而积皆成矣。"外寒内郁，气逆上行，经络不通，阳气不能温煦，血液凝结不能消散，津液流行不利，停留不去，就形成了癥积。这些理论可以解释卵巢囊肿或者输卵管积水的形成机理，同时也确定了温阳、活血、行气、利水的治疗法则。

20.水的重要性与水行则血行

西医学中，血液中的水含量占78%~82%，血浆中水含量占91%~92%。水是溶液，血液中血细胞和其他物质是水中的溶质，水是这些物质的载体。水可以进出毛细血管壁，形成组织液和淋巴液。部分组织液可以回流进入血管内，淋巴液通过淋巴管最终回收，进入血液循环系统。西医学认为每天从血管中生成、回流的淋巴液大致相当于全身的血浆总量，产生、回流的组织液则是淋巴液的9倍。如此大量的组织液与淋巴液的产生与回流，可以视为血管中以水为主的渗出与回流（当然其中包含少量可以进出血管壁的其他物质）。血液的这种动态，从量来说，绝对是水的变化，而且作为一种生理活动的常态。健康人体血液中水的含量在一定范围内变动，达到水平衡，细胞内液、组织液、淋巴液也都存在水平衡。水在水血学说中所占的比重最大，可变性也最大，是一个最具动态、活跃的成分。中医学对水的调控比对血的调控相对容易，故治水病的方法相对较多，见效亦快。心脏输出血液的功能中医称为"心气"，简称为"气"。《血证论》称"气与水本属一家，治气即是治水，治水即是治气""凡调血，先须调水""气下陷则水随而泻，水为血之倡，气行则水行，水行则血行……水升则血升矣"。气行则水行，水行则血行，治气即治水，治水即治血，这成为水血学说中通过治水达到治血目的全新理论。除了利尿之外，汗、吐、下三法是人体祛除水液最迅捷的方法，因而也成为中医通过利水间接达到活血效果的独特治疗方法。

21.五味与酸碱度

西医学认为，机体各种组织的兴奋性，有赖于血液中含有一定量的水分和各种化学成分，特别是其中各种无机盐离子的浓度以及酸碱度。酸碱度对于机体生命活动的作用，主要表现在对于神经和肌肉组织兴奋性的影响，在一定的血液pH范围内，酸性增加，组织兴奋性降低，而碱性增加，则组织兴奋性提高。《素问·宣明五气》称："五味所入：酸入肝，辛入肺，苦入心，咸入肾，甘入脾。是为五入。""五味所禁：辛走气，气病无多食辛；咸走血，血病无多食咸；苦走骨，骨病无多食苦；甘走肉，肉病无多食甘；酸走筋，筋病无多食酸。是谓五禁，无令多食。"食物通过五味影响五脏的功能，适当摄入五味或过量食用五味，对某些疾病可以产生积极或消极影响，这应该是人类认识到通过食物的酸碱度来调节人体达到健康的最原始表述。许多传统中药带有各种无机盐离子，同时在酸碱药性方面具有各自的偏颇性，这就是中医经常采用酸性的木瓜、白芍来治疗转筋，用碱性的龙骨、牡蛎、海螵蛸中和胃酸的药理基础。

22.利尿发汗呕吐泻下与排水

正常人每日排出水分为2000~2500mL，其中皮肤蒸发每日约500mL，呼吸时排出约

400mL，大便中含水量约100mL，每日排尿量在1000~1500mL。治水之法包括调节水的摄入与排出。水的排出不应局限于通利小便，也应该包括泻下大便、增加发汗、吐出胃液等方面。在病理状态下对患者进行施治，通常汗法从皮肤排出的水分增加量最少，吐法从胃中排出的水分增加量稍多，下法从大便排水的水分增加量居中，利法从小便排出的尿量增加最多。所以在治疗水血疾病的过程中，汗、吐、下三法均应视为治水利水的手段与方法，其中选择利尿方法的机会最多，选择泻下大便的方法次之，选择发汗的方法又次之，而选择呕吐方法的机会最少，因为此法会引起迷走神经的兴奋，病人感觉痛苦，难以接受。张从正的医案中就记载"先涌痰五六升"，不数日"泻迄一二升"者，以当时一升约等于670mL计算，吐出液共4000~5300mL，可见吐法是可以排出数量极多的胃液的（见"与水血相关的产育病·与水血相关的月经病论述、医案及个人临床体会·历代医案选按选"刘子平妻案）。有数据说明，正常情况下，每日汗液分泌350~700mL，当在高温情况下，汗液分泌可大大增加，有时可达数升之多。人体皮肤蒸发水分，称为非显性出汗，而肉眼可见的出汗为显性出汗。中药引发的人体出汗，因药物、药量、个体而不同，如微微出汗与大汗淋漓有异（"与水血相关的产育病·与水血相关的月经病论述、医案及个人临床体会·历代有关中医妇科水血学说的医案举要"产后痹案）。治疗时，必须达到通身出汗的要求，其排出体外的水量不亚于尿量，故汗法作为治水利水的疗法，亦不容小觑。

23.中西医调节水平衡

中医学调节水平衡的方法：饮水（补充流失的水）、止泻、止吐、止汗（控制水的流失）；利水、泻下、涌吐、发汗（排出过多的水）；健脾养阴生津（补充流失的水和电解质）。其中最具匠心的是"利小便实大便"之法，广泛运用于水泻疾病，通过水分的重新排泄和分布，常常可达到惊人的止泻效果。治腹泻而使用利小便的方法，貌似前后二窍不分，大便、小便不辨，实有巧思，其根源出自《伤寒论》159条"伤寒服汤药，下利不止，心下痞硬，服泻心汤已，复以他药下之，利不止。医以理中与之，利益甚。理中者，理中焦，此利在下焦，赤石脂禹余粮汤主之。复不止者，当利其小便"和《金匮要略·呕吐哕下利病脉证治》"下利气者，当利其小便"。元代朱丹溪《金匮钩玄》云："治湿不利小便，非其治也。故凡泄泻之药，多用淡渗之剂利之。"明代张景岳《景岳全书·泄泻》更是明确提出："凡泄泻之病，多由水谷不分，故以利水为上策。"清代医家喻昌在《医门法律》中称该法为"急开支河"，其理论基础是"更有急开支河一法，其邪热之在里者，奔迫于大肠，必郁结于膀胱，膀胱热结，则气不化而小溲短赤，不用顺导而用逆挽，仍非计也。清膀胱之热，令气化行而分消热势，则甚捷也。"西医学用输液的方法补充体液和电解质，以重新达到水和电解质的平衡，具有绝对快捷有效的优势。但是，用止泻、止吐的方法以调控水、电解质的丢失，与中医学丰富多彩的治疗方法比较，则相形见绌。有人曾经根据中医利小便、实大便的原理，使用利尿的氢氯噻嗪片（氢氯噻嗪）治疗腹泻，同样获得疗效，说明传统的中医思维同样可以影响西医学。

24.广义的水肿

一旦出现组织液与淋巴液产生过多或者回流过少时，就容易造成局部组织的水肿。《金匮要略·水气病脉证并治》称："经水前断，后病水，名曰血分，此病难治；先病水，后经水断，名曰水分，此病易治。"其中的"病水"，指的就是水肿。经断是血分或水分的共同症状，而水肿是血分或水分的唯一体征。可见，在水血学说中，水肿是一个常见的体征。推而广之，除了体表可以发现的水肿之外，体内某些器官的积液（如输卵管积液、卵巢囊肿），深部组织的血液、组织液或淋巴液回流障碍（如卵巢癌根治术、乳腺癌根治术后），均可以视为与水肿相同的病理状态。组织液与淋巴液产生过少，通常只在血容量减少、血管内渗透压增高的情况下出现，如失血或脱水，此时组织液与淋巴液的回流相对多于产生。

25.血液黏滞性和血容量

西医学认为，血液的黏滞性来源于血液内部的分子或颗粒之间的内摩擦，因而与血液的流动密切相关，可以通过输液或输血的方式，快捷有效地补充血容量，也可以通过利尿药物，有效地减少血容量，从而改变血液的黏滞性。中医学活血化瘀与利水渗湿的治疗方法也可以对血液的黏滞性和血容量产生一定的影响。

26.血液黏滞性和活血化瘀

西医学认为，血小板的黏附、释放、聚集、收缩、吸附的性能，明显影响着血液的黏滞性。在水血学说中，许多传统的活血化瘀中药可以调节血小板的上述性能，从而发挥了重要的作用。

27.中药与晶体、胶体渗透压

传统中药调整晶体渗透压过低通常是通过利水的方法，也就是排除血液内多余的水。调整胶体渗透压过低通常是通过补益的方法，也就是增加血液中的蛋白质等物质。传统中药调节晶体渗透压过低的效果要优于调节胶体渗透压过低的效果。中药对于渗透压的调节，可以直接影响水平衡。

28.现代药理研究与传统中药功效

在"与中医妇科水血学说紧密相关的主要中药"章节中，西医学的药理与中医学的药物功效常常并不一致。中医学认为促使月经来潮的药物，具有活血的功效，这是一种直接的、容易为人理解的、见血即是活血的见解，如土牛膝、马鞭草、凤仙根、连翘、射干等；中医学认为催产下胎的药物，具有活血的功效，因为下胎催产的同时，水血俱下，如了哥王根、土牛膝、白牛膝、天葵子、黄蜀葵根、斑蝥、瞿麦等；中医学认为某些利水药物往往同时具有活血的功效，例如车前子、石韦、白茅根、赤小豆、滑石等，这些利水药物兼备活血功效的依据，是基于与《血证论》中"水为血之倡……水行则血行"的相似理论，故可以理解这些药物在中医学中具有间接而非直接的活血功效；中医学认为一些峻猛泻下药物同样具有活血的功效，如大戟、千金子、巴豆、甘遂、芫花、郁李仁、商陆等，因为这类药物可以通过大便排除大量的水分，因为是下行，故被称为"开支河"，又因水行则血行，也是以此为间接活血的理论依据；中医学认为催促乳汁排泌的药物，具有活血的功效，因为乳汁就是人体内由血化为水的独特的物质，催乳即是行水，行水即为活血，如王瓜、木馒头、赤小豆、通草、蛴螬等。中医学认为一些具有活血功效的药物，如茜草、蒲黄、紫草等，而西医学的药理实验结论却恰恰相反。中医学认为茜草、蒲黄原植物经过炮制成炭之后，由原来的活血功效变为止血（中医学有血见黑则止的观点），同样没有得到西医学药理实验的支持。中医学认为具有增加尿量的药物，具有利水的功效，这是一种直接的、容易为人理解的、见尿即是利水的见解，如土牛膝、火麻仁、牛膝、平地木、半边莲等；中医学认为可以消除水肿或者水臌的药物，具有利水的功效，例如了哥王根、九牛造、马鞭草、半枝莲、杠板归等；中医学认为一些峻猛泻下药物，具有利水的功效（药物见上）；中医学认为可以催促乳汁分泌的药物，具有利水的功效，如女娄菜、王不留行、木通、赤小豆等。然而这些中医学认为具有利水功效的药物同样没有得到西医学药理实验的证实。在这些药物中，有中医学认识与现代药理研究结论比较一致，兼具活血、利水功效的药物，如大黄；有中医学认为具有活血利水功效，而现代药理研究表明既无利水又无活血性能的药物，如白花蛇舌草；有中医学认为具有利水功效，而西医学药理研究只表明其有活血性能的药物，如木防己、石韦。所有这些与西医学药理研究结果不一致的药物，可能是因为中医学的药物功效与西医学的药理存在不同的概念，也不排除一些药物尚未做相关的药理研究，因此，目前就给这些药物下结论，为时尚早。我们必须清楚地认识到，在中医妇科水血学说中，绝不能将中医学的药物功效与现代药理研究完全等同起来。

29.中药多靶点效应

许多单味中药都含有十分复杂的成分，而一张中药方剂，经配伍组合、煎煮之后，其成分尤其复杂。因此，在治疗过程中，中药方剂发挥的大都是多靶点的治疗效应，这是西医学某种单一药物功效所无法相比的。以益母草为例，其所含的益母草碱、水苏碱有非常显著的降低血黏度作用；益母草碱等丁香酸氨基醇酯类化合物具有明显的抗血小板聚集活性；二萜类成分前益母草素是一种血小板活化因子（PAF）的拮抗剂，能竞争性抑制血小板上的PAF受体而产生抗凝作用；从益母草中提取的阿魏酸具有抗氧化、降血脂和血管调节等多种生理活性；益母草能显著降低红细胞压积、全血还原比黏度低切部分、全血还原比黏度高切部分、黏度指数和红细胞聚集指数，延长复钙时间及降低血液黏度；益母草的活血化瘀作用可能与改善微循环有关，其机制可能与解除微血管平滑肌的痉挛有关；益母草的活血化瘀作用可能与体外抗血栓作用相关。［张雪，宋玉琴，杨雨婷，等.益母草活血化瘀化学成分与药理作用研究进展.药物评价研究，2015，38（2）：214.］益母草具有活跃淋巴微循环的作用，加强淋巴管的舒缩功能，促进淋巴液的生成和回流，使机体恢复内环境的恒定，提高免疫力；益母草中的水苏碱能显著增加大鼠尿量，益母草碱也有一定的利尿效果，可增加Na^+、Cl^-的排出量，减少K^+的排出。［赵彩霞，蔡长春，张增巧，等.益母草的药理作用及临床应用研究进展.临床误诊误治，2011，24（2）：82.］

30.水中毒与水逆

当机体摄入水总量大大超过排出水量，导致水分在体内潴留，引起血浆渗透压下降和循环血量增多时，称为水中毒（稀释性低钠血症）。其症状取决于摄水过多的速度和程度，分为急性水中毒和慢性水中毒。血钠<135mmol/L，血渗透压<270mOsm/L，尿钠>30mmol/L，可诊断为急性水中毒。低钠血症出现的症状，如头晕、头痛、恶心、呕吐、烦躁、抽搐、意识丧失、昏迷，甚至死亡。水中毒在宫腔镜手术中会出现，国内报道其发生率为0.17%，国外报道为2%。［马娟娟，马婷婷，齐洁.宫腔镜手术并发水中毒的预防及处理.中国继续医学教育，2015，7（8）：104-105.］此外，静脉点滴催产素［段玉亭，范玉华，牟素荣.静脉点滴催产素引起水中毒1例.承德医学院学报，1994（4）：345.]、妊娠期垂体前叶功能减退危象[潘淑敏，王志坚.妊娠期垂体危象的早期识别与规范化救治.中华产科急救电子杂志，2018，7（2）：77-80.]、大汗后过量饮水[王锦蓉.大汗后饮水过多会中毒.民族医药报，2001-05-18.]、清洁肠道[宁艳，张亚丽，罗慧霞.口服硫酸镁肠道清洁致水中毒1例分析.中国误诊学杂志，2021，1（1）：121.]、B超检查前大量饮水[向红兵.B超检查前大量饮水致急性水中毒4例.现代医学，2011，39（2）：189-190.]时，均可以发生水中毒。因此，水中毒在妇产科领域并非罕见。传统中医没有水中毒的称谓，但在张仲景《伤寒论》中"渴欲饮水，水入则吐"的"水逆"，则与慢性水中毒的临床表现类似，所用的方剂是五苓散。张仲景在《金匮要略·痰饮咳嗽病脉证并治》中还有"假令瘦人脐下有悸，吐涎沫而癫眩，此水也，五苓散主之"的论述，这些呕吐、眩晕、心悸，也符合慢性水中毒的临床表现。水中毒其本质是水病引发的血病，因而类同于"水分"，"去水"其疾可愈。五苓散是一张温阳利水的方剂，适用于慢性水中毒患者。日本医家常把脱水作为应用五苓散的重要指标。[伊藤嘉纪.以五苓散为例论"证"的病理生理.日本东洋医学会志，1978，28（3）：1.]我曾经使用苓桂术甘汤加味治愈每晨饮水500mL与每日饮水2000mL均达3年之久的眩晕患者，效果非常理想。有报道，患者因"多发子宫肌瘤、继发性不孕"行全麻下宫腹腔镜联合手术，因水中毒后诱发溶血，属于低渗性溶血。[潘雯，施如霞.全麻下宫腹腔镜联合手术水中毒后溶血1例报道.现代妇产科进展，2015，24（7）：515.]这也是水病引起的血病，除了输注氯化钠之外，必要时应予输血治疗。

31.脱水引起的水血疾病

脱水是指人体内水分的输出量大于进入量所引起的各种生理或病理状态。机体摄入水量明显减少时，存在血液浓缩、有效循环血容量减少、血细胞比容增加、红细胞浓度上升、血液黏稠度上升、红细胞聚集性增强及变形性减弱、血液瘀滞等变化，形成了这种条件下的血液高凝状态。[van Hinsbergh，V W.The endothelium:vaseular control of haemostasis.EUROPEAN JOURNAL OF OBSTETRICS AND GYNECOLOGY AND REPRODUCTIVE BIOLOGY，2001，95（2）：198-201.]Kelly等研究认为脱水与血栓性疾病直接相关。[Evans C E，Hum Phries J，MattoekK，el al. Hypoxia and upregulation of hypoxia-inducible factor 1{alpha} stimulate venous thrombus recanalization. Arteriosclerosis Thrombosis and Vascular Biology，2010，30（12）：2443-2451.]饥饿、脱水状态下存在血液浓缩、炎症或微炎症反应、脂代谢紊乱、同型半胱氨酸升高及高尿酸血症。[梁继芳.饥饿与脱水状态下血栓形成危险因素的初步评估.太原：山西医科大学第一临床医学院，2011.]脂蛋白（a）与血小板有免疫同源性，能竞争地与血小板结合，从而抑制了纤溶，可间接促进血栓的形成。[Cahll M R.Macey M G，Dawson J R，et a1.Platelet surface activation antigen expression at baseline and during elective angioplasty in pafients with mild to moderate coronary artery disease.Blood oagul Fibrinol，1996，7（2）：165-168.]甘油三酯浓度升高与动脉血栓形成有直接关系，但与静脉血栓的形成是否有关尚有争议。高尿酸具有促氧化作用、参与动脉壁的炎症过程、对内皮细胞有损伤作用、刺激血管平滑肌细胞的增殖，是血栓形成的一个独立危险因素。[修岩.高尿酸血症与血栓形成的关系.医学信息，2010，23（5）：1471-1472.］同型半胱氨酸是血栓性疾病包括动静脉血栓形成的独立危险因子，其致病机制主要与抑制内皮细胞DNA的合成，促使大量自由基和活性氧化物的生成，引起血管内皮细胞的损伤，促进动脉血管平滑肌细胞的增生，同时抑制凝血酶调节蛋白在内皮细胞表面的表达，降低抗凝血酶的活性，促使血小板黏附聚集等有关。［孙娟，谭红梅，程超，等.高同型半胱氨酸诱导血管内皮功能障碍促进微循环障碍和微血栓形成.中国病理生理学杂志，2007，3（12）：2336-2340.］饥饿与脱水，从水血疾病的角度来说，应该属于缺水引起的水病，然而水病可以导致血栓形成，从而成为血病。中医学尚未见到类似的记载，因而以上理论对中医临床有很大的启示作用。

32.水血同治

大量失血时，患者除了面色苍白的脱血表现之外，还有明显的口渴现象，从中医学的角度分析，这是一种血病及水、水血两病的现象。西医学的治疗应该输入合适的晶体液与胶体液（包括全血、血浆、浓缩红细胞和增容剂等），这就是水血同补的治疗措施。当病情稳定之后，如果血虚与阴虚的症状并存，应该给予养血与滋阴的药物，这也是水血同补的治疗方法。

33.妊娠期血栓与活血化瘀

孕妇血栓形成的风险相比同龄非孕期可增加4~6倍，发生率为0.05%~0.2%，美国的发生率达0.62%。［南会兰.正常妊娠期间母体心血管结构及血流动力学适应性变化的研究.天津：天津医科大学，2003.］妊娠过程中母体凝血功能增强和纤溶活性失衡导致子宫螺旋动脉或绒毛血管微血栓形成使胎盘灌注不良，破坏了胚胎发育的微环境，可致胚胎停止发育、不明原因的复发性流产、胎儿生长受限、妊娠高血压疾病、胎盘早剥等不良妊娠结局。［谢振荣，林思瑶，沈柏儒，等.血栓前状态与不良妊娠关系的研究进展.中国医药报导，2005，12（24）：53-56，60.］复发性流产患者中约70%存在血栓形成倾向，病因分为遗传性血栓前状态和获得性血栓前状态。遗传性血栓前状态包括活化蛋白C抵抗和凝血因子Ⅴ基因突变、凝血酶原基因突变及蛋白C缺乏和蛋白S缺乏。获得性血栓前状态包括抗磷脂综合征、获得性高同型半胱氨酸血症。复发性流产与孕妇子宫螺旋动脉或绒毛血管微血栓形成有关。古人有云："胎前多实，实者多热。"所以有芩术安胎之说，而对于活血化瘀药物的使用，历代常常有所禁忌。通过西医学的研究，胎前多瘀已经被事实，所以活血化瘀药物的引入运用，成为非常必要。

34.妊娠高凝状态与当归芍药散

妊娠期间的生理变化。血容量：妊娠期血容量增加以适应子宫胎盘及各组织器官增加的血流量，对维持胎儿生长发育极为重要，也是对妊娠和分娩期出血的一种保护机制。血容量于妊娠6~8周开始增加，至妊娠32~34周达高峰，增加40%~45%，平均增加约1450mL。维持此水平直至分娩。其中血浆平均增加1000mL，红细胞平均增加450mL，血浆量的增加多于红细胞，出现生理性血液稀释。凝血因子：妊娠期血液处于高凝状态，为防止围产期出血做好准备。凝血因子Ⅱ、Ⅴ、Ⅶ、Ⅷ、Ⅸ、Ⅹ增加，仅凝血因子Ⅺ及Ⅻ降低。妊娠晚期凝血酶原时间及活化部分凝血活酶时间轻度缩短，凝血时间无明显改变。血浆纤维蛋白原含量比非孕妇女约增加50%，于妊娠末期平均达4.5g/L（非孕妇女平均为3g/L）。妊娠期静脉血液瘀滞、血管壁损伤均导致妊娠期血液处于高凝状态，使妊娠期女性发生血管栓塞性疾病的风险较非孕妇女增加5~6倍。产后2周凝血因子水平恢复正常。由于血液稀释，血浆蛋白自妊娠早期开始降低，至妊娠中期达60~65g/L，主要是白蛋白减少，约为3.5g/L，以后持续此水平直至分娩。由于妊娠期间生理性的血液稀释，胶体渗透压下降，以及高凝状态，极其容易导致血液稀释过度、血浆蛋白过低、血栓前状态，因此，十分适合活血养血利水方剂的使用，其中首选的方剂是张仲景《金匮要略》"妇人妊娠病脉证并治"篇和"妇人杂病脉证并治"篇中同时出现的方剂——当归芍药散。前一条文中称："妇人怀娠腹中疞痛，当归芍药散主之。"后一条文中称："妇人腹中诸疾痛，当归芍药散主之。"可见，当归芍药散是一张既可以治疗妊娠期间腹痛，也可以治疗非妊娠期间腹痛的方剂。换言之，当归芍药散治疗腹痛覆盖了妇女的整个生命周期。然而，《医宗金鉴·订正仲景全书金匮要略注》认为："未详其义，必是脱简，不释。"当归芍药散治疗腹痛的适应证是什么？这需要从它所治疾病的症状中分析。其一是"怀娠腹中疞痛"，这里所谓的"疞痛"，属于绵绵而痛，性质偏于虚痛；其二是"腹中诸疾痛"，是各种各样的腹痛，也就是虚实皆可的腹痛。当归芍药散治疗腹痛的适应证还可以从药物的组成来分析。其方中的药物通常可以分为两组，一组是当归、芍药、川芎，是血分药物，一组是茯苓、白术、泽泻，是水分药物，其实，白芍既是血分药，也是水分药（《神农本草经》云芍药"主邪气腹痛，除血痹，破坚积……利小便，益气"）。由此可见，该方是一张治疗水血同病的方剂。如果从药物的剂量做进一步分析，血分药中芍药分量最大，为一斤，当归为三两，芎劳半斤，从这三味药物的用量比例来看，以养血止痛为主，活血化瘀为辅；水分药中泽泻分量最大，为半斤，茯苓、白术各为四两。综合全方，这是一张具有养血止痛、活血利水作用的方剂。原方的剂量适用于妊娠之后因血虚血瘀、水湿滞留引起的腹痛。剂量一成不变的当归芍药散是否也适用于治疗"妇人腹中诸疾痛"呢？显然不是的，因为此时已经离开了妊娠阴血养胎、容易血虚的前提，又无活血药物引起堕胎的后顾之忧。至于如何掌握各药的剂量，就需要随机应变，只是仲景略而未语罢了。为何妇女会出现水血为病的腹痛呢？这需要从胞宫的生理谈起。胞宫在人体的下方，故宋代《博济方》称为"下脏"。《灵枢·五音五味》称："冲脉、任脉，皆起于胞中。"胞宫是经血下流汇聚之处，经血由此产生，所以，宋代《产育宝庆方》称其为"血脏"。可见，胞宫是一个多血的脏器。通常，女子从初潮开始，就会出现生理性白带，即清代沈又彭《沈氏女科辑要》所云："带下，女子生而即有，津津常润，本非病也。"胞宫又是胎儿孕育之处，所以，汉代《神农本草经》称为"子脏"。妊娠之后，胎儿就养育在胎水之中，分娩之时，大量的胎水帮助胎儿娩出，可见，胞宫还是一个多水的脏器。胞宫既为血多水多之地，又有经行经止、胎孕胎落之变，故易有水血为患，导致腹痛也就成为顺理成章的事情。唐代孙思邈的《备急千金要方》中有一张著名的治疗妊娠腹大、胎间有水气的鲤鱼汤，就是在当归芍药散的基础上去掉川芎、泽泻，加鲤鱼、生姜而成，可以用于妊娠期间血液稀释、血浆蛋白降低、高凝状态时的妊娠水肿。总而言之，见于汉代的当归芍药散是具有养血活血利水之功的妇科领域水血同治的第一方。

35.羊水过少与血瘀

乐杰主编的《妇产科学》认为，妊娠晚期羊水量少于300mL称羊水过少，发生率为0.4%~4%。病理性羊水过少是指羊水量从妊娠28周迅速减少（<300mL），是胎盘功能不全的体征，其病理变化为绒毛间隙血液量减少，绒毛紧密融合坏死及纤维素沉积，绒毛血流量下降形成红色梗死。Thliveris等对于胎盘微细结构研究发现，合体细胞结节形成、绒毛基底膜增厚、出现纤维素样坏死、细胞滋养细胞增多及血管合体细胞膜减少是胎盘退行性病变的表现，导致胎盘中母体与胎儿血浆和物质交换减少，胎儿羊水生成减少。［Thliveris J A，Baskett T F.Fnie structure of the human placenta in pronged pregnancy. Obstet Gynecol Survey，1989（34）：573-582.］以上研究同时提示改善胎盘功能是治疗羊水过少及改善围生期结局有效的可能途径。现代微观研究发现，在羊水过少患者胎盘上存在合体细胞结节形成、绒毛基底膜增厚、出现纤维素样坏死，支持"瘀"之病理，故审证求因，羊水过少当属阴虚血瘀，治以滋阴活血。治疗组用党参、黄芪、生地黄、白芍、山药、麦冬、当归、丹参、五味子，每日1剂，水煎300mL，分2次温服，同时予补液治疗5%葡萄糖1500mL加维生素C 2.0g，生理盐水500mL，林格氏液500mL，1次/日；对照组仅予补液治疗。羊水指数变化：治疗组、对照组治疗1周、4周后羊水指数均较治疗前增加并有统计学意义。治疗组治疗1周后羊水指数增加值为2.85±0.80与补液组的2.10±0.89无差异，但4周后前者羊水指数增加2.03±0.68高于后者的0.99±0.72并有统计学意义。胎盘微结构改变：治疗组胎盘合体细胞结节、绒毛基底膜增厚及纤维素样坏死低于对照组，并有统计学意义；治疗组与正常妊娠组间无差别。治疗组血管合体细胞膜形成高于对照组，并有统计学意义；与正常妊娠组间无差别。细胞滋养细胞三组间无差别。［张红霞，曾倩，孙敬之，等.滋阴活血对晚期妊娠羊水过少患者羊水量及胎盘微结构的影响［J］.光明中医，2012，27（3）：470-471.］妊娠早期羊水主要是母体血清经胎膜进入羊膜腔的透析液，这是一个明显的血水转化的过程。胎儿血循环形成后，羊水可以通过胎儿尚未角化的皮肤、胎儿尿液的产生，通过胎儿吞咽、胎肺的产生和吸收保持羊水的平衡，此时的羊水仍然是由母血通过胎儿转化而来的。胎盘微结构"瘀"样改变是羊水过少的原因，故羊水过少属于血病引起的水病，采取活血以改善胎盘病变，通过滋阴以增补液体，水血同治，从而取得疗效。

36.羊水过多与血瘀

羊水过多是妇产科中比较常见的症状之一，其发病率较高，为1%~3%。若孕妇的羊水量大于2000mL，就属于羊水过多。羊水过多的病因十分复杂，有文献报道大约60%是不明原因的突发性羊水过多。胎盘绒毛血管瘤是胎盘常见的良性肿瘤，羊水过多是其常见的并发症，但原因不明，可能由于肿瘤为脐血管支流而致循环障碍或由于肿瘤血管渗出液体造成。有学者认为当脐带异常而发生狭窄时，静脉回流受阻，渗出增加可致羊水过多。［刁震，陈慧君，王江玲，等.羊水过多63例临床分析.实用医学杂志，2006，22（22）：2652-2654.］母儿血型不合时，胎盘较重，有报道胎盘重量超过800g时，40%会合并羊水过多，绒毛水肿影响液体交换是其病理基础。［李燕莪.羊水过多120例分析.中国社区医师，2011（1）：69-70.］血型不合（尤其是Rh血型）可导致胎儿贫血，严重的胎儿贫血会导致羊水量的增加，中重度贫血会导致羊水增加，而胎儿轻微贫血与羊水量的增加无关。贫血时羊水中乳酸浓度增加可能是羊水增加的原因。羊水中乳酸浓度增加，羊膜腔中的羊水渗透性增强，起到了保水作用，使羊膜吸收羊水进入胎儿循环的量减少。［李莉，漆洪波.羊水过多的研究进展.国外医学（妇幼保健分册），2005，16（4）：203-205.］血型不合引起的羊水过多，属于血病导致的水病。

有临床报道，观察当归芍药散加减治疗羊水过多的疗效及安全性。方法：将155例患者随机分为治疗组86例、对照组69例。治疗组采用当归芍药散加减治疗，对照组无药物干预，分析2组患者治疗前后症状、羊水指数变化情况，并随访妊娠结局，分析其安全性。结果：羊水指数及临床症状评分治疗后2组比较差异显著（$P<0.05$），在妊娠期糖尿病及胎膜早破的发生率上存在差异（$P<0.05$）。在妊娠期高血压、产程异常、产后出血、剖宫产的发生率上无差异（$P>0.05$）。结论：当归芍药散加减治疗羊水过多有良好的治疗效果，且安全可靠。［许晓英，田莉，马临秀.当归芍药散加减治疗羊水过多86例.西部中医药，20013，26（12）：83-84.］羊水过多看似水病，但胎盘绒毛血管瘤引起的循环障碍、母儿血型不合引起的绒毛水肿、贫血引起的渗透压改变，都可以视为血病引起的水病，所以运用活血利水的当归芍药散加减可以取得疗效。

37.妊娠期肝内胆汁淤积症（ICP）与瘀血

丰有吉主编的《妇产科学》认为，ICP是以妊娠后期皮肤瘙痒、胆汁淤积和黄疸为特征的疾病，其发病率较高，为$0.8\%\sim12.0\%$，主要危及胎儿，引起早产、宫内窘迫、窒息、围产儿死亡。ICP孕妇的血液流变学指标与正常孕妇相比较存在明显的异常变化，高切、中切、低切、血沉及血浆黏度均显著升高，其中尤以高切（$P<0.005$）较为显著，提示红细胞变形能力下降和聚集能力增加，全血黏滞度增高，从而导致母婴微循环障碍及胎盘灌注能力下降。血流变异常的ICP孕妇的血液呈现一种显著高凝、易栓的状态，可能形成微小血栓影响母婴微循环障碍，血液灌注量和氧交换的急剧减少，引起围产不良结局。［何涓，冯国芳.妊娠期肝内胆汁淤积症血液流变学和凝血时间变化及意义.中国妇幼保健，2005（8）：991-993.］孙慧瑾等提出ICP孕妇的血液流变学指标存在明显的异常变化是引起局部微循环障碍、胎盘功能减弱、胎儿缺氧缺血的主要原因之一。［孙慧瑾，江芹，阚延静.妊娠期肝内胆汁淤积症孕妇的血液流变学变化.微循环学杂志，1998，8（1）：51.］以往从孕妇发生黄疸、皮肤瘙痒的症状切入，中医学提出治疗从清肝利湿入手，广泛推广茵陈蒿汤为基础方的治疗。西医病理学启示，该病存在微循环障碍和高凝、易栓状态，必须引导中医学在原来治疗的基础上引入活血化瘀的方法。清热利水活血的综合治疗，同样是一种治水和治血的综合疗法。

38.胎儿宫内发育迟缓与瘀血

孕晚期严重的并发症如妊高征、糖尿病、慢性肾病等是引起胎儿宫内发育迟缓（IUGR）的主要原因。其基本病理改变为母体血液稀释不良、血液浓黏聚集，凝血机制调节紊乱，血管痉挛或硬化及子宫螺旋动脉无扩张等造成子宫胎盘灌注不足，绒毛可因缺血缺氧发生一系列改变。这些改变与西医学对"血瘀证"的认识有许多吻合之处，表明妊娠伴发不匀称型IUGR的病理过程与"血瘀证"有关或属于"血瘀证"范畴。［李玉玲，舒沪英，叶望云，等.活血化瘀方药防治不均称型胎儿宫内发育迟缓的实验研究.中西医结合杂志，1988，8（10）：611-613.］［何丽娇，李妹燕，黄春传，等.血浆中D-二聚体、vWF预测早发型子痫前期价值.中国计划生育学杂志，2019，27（6）：797-800.]汉代张仲景的《金匮要略·妇人妊娠病脉证并治》中有"妊娠养胎，白术散主之"之论，所谓养胎，就是促进胎儿生长发育。运用活血药物促使胎儿生长发育，始于张仲景。川芎经过现代工艺成分提取，可得到一种川芎嗪的生物碱，具有活血化瘀、改善微循环等作用，已经制成注射剂治疗胎儿宫内发育迟缓。近代临床多起以当归芍药散为主方治疗胎儿宫内发育迟缓的报道，就是运用活血利水法则进行治疗的。水行则血行，利水法可以与活血法起协同作用，况且当归芍药散还是一张和血安胎的方剂。

39.妊娠期静脉血栓

静脉血栓栓塞性疾病（VTE）是妊娠期危及孕妇和胎儿安全的主要疾病之一，在西方国家中静脉血栓栓塞性疾病占孕产妇死亡原因的10%左右。国内研究表明，孕产妇深静脉血栓形成的发病率为0.052%，肺栓塞的发病率为0.003%，孕产妇深静脉血栓病死率为0.002%。尽管VTE的总体发病率比较低，但孕产妇合并静脉血栓栓塞的发生率是非孕妇女的2~5倍。在妊娠合并静脉血栓栓塞性疾病19例患者中16例累及左下肢，3例累及右下肢，均为突发性下肢肿胀、疼痛。[孙平，董典宁.妊娠合并静脉血栓栓塞性疾病20例临床分析.中华妇产科杂志，2011，46（12）：911-916.]妊娠期静脉血栓形成的水肿，是先瘀阻后水肿，属于血病引起的水病，治疗应当遵循活血利水的法则。

40.子痫前期血液高凝状态与活血化瘀

我国妊娠期高血压发病中5%为子痫前期。李凤秋等报道称早发型子痫前期血管内皮损伤与凝血功能异常、血管炎症发生有关，导致凝血和纤溶失衡，患者多伴有血栓形成倾向，血液循环处于血栓形成前的高凝状态。D-二聚体、血管性血友病因子是与血栓形成密切相关的生化指标，常用于预测血栓性疾病的发生。妊娠期高血压疾病孕妇血液处于病理性高凝状态，导致血液发生继发性纤溶亢进，血浆D-二聚体显著升高。vWF能够反映出血管内皮损伤的情况。胎盘组织是血浆vWF的主要来源之一，当胎盘发生缺血、缺氧以及周围血管内皮损伤时，能够诱导机体vWF大量表达，进一步加重血液高凝程度。[何丽娇，李妹燕，黄春传，等.血浆中D-二聚体、vWF预测早发型子痫前期价值[J].中国计划生育学杂志，2019，27（6）：797-800.]De Oliveir等证实早发型子痫前期孕妇血液循环较正常孕妇更处于高凝状态，极易发生血栓性疾病。[De Oliveira C A，de Sa R A，Velarde L G，et al.Changes in ophthalmic artery doppler indices in hypertensive disorders during pregnancy.Ultrasound Med，2013，32（4）：609-616.]子痫的发生原因是多元性的，胎盘的浅植入与血液的高凝状态应该是其中的发病原因之一。因此活血化瘀法运用于该病，具有一定的合理性。清代《女科指要》治疗孕妇风痉脉浮细涩，用芎活汤：芎藭三两，羌活三两。川芎用量达110.7g。中医有"治风先治血，血行风自灭"的理论，故将活血药物引进子痫的治疗，具有非常重要的意义。利水药物的运用，与西医学治疗高血压病使用利尿药物一样，具有异曲同工之妙。根据临床辨证，水血同治可以成为治疗子痫前期某一证型的重要方法。

41.妊娠期高血压与下肢深静脉血栓

临床报道，分析使用中药辅助治疗妊娠期高血压下肢深静脉血栓的具体疗效。方法：将2015年3月—2016年12月在本院妇产科住院分娩的38例患有妊娠期高血压同时并发下肢深静脉血栓的患者分为观察组和对照组，各19例，观察组患者在使用西药进行常规治疗的基础上辅助口服中药和中药熏敷治疗，对照组患者仅使用西药进行常规治疗，对比两组患者的治疗效果。结果：观察组患者的治疗总有效率为94.7%，而对照组患者的治疗总有效率为84.2%，观察组的治疗效果明显要高于对照组，差异有统计学意义（$P<0.05$）。结论：使用中药辅助治疗妊娠期高血压下肢深静脉血栓的疗效较好，能够帮助患者快速疏通血栓，促进患者快速康复，值得进行推广使用。

【附治疗方法】中药方剂：川芎15g，当归15g，熟地黄15g，白芍15g，红花12g，桃仁12g，泽泻10g，牛膝10g，毛冬青10g，车前子10g，䗪虫10g，地龙10g。针对患者的患肢有明显的肿胀、麻木、红肿、疼痛的情况，配合使用中药熏敷。熏敷配方：红花10g，桃仁10g，黄芪60g，没药12g，乳香12g，透骨草15g，木瓜15g，黄柏15g，蒲公英30g，败酱草30g，丹参30g。将上述药材放入1500mL的清水中，小火烧开后，将患者患肢置于药液上方，以蒸汽熏蒸，熏蒸30分钟后，以医用纱布或毛巾浸透药汁，为患者热敷患肢，冬季药汁降温过快，过程中可适当进行2次加热，注意对患者的保护，避免烫伤。每天早晚各进行1次熏敷。[胡静.中药辅助治疗妊娠期高血压下肢深静脉血栓的治疗.影像研究与医学应用，2018，2（8）：235-237].妊娠期高血压下肢深静脉血栓形成，与产后下肢深静脉血栓性静脉炎诱发的水肿机理一样，治疗时可以使用相同的活血利水方法，只不过选用药物时应当顾及妊娠的一面，不要伤及胎儿。

42.复发性流产与子宫动脉阻力指数

临床报道，通过对育龄期正常及复发性流产（RSA）妇女备孕前1个月及孕后10周内子宫动脉血流（UtA）动力学系统相关指标的观察，了解月经周期的黄体期及孕10周内UtA动力学特点及其对妊娠结局的影响。方法：将既往无不良妊娠史的育龄期妇女250例及既往有3次及以上自然流产史的妇女168例纳入研究，采用阴道超声于排卵后及孕10周内监测研究对象双侧子宫动脉血流动力学参数，测量参数包括搏动指数（PI）、阻力指数（RI）、收缩期峰值流速/舒张末期流速（S/D）；记录各组的PI、RI、S/D值，统计分析各组子宫动脉PI、RI、S/D值的差异，比较妊娠丢失率的不同。结果：孕前后或孕后子宫动脉血流异常者与正常者相比较，妊娠丢失率有统计学差异（$P<0.05$）。孕前后或孕后子宫动脉血流值异常未治疗者与治疗后孕10周内恢复正常者比较，PI、RI、S/D及妊娠丢失率均有统计学差异（$P<0.05$）。RSA患者孕前异常血流经治疗后，孕后子宫动脉血流异常率降低、异常血流治疗恢复率升高，与孕前未纠正者相比较，有统计学差异（$P<0.05$）。结论：孕早期子宫动脉血流参数与妊娠结局有相关性。异常血流早期纠正，能显著改善妊娠结局。RSA患者孕前子宫动脉血流参数影响妊娠结局。[李坤.早孕前、后子宫动脉血泪与妊娠结局的相关性研究.中华临床医师杂志，2015，9（2）：218-222.] 复发性流产与子宫动脉血流阻力增高有关。不管是子宫螺旋动脉或绒毛血管微血栓形成，还是子宫动脉血流阻力增高，使用活血、利水、安胎的当归芍药散加味，对妊娠结局的改善都有较好的作用。

43.产后下肢深静脉血栓性静脉炎与水血疾病

产后妇女的下肢深静脉血栓性静脉炎与其体内的血液高凝状态有密切的关系。[张晓娥.对妇科产后下肢血栓性静脉炎患者的护理.求医问药，2013，11（2）：155-156.]

妇科盆腔手术后并发下肢深静脉血栓形成有一定的发病率，据统计，西方国家为11%~29%，［刘玉珍，张振宇，郭淑丽，等.妇科盆腔手术后下肢深静脉血栓形成的临床研究.中华妇产科杂志，2006，41（2）：107-110.］国内报道为0.13%~6.78%。［李瑾，卢青.经腹全子宫切除术236例近远期并发症分析.中国实用妇科与产科杂志，2003，19（1）：532-541.］该病的临床表现为一侧下肢突然麻木、弥漫性肿胀，或伴有浅静脉曲张，局部有不同程度的疼痛和玉痛，Homans征阳性，皮肤紫绀色，或足背动脉搏动消失，发热。血液流速缓慢、血液高凝状态及静脉血管壁损伤是导致妇科肿瘤术后并发下肢深静脉血栓的主要原因。清代陈佳园所传的《妇科秘方》中说：产后"如奔下两腿如车轮之肿大者，不能展动，为恶血流滞入四肢之症"，根据临床表现，这就是当今产后下肢深静脉血栓性静脉炎的"股白胕"。在诊断方面，陈氏提出下肢严重的水肿，是因为"恶血流滞入四肢"所致；治疗方面，运用陈皮、桔梗、山楂、柴胡、吴萸、白芷、干姜、木通、三棱、川牛膝、苏木、桂枝、归尾、桃仁，还提出"先用炒热麸熨之"。其对病因的分析和使用温经行气活血利水的治疗方法，以及局部热敷治疗，确实具有惊人的洞察能力。根据患者的血栓病因以及随之出现的下肢弥漫性肿胀，该病属于中医学血病引起水病，以致水血同病的范畴。古代的小调经汤就是代表方，而对于水肿严重者，水血同治，应该有更好的疗效。

44.恶性肿瘤静脉栓塞与瘀血

经研究，恶性肿瘤患者术前活化部分凝血活酶时间、凝血酶原时间、凝血酶时间延长，纤维蛋白原、D-二聚体及血小板计数明显高于良性疾病患者，股静脉流速明显低于良性疾病患者，提示恶性肿瘤患者术前即存在高凝状态。［梁春玲，王沂峰.妇科手术对患者凝血和纤溶系统的短期影响.广东医学，2015，36（10）：1576-1579.］静脉血栓栓塞症作为恶性肿瘤重要的并发症之一，也是导致肿瘤患者死亡的第2位原因，其中深静脉血栓栓塞与肺血栓栓塞是实体恶性肿瘤最常见的并发症。［Noble S, Pasi J.Epidemio10gy and pathophysio10gy of cancer-associated thrombosis.BR J Cancer，2010，102（S1）：2-9.］恶性肿瘤高凝状态的形成是多因素导致的动态变化过程，与肿瘤自身和抗肿瘤治疗关系密切，其危险因素还包括高龄、肥胖、感染、合并基础疾病、肿瘤的解剖位置、组织来源和分期等。中医学认为，恶性肿瘤血瘀证的病因病理机制复杂多变，其形成与气虚、阴虚、阳虚或气滞、痰浊、热毒、情志、外伤等内外致病因素有关。以上对恶性肿瘤高凝状态的中西医发病机制的阐述，期望能增加人们对恶性肿瘤高凝状态的了解和重视。［符丹莉，陈培丰.恶性肿瘤高凝状态的中西医发病机制.肿瘤防治研究，2018，45（3）：179-182.］中药的抗肿瘤作用机制仍在不断的研究中。有关中药抗血管生成的研究现已发现在姜黄、莪术、红花、川芎、乳香、昆布、雷公藤、紫杉醇、薏苡仁、人参、苦参、青黛、青蒿等中具有抗血管生成作用的物质，并取得了实验证实。［汤秀红.中药制剂抗肿瘤血管形成的基础研究现状与进展.吉林中医药，2010，30（9）：825-828.］

临床研究，分析在治疗恶性肿瘤高凝状态的过程中活血化瘀法的应用效果。方法：根据计算机随机抽签法将2017年6月至2018年12月接受治疗的70例恶性肿瘤高凝状态患者，分为实施西药治疗的对比组和实施活血化瘀法（黄芪20g，白花蛇舌草30g，薏苡仁20g，活血藤15g，鸡内金10g，当归10g，藤梨根30g，山药20g，明党参

20g，白术5g，郁金5g，灵芝10g，莪术5g，甘草5g，木香10g，茯苓10g，苏梗10g）治疗的实验组，比对两组患者的症状积分平均值与治疗效果。结果：实验组症状积分为（8.24±1.31）分，较对比组（11.27±124）分高，*P*<0.05；实验组患者的总有效率为97.14%，较对比组74.29%高，*P*<0.05。结论：在恶性肿瘤高凝状态患者中使用活血化瘀法进行治疗可显著提高有效率，改善患者的症状情况应用效果较为良好。［朱燕，陈月芳，倪冰.活血化瘀法治疗恶性肿瘤高凝状态的临床分析.健康之友，2019（15）：39.］恶性肿瘤导致的静脉栓塞，是中医学治疗该病运用活血化瘀方法的理论依据，在上述的活血化瘀方剂之中，仍然可以找到利水药物的踪影，其中有白花蛇舌草、薏苡仁、藤梨根（即猕猴桃根）、茯苓等。运用水血学说的理论，可以为预防或解决恶性肿瘤静脉血栓形成的问题提供一条新的思路。

45.恶性肿瘤淋巴清扫下肢水肿与水血疾病

妇科恶性肿瘤淋巴清扫术后导致的下肢淋巴水肿发病率：卵巢癌20.7%，宫颈癌30.2%，子宫内膜癌27.6%。［Shaitelman S F, Cromwell K D, Rasmussen J C, et al.Recent progress in the treatment and prevention ofcancer-related lymphedema.CA Cancer J Clin, 2015, 65（1）：55-81.］宫颈癌治疗术后下肢淋巴水肿发生情况：204例患者中46例发生下肢淋巴水肿，发生率为22.55%，其中Ⅰ度占82.61%，Ⅱ度占15.22%，Ⅲ度1例，占2.17%。手术联合放疗组淋巴水肿发生率较单纯手术组高（*P*<0.05）；术中行淋巴结清扫的患者下肢淋巴水肿的发生率为28.6%，无淋巴清扫者为7.4%。［脱淑敏，蔺茹，栾桦.宫颈癌术后下肢淋巴水肿发生状况及情绪障碍研究.国外医学医学：地理分册，2015，36（3）：222-223，242.］妇科恶性肿瘤术后发生的下肢水肿有较高的发病率，其原因与乳腺癌根治术后发生的上肢水肿相同，故其治疗措施也相仿——活血利水法。

46.乳腺增生的血液高凝与组织水肿

乐杰主编的《妇产科学》认为，乳腺增生患病率：受检者1284例中，患乳腺增生616例，患病率为47.97%，居体检发现阳性体征中之首位，乳痛症56例，占9.09%，乳腺腺病340例，占55.19%，乳腺囊性增生病210例，占34.09%。症状：①乳房疼痛：常为胀痛或刺痛，可累及一侧或两侧乳房，以一侧偏重多见，疼痛严重者不可触碰，甚至影响日常生活及工作。②乳房肿块：肿块可发生于单侧或双侧乳房内，单个或多个，好发于乳房外上象限，亦可见于其他象限。肿块形状有片块状、结节状、条索状、颗粒状等，其中以片块状为多见。乳腺增生患者和正常人在红细胞压积、血浆黏度和红细胞聚集指数上没有区别，全血黏度略有升高，其均值高于正常人3.1%~6.8%，TK值也增高2.1%，TEG的r值显著缩短（*P*<0.01），而k、m偏于正常范围下限，ma和me则偏于上限。结果表明，乳腺增生患者血液呈高凝状态，红细胞刚性增加，血液有高黏趋势。［高世嘉.乳腺增生病血液流变学特点和"乳腺2号"的药理作用.中国血液流变学杂志，1993，3（3）：5-8.］乳腺组织与子宫内膜一样都受垂体促性腺激素支配，正常情况下，在卵泡期雌激素影响下，乳腺导管上皮增生、变大、管腔扩大，管周组织水肿，致黄体期在雌孕激素作用下，小叶内小管上皮肥大，小叶小管和导管内都可含有分泌物，间质水肿，整个乳腺因而变大、坚实和紧张。乳房在中医学中属于水血之地，即妊娠之后经血不行，蓄而为乳，分娩之后，乳汁供养胎儿，经血停止，回乳之后，经血重行。由于乳腺增生

病患者血液呈高凝状态，乳腺增生，形成肿块，属于中医学瘀血的范畴，乳腺组织出现水肿现象，形成水血同病，因此在治疗过程中运用活血利水的方法，对于缓解症状或者消除肿块，会有裨益。

47.乳腺癌根治术上肢水肿与水血疾病

有报道，乳腺癌根治术74例，患者上肢水肿的发生率约为50%。［季永领，田野，陆雪官，等.乳腺癌根治术加放射治疗后上肢并发症的临床分析.中华放射肿瘤学杂志，2004，13（3）：201-204.］上肢水肿发生主要有两个原因：一为淋巴液在回流时受阻，乳腺癌疾病在手术之时要对腋窝的淋巴结进行彻底性清扫，令局部侧支组织的循环功能受损。此外，清扫淋巴结对淋巴管的通畅性造成影响，进而出现堵塞现象，制约淋巴液回流。二为生成较多淋巴液，令局部患肢出现充血和结缔组织增生等，降低淋巴引流功能，间接致使组织液聚集在组织间隙，形成上肢水肿。［张静.乳腺癌根治术后并发上肢水肿的临床护理研究.护理研究，2016，（20）：141.］从发病的机理分析，局部组织损伤导致瘀血在先，形成上肢水肿在后，因此属于传统中医血病引起的水病，进而水血同病。在治疗上，瘀阻是本，水肿是标，活血为主，利水为辅，标本兼治，可以获得较好的疗效。案例见"历代有关中医妇科水血学说的医案举要"。

48.慢性盆腔炎症性疾病血液流变改变

临床研究，观察慢性盆腔炎患者血液流变学指标的改变。方法：对70例慢性盆腔炎患者及40例正常对照组进行血液流变学指标检测。结果：慢性盆腔炎患者的全血黏度、血浆黏度、血沉、全血还原黏度、血沉方程K值、红细胞聚集指数及刚性指数与正常对照组比较，均有显著性差异（$P<0.01$）。结论：慢性盆腔炎患者血液流变学指标的改变，可引起机体代谢和功能失调（表1）。［赵俊娟，裴颖.慢性盆腔炎患者血液流变学指标的变化.中国血液流变学杂志，2001，11（2）：128-129.］

表1　慢性盆腔炎患者与正常对照组血液流变学指标的比较（$\bar{x} \pm s$）

项目	慢性盆腔炎组（n=70）	正常对照组（n=40）	P值
全血高切黏度120s^{-1}（mPa·s）	5.44 ± 0.67	4.70 ± 0.59	$P<0.01$
全血中切黏度70s^{-1}（mPa·s）	7.92 ± 0.83	5.95 ± 0.65	$P<0.01$
全血低切黏度30s^{-1}（mPa·s）	12.15 ± 1.94	8.60 ± 0.55	$P<0.01$
血浆黏度100s^{-1}（mPa·s）	1.83 ± 0.19	1.60 ± 0.17	$P<0.01$
血沉率（mm/h）	27.0 ± 12.0	20.0 ± 10.0	$P<0.01$
红细胞压积（%）	43.0 ± 4.0	40.0 ± 5.0	$P<0.05$
全血高切还原黏度	6.12 ± 0.98	4.414 ± 0.41	$P<0.01$
全血低切还原黏度	14.24 ± 1.87	10.53 ± 1.0	$P<0.01$
血沉方程K值	79.51 ± 37	64.0 ± 30.0	64.0 ± 30.0
红细胞聚集指数	1.31 ± 0.22	1.10 ± 0.12	$P<0.01$
红细胞刚性指数	6.36 ± 1.34	5.0 ± 1.2	$P<0.01$

急性盆腔炎的辨证通常是湿热蕴结，以往运用清热利湿的方法治疗。由于长时间湿热蕴结，在此基础上形式了瘀阻，导致慢性盆腔炎。通过对慢性盆腔炎血液流变学的调

查发现，已经证实了这一点。所以在清热利湿治法中加入活血化瘀的药物是必要而且有效的，这也是对水血学说的运用。

49.脱水疗法的应用

西医学将脱水疗法运用于治疗腰椎间盘突出症、急性脊髓损伤、急性期神经根型颈椎病、筋膜间隙综合征、脑水肿、脑出血、心源性肺水肿、大前庭导水管综合征、晚期恶性肿瘤止痛，取得良好的治疗效果。脱水疗法其实是采用治疗水病的手段获得痊愈疾病或减轻症状的一种治疗方法，它是通过减轻病灶局部的充血和水肿达到目的的。其实在中医学中这种治疗方法早已有之，用得最普遍的是下法。将下法与活血化瘀法结合起来使用，《金匮要略》的大黄牡丹汤、桃核承气汤、《儒门事亲》的玉烛散就是例证。如果将上法再佐以清热法，便可以治疗诸多妇科盆腔炎症组织充血水肿引发的疼痛性疾病，如盆腔炎性疾病后遗症、盆腔结缔组织炎，以及阑尾炎等。

50.瘀血引发的暮热现象

《金匮要略·妇人杂病脉证并治》说："暮即发热，少腹里急，腹满，手掌烦热，唇口干燥，何也？师曰：此病属带下。何以故？曾经半产，瘀血在少腹不去。"西医学认为，一些出血性疾病可能引起发热，因为被吸收的血液会成为一种致热源。为何"暮即发热"，其余时间没有发热，西医学尚无类似的描述与解释。

51."血分""水分"是何病

《金匮要略·水气病脉证并治》记载的"血分""水分"，属于西医学中的何种疾病？发病机理又如何？

52.利水药和活血药的配伍关系

中医学中哪些利水、活血药物的联合使用，会起到协同作用？哪些利水、活血药物的联合使用，会起到拮抗作用？

53.活血利水方剂的作用机理

中医学活血利水方剂的运用，对妇女的血液流变、激素分泌与代谢、免疫功能的调节会产生何种影响？

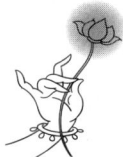

参考文献

［1］中医研究院.金匮要略语译［M］.北京：人民卫生出版社，1974.

［2］战国·无名氏撰；谢华编著.黄帝内经［M］.呼和浩特：内蒙古文化出版社，2005.

［3］陆拯.王肯堂医学全书［M］.北京：中国中医药出版社，1999.

［4］马大正.中医妇产科辞典［M］.北京：人民卫生出版社，2015.

［5］清·邹澍.本经疏证［M］.上海：上海卫生出版社，1957.

［6］王咪咪，李林.唐容川医学全书［M］.北京：中国中医药出版社，1999.

［7］宋·赵佶.圣济总录［M］.北京：人民卫生出版社，1962.

［8］宋·陈素庵撰，明·陈文昭补解.陈素庵妇科补解［M］.上海：上海科学技术出版社，1983.

［9］宋·陈自明.妇人大全良方［M］.北京：人民卫生出版社，1985.

［10］明·李时珍.本草纲目［M］.北京：人民卫生出版社，1979.

［11］郑林.张志聪医学全书［M］.北京：中国中医药出版社，2015.

［12］隋·巢元方.诸病源候论［M］.北京：人民卫生出版社影印，1982.

［13］宋·齐仲甫.女科百问［M］.上海：上海古籍书店，1983.

［14］明·万全.万氏妇人科［M］.武汉：湖北科学技术出版社，1984.

［15］金·李杲撰；文魁，丁国华整理.脾胃论［M］.北京：人民卫生出版社，2005.

［16］清·孟葑撰，林玥和校注.仁寿镜［M］.北京：中国中医药出版社，2015.

［17］清·沈又彭编著，陈丹华点注.沈氏女科辑要［M］.南京：江苏科学技术出版社，1983.

［18］清·萧埙.女科经纶［M］.北京：中国中医药出版社，1999.

［19］清·吴悔庵辑；王春艳，杨杏林校注.秘传内府经验女科［M］.北京：中国中医药出版社，2015.

［20］陆拯.近代中医珍本集［M］.杭州：浙江科学技术出版社，2003.

［21］田思胜.沈金鳌医学全书［M］.北京：中国中医药出版社，1999.

［22］元·李杲.兰室秘藏［M］·北京：中国中医药出版社，2019.

［23］郭霭春.黄帝内经素问校注语译［M］.天津：天津技术出版社，1980.

［24］南京中医学院伤寒教研组.伤寒论译释［M］.上海：上海科学技术出版社，1980.

［25］明·武之望撰；清·汪淇笺释.济阴纲目［M］.北京：中国中医药出版社，1998.

［26］李景德.日本研究活血化瘀的动态［J］.国外医学中医中药分册，1956，5（2）：15.

［27］福州市人民医院校释.脉经校释［M］.北京：人民卫生出版社，2009.

［28］高尔鑫.汪石山医学全书［M］.北京：中国中医药出版社，1999.

［29］宋·王贶.全生指迷方［M］.上海：文渊阁四库全书电子版，2005.

［30］金·张子和.儒门事亲［M］.北京：人民卫生出版社，2005.

［31］明·陶本学.孕育玄机［M］.北京：中国中医药出版社，2015.

［32］清·郑玉坛撰；江凌圳点校.彤园妇人科［M］.北京：中国中医药出版社，2015.

［33］清·叶桂.叶氏女科证治［M］.北京：中国中医药出版社，2015.

［34］清·何应豫.妇科备考［M］.北京：中国中医药出版社，2015.

［35］丁甘仁著；苏礼，王怡，谢晓丽整理.丁甘仁医案［M］.北京：人民卫生出版社，2007.

［36］朱振声.妇女病续集［M］.上海：上海幸福书店，1931.

［37］明·薛己撰；吴小明，王勇，魏宝荣，等校注.女科撮要［M］.北京：中国中医药出版社，2015.

［38］陈熠.喻嘉言医学全书［M］.北京：中国中医药出版社，1999.

［39］清·王孟英撰；周振鸿按.回春录新诠［M］.长沙：湖南科学技术出版社，1982.

［40］清·薛生白撰；清·也是山人撰.扫叶庄医案 也是山人医案［M］.上海：上海科学技术出版社，2010.

［41］曹颖甫撰；王慎轩整理.曹颖甫先生医案［M］.苏州：中国医学研究社，1932.

［42］王本祥.现代中药药理与临床［M］.天津：天津科技翻译出版社，2004.

［43］清·陈梦雷.古今图书集成·医部全录［M］.北京：人民卫生出版社，1963.

［44］程门雪，竹泉生，杨志一，等.近代中医珍本集［M］.杭州：浙江科学技术出版社，2003.

［45］宋·郑春敷撰；周仲瑛主编.中医古籍珍本集成·妇科卷［M］.长沙：湖南科学技术出版社，2014.

［46］清·周震.秘传女科［M］.北京：中国中医药出版社，2015.

［47］李莉.国医大师班秀文学术经验集成［M］.北京：中国中医药出版社，2010.

［48］清·柳宝诒撰；张耀卿整理.柳宝诒医案［M］.北京：人民卫生出版社，1965.

［49］田思胜.冯兆张医学全书［M］.北京：中国中医药出版社，1999.

［50］佚名，郑志浩、刘晓燕校注. 郑氏女科·郑氏女科八十二法. 上海：上海科学技术出版社，2021.

［51］唐·孙思邈.备急千金要方［M］.北京：人民卫生出版社影印，1955.

［52］宋·陈迁撰；王春艳，杨杏林校注.妇科秘兰全书［M］.北京：中国中医药出

版社，2015.

［53］吴熙.吴熙妇科精粹·医话医案［M］.北京：科学出版社，2019.

［54］明·郑钦谕撰，张燕洁点校.女科心法［M］.北京：学苑出版社，2015.

［55］清·庄在田.遂生福幼编·蔡松汀难产神效秘方［M］.咸丰甲寅年镌.

［56］李志庸.张景岳医学全书［M］.北京：中国中医药出版社，1999.

［57］清·陈治撰；叶平，张丽，叶骞，等校注.济阴近编［M］.北京：中国中医药出版社，2015.

［58］明·王纶撰，彭榕华校注.节斋公胎产医案［M］.北京：中国中医药出版社，2015.

［59］明·宋林皋著，王英校注.宋氏女科撮要［M］.北京：中国中医药出版社，2015.

［60］清·何梦瑶辑；俞承烈，朱广亚，黄敏兰，等校注.妇科良方［M］.北京：中国中医药出版社，2015.

［61］清·沈尧封.女科辑要［M］.北京：人民卫生出版社，1988.

［62］清·阎纯玺撰.胎产心法［M］.北京：人民卫生出版社，1988.

［63］清·托徐大椿.女科指要［M］.太原：山西科学技术出版社，2012.

［64］明·茅友芝辑；王春艳，杨杏林校注.茅氏女科秘方［M］.北京：中国中医药出版社，2015.

［65］清·陈佳园，郑氏，张氏，等辑；竹剑平，胡滨，俞景茂，等点校.妇科秘书八种［M］.北京：中医古籍出版社，1988.

［66］张民庆，王兴华，刘东华.张璐医学全书书［M］.北京：中国中医药出版社，1999.

［67］清·叶其蓁撰；李亚平，白黎明，陈慧，等校注.女科指掌［M］.北京：中国中医药出版社，2016.

［68］清·王旭高撰；朱建平，许霞点校.王旭高临证医案［M］.北京：学苑出版社，2012.

［69］孙中堂.静香楼医案［M］.北京：中国中医药出版社，1999.

［70］清·沈金鳌.妇科玉尺［M］.北京：中国中医药出版社，2015.

［71］清·莫枚士.研经言［M］.南京：江苏科学技术出版社，1984.

［72］刘敏如，谭万信.中医妇产科学［M］.北京：人民卫生出版社，2001.

［73］清·吴鞠通.温病条辨［M］.北京：人民卫生出版社，1972.

［74］肖承悰，吴熙.中医妇科名家经验心悟［M］.北京：人民卫生出版社，2009.

［75］娄莘杉.娄绍昆经方医案医话［M］.北京：中国中医药出版社，2019.

［76］国家中医药管理局《中华本草》编委会.中华本草［M］.上海：上海科学技术出版社，1998.

［77］江苏新医学院.中药大辞典［M］.上海：上海科学技术出版社，1986.

［78］宋·王怀隐，王祐，郑彦，等.太平圣惠方［M］.北京：人民卫生出版社，1964.

［79］明·朱橚，滕硕，刘醇，等.普济方［M］.北京：人民卫生出版社，1959.

［80］明·岳甫嘉撰；张松生点校.妙一斋医学正印种子编［M］.北京：中医古籍出版社，1986.

［81］清·竹林寺僧.竹林女科证治［M］.北京：中医古籍出版社，1993.

［82］刘正国.日本历代名医秘方［M］.北京：中医古籍出版社，1994.

［83］北京中医医院，北京市中医学院.刘奉五妇科经验［M］.北京：人民卫生出版社，1982.

［84］黄瑛，达美君.名医临证经验丛书·妇科病［M］.北京：人民卫生出版社，2002.

［85］何时希.珍本女科医书辑佚八种［M］.上海：学林出版社，1984.

［86］宋·无名氏.产育宝庆集方［M］.上海：文渊阁四库全书电子版，2005.

［87］宋·无名氏.产宝诸方［M］.上海：文渊阁四库全书电子版，2005.

［88］明·杨子建.注解胎产大通论［M］.北京：北京科学技术出版社，2017.

［89］清·无名氏.坤中之要［M］.北京：中国中医药出版社，2015.

［90］清·刘常榘.济阴宝筏［M］.北京：中国中医药出版社，2015.

［91］明·陈文治.广嗣全诀［M］.北京：中国中医药出版社，2015.

［92］吴大真，刘学春.现代名中医妇科绝技［M］.北京：科学技术文献出版社，2003.

［93］韩学杰.孙一奎医学全书［M］.北京：中国中医药出版社，1999.

［94］明·胡荧撰.卫生易简方［M］.北京：人民卫生出版社，1984.

［95］清·龚自璋辑；王唯一，周澎，谢林点校.家用良方［M］.北京：中医古籍出版社，1999.

［96］王文安.中国民间医术绝招［M］.呼和浩特：内蒙古人民出版社，1995.

［97］程爵棠，郑功文.中国丸散膏丹方药全书［M］.北京：学苑出版社，2010.

［98］徐荣斋.妇科知要［M］.北京：人民卫生出版社，1981.

［99］元·朱震亨.金匮钩玄［M］.北京：人民卫生出版社，1980.

［100］谢幸，苟文丽.妇产科学［M］.第9版.北京：人民卫生出版社，2018.

［101］清·吴谦，刘裕锋.医宗金鉴·订正仲景全书［M］.北京：人民卫生出版社，1973.

［102］魏·吴普述；清·孙星衍，孙冯翼辑.神农本草经［M］.北京：人民卫生出版社，1963.

［103］宋·李师圣、郭稽中.产育宝庆方［M］.上海：上海人民出版社，2005（文渊阁四库全书PDF版本）.

［104］乐杰.妇产科学［M］.6版.北京：人民卫生出版社，2004.

［105］丰有吉.妇产科学［M］.北京：人民卫生出版社，2002.